U0265620

名老中医临证医案精粹（妇科卷）

韩延华妇科临证实录

——多囊卵巢综合征诊治

韩延华◎主编

韩延华全国名老中医药专家传承工作室◎组织编写

中国健康传媒集团

中国医药科技出版社

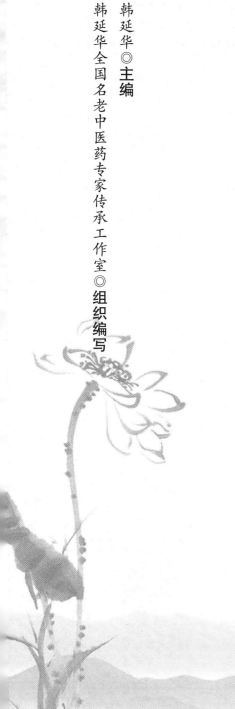

内容提要

多囊卵巢综合征是妇产科疑难病症，临床比较棘手。本书分上、下两篇，上篇理论篇，主要从中医、西医两方面对多囊卵巢综合征进行系统阐述，并提炼总结韩延华诊治多囊卵巢综合征的学术思想、常用治法及方药。下篇临证医案，选取韩延华诊治多囊卵巢综合征的典型医案，并对诊疗过程予以分析、总结。本书对多囊卵巢综合征的研究、诊疗均具有一定的参考意义，适用于广大妇产科临床工作者、医学院校师生，以及广大中医爱好者参阅。

图书在版编目（CIP）数据

韩延华妇科临证实录：多囊卵巢综合征诊治/韩延华主编. —北京：中国医药科技出版社，2024.6

（名老中医临证医案精粹. 妇科卷）

ISBN 978-7-5214-4156-7

Ⅰ.①韩…　Ⅱ.①韩…　Ⅲ.①卵巢疾病-综合征-中医临床-经验-中国-现代　Ⅳ.①R271.1

中国国家版本馆CIP数据核字（2023）第185574号

美术编辑　陈君杞
责任编辑　樊　莹
版式设计　友全图文

出版　**中国健康传媒集团** | 中国医药科技出版社
地址　北京市海淀区文慧园北路甲22号
邮编　100082
电话　发行：010-62227427　邮购：010-62236938
网址　www.cmstp.com
规格　710×1000mm $\frac{1}{16}$
印张　15
字数　245千字
版次　2024年7月第1版
印次　2024年7月第1次印刷
印刷　河北环京美印刷有限公司
经销　全国各地新华书店
书号　ISBN 978-7-5214-4156-7
定价　**59.00元**

版权所有　盗版必究

举报电话：010-62228771

本社图书如存在印装质量问题请与本社联系调换

获取新书信息、投稿、为图书纠错，请扫码联系我们。

编委会

主　　编　韩延华

副 主 编　张跃辉　韩亚光　刘　丽

编　　委　（按姓氏笔画排序）

　　　　　冯　聪　朱小琳　匡洪影　沈文娟

　　　　　张诗笛　胥风华　常　惠

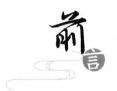

前言

    中医学有着数千年的悠久历史，是中华文化的瑰宝，至今已传承数千年且兴而不衰。它是中医人在长期栉风沐雨、砥砺前行中不断探索的结晶，为人类的健康做出了巨大贡献。中医学是一门实用科学，许多实践技能不能全然规范化、程序化，而是具有高度个体化和灵活性，辨证施治充分体现出中医学术特点，医林中的百家争鸣、和而不同，促进了中医药事业发展。中医药的生命力在于临床疗效，如何将名老中医的学术精华传承保留下来，这是国家高度重视的问题。借中医药发展的盛世，让世人青睐中医，让中医药更好地满足时代的需求，是中医人所肩负的使命。

    多囊卵巢综合征是生殖内分泌代谢紊乱的疑难病症，严重影响女性的身心健康。笔者多年临证诊治多囊卵巢综合征略有心得，今呈现出来，希望能够对后学者有所启迪。本书分为上、下两篇，上篇"理论篇"从中医、西医两方面对多囊卵巢综合征进行系统阐述，并提炼韩延华临证诊治该病的学术思想、诊治思路、用药特点及常用方药；下篇"临证医案"摘选了韩延华诊治多囊卵巢综合征的典型有效临床医案，按病名分类，分为多囊卵巢引起的月经病、不孕症、肥胖症、高雄激素血症、黑棘皮症、胰岛素抵抗、高尿酸血症。案中包括诊治立法、方药及其加减，并加以按语解读、分析。但愿此书问世对传承名老中医诊治特色、培养中医妇科临床人才、传承和发展中医妇科学能起到推动和促进作用，造福广大女性。

    欢迎诸位贤能同道提出宝贵意见共同探讨，切磋交流，共勉之！

韩延华

2024 年初春于哈尔滨

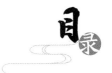

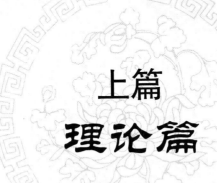

上篇
理论篇

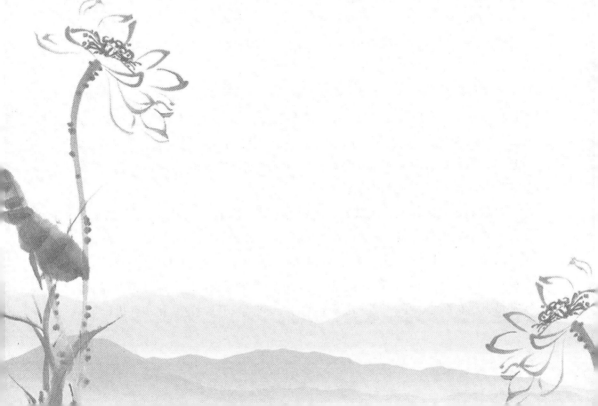

第一章
医家小传

韩延华，女，1952年生于中医世家，自幼习读中医经典，1968年参加工作。1971年随同父亲韩百灵出诊，同时拜魏景阳先生为师学习两年余。1973年参加工作后，边工作边学习，相继完成大学本科和研究生学业，并于1987年到哈尔滨医科大学妇产科学习一年之久，拓展相关领域的知识面，提高了妇产科手术技能。1991年被遴选为国家中医药管理局首批全国名老中医药专家学术经验继承人，1994年考核出师，并获全国首批高徒奖。1992年破格晋升为副教授，同年任黑龙江中医药大学附属医院妇科副主任，1998年晋升为教授，先后被聘为硕士、博士生研究生导师，国家中医药管理局第五、六批全国名老中医药专家学术经验继承工作指导老师及全国名老中医药专家传承工作室指导老师，卫生部、国家中医药管理局重点学科学术带头人，黑龙江省名中医，首届龙江名医，黑龙江省非遗项目"龙江韩氏妇科诊疗法"代表性传承人。曾任中华中医药学会第五届理事，妇科学术委员会第四、五届副主任委员，世界中医药学会联合会生殖专业委员会副主任委员，国际传统与现代生殖医学协会副主席，中国中医药研究促进会中医学术流派分会、中医妇科流派分会、妇产科与辅助生育专业委员会副会长，中国中西医结合学会生殖医学专业委员会常务理事，黑龙江省中医妇科分会顾问，中西医结合妇产科分学会名誉会长等。享受黑龙江省、国务院政府特殊津贴。

韩延华置身医林五十余载，一直致力于医疗、教学、科研工作，由全科转向专攻中医妇科，贯通中西，学术思想上不仅继承了家父韩百灵"肝肾学说"的理论和"同因异病，异病同治"的诊治特点，注重人与自然的整体观、运动观。韩延华在多年的临床实践中探索情志与妇科疾病的关联性，发现情志异常是引起女性经、孕、产、乳等疾病的关键要素，针对这一认识，进行了深入的理论研究，深研《黄帝内经》"百病生于气"和《备急千金要方》中"女人嗜欲多与丈夫，感病多于男子，加以慈恋、爱憎、嫉妒、忧恚、染著坚牢，情不自抑所以为病根深，疗之难瘥"的理论，进一步认识了女性的特点及情志与妇科疾病发生、发展的密切关系。通过长期思索、探讨女性生理、病理、情志等因素致病对冲任的影响，结合现代医学从肝脏对内分泌调节的认识进行潜心研究，创立了"肝主冲任"的理论，并围绕着这一理论提出疏肝、养肝、柔肝、调肝的治疗原则，自拟妇炎灵、韩氏妇炎汤、内异止痛汤等经验方，临床取得较好的疗效；并对"子宫内膜异位症""早发性卵巢功能不全"开展了相关的理论与实验研究，发表了多篇学术论文，获得了省级科研成果及国家发明专利，为"肝主冲任"理论的创新和临床应用提供了有力的支撑。此外，对于生殖内分泌疾病，如多囊卵巢综合征、卵巢功能不全、复发性流产、不孕不育等疑难病的认识和治疗亦有独到的建树。临床中以"肝肾学说"为辨治核心分别予以补肾疏肝、补肾活血、调肝补肾、滋补肝肾等法，常用"百灵育阴汤""百灵调肝汤""补肾活血方""延灵丹"等进行加减，圆机变通，治疗诸多妇科病症，收到满意效果。

韩延华曾主持省部级及厅局级课题20余项，获省部级一等奖3项、二等奖6项，厅局级奖18项；获中华中医药学会科学技术一等奖1项、学术著作奖2项；获世界中医药学会联合会中医药国际贡献-科技进步一等奖1项；获国家级发明专利5项；主编出版著作40余部，发表学术论文230篇，其中SCI论文7篇；培养博士、硕士及学术继承人180余人。

韩延华作为龙江韩氏妇科流派传承工作室负责人、全国名老中医传承工作室和黑龙江省非物质文化遗产项目"龙江韩氏妇科诊疗法"代表性传承人，现已古稀，仍铭记父亲"医者要博采众长，学无止境，持之以恒，学贵精专"的教诲，每每临证，力求精准用药，常系仁爱之心，厚德济世。

第二章
学术思想初探

多囊卵巢综合征（PCOS）是一种女性常见的内分泌紊乱性疾病，以慢性无排卵、胰岛素抵抗（IR）、高雄激素血症（HA）为特征，临床表现呈多态化，症状、体征都存在个体化差异，病因、病机复杂，缠绵难愈，虚实夹杂，亦可同时出现多脏失调。

PCOS病程之初多以脾虚痰湿证、肾虚肝郁证为主，病程日久则演变为痰瘀互结证、肾虚血瘀证。大多数PCOS患者表现为月经后期、月经稀发、闭经、肥胖、多毛、头面部及背部痤疮、颈部黑棘皮症等，也有部分患者表现为形体瘦弱、月经不调、崩漏等，可伴有IR、糖耐量异常、HA、高尿酸血症（HUA）等内分泌代谢性异常，育龄期女性常因排卵功能障碍而致不孕。

PCOS是贯穿女性一生，可累及全身脏腑机能的疾病，严重影响女性身心健康。韩延华对PCOS的治疗承袭其父韩百灵先生"肝肾学说"，创新性提出"肝主冲任"理论，尤注重以肝为核心诊治PCOS，同时注重中西医结合，对不同个体实行有针对性的治疗，立法、处方精准，疗效显著，对PCOS的临床诊治颇具指导意义。

第一节　发病机制

中医虽无PCOS病名，但根据其临床表现，可归属于"月经后期""闭经""不孕""崩漏"等范畴。PCOS的发病机制与女性"肾–天癸–冲任–胞宫"密切相关，这一认识与西医学的"下丘脑–垂体–卵巢–子宫"作用环路相对应。当这一性腺轴出现问题时，就可能导致内分泌紊乱或排卵障碍的发生。肾藏精，主生殖，《素问·五脏生成篇》谓"诸髓者，皆属于脑"，而肾主骨生髓通于脑；《素问·阴阳应象大论》载"肾生骨髓，髓生肝"；钱镜湖在《辨证奇闻》中提出"脑气不足治在肝"，说明肝、肾与脑密切相关。这与西医学认为的PCOS成因与下丘脑、垂体病变有关是相吻合的。

从脏腑而论，韩延华认为PCOS的发生与肝、脾、肾三脏密切相关，尤责之于肝、肾。肾虚肝郁为PCOS的基本病机，肾虚为致病之本，气滞、血瘀、痰湿为致病之标。韩延华在承袭韩百灵教授"肝肾学说"理论和中医整体观念的基础上，根据长期的临床实践及妇科疾病的发病特点，创新性地提出"肝主冲任"的理论，并将其运用于指导PCOS的治疗，疗效显著。韩延华认为肝血充盈，疏泄有度，冲任才能调畅，经血才能有时、有序、有度地输送至胞宫，胞宫藏泻有期，从而维持女子经、孕、产、乳的正常功能。现代女性由于工作、学习、生活的压力逐渐增大，加之"气有余，血不足"的生理特点，极易造成肝气郁滞，疏泄失常而导致PCOS的发生。

肝为女子先天，司血海，肾藏精，主生殖，二者与冲任二脉及胞宫关系密切。肝主升主动，藏血，主疏泄，喜条达而恶抑郁，疏通、调畅全身气机。肝气条达则血脉通畅，使卵泡循周期生长、发育、成熟，促使卵子如期排出，肝血如期下注胞宫，则月经来潮。诸多因素致肝气郁结，气郁而血滞，冲任不畅，则胞脉受阻，导致月经后期，甚至闭经。傅青主认为肾虚肝郁可致月经不调、不孕不育。《傅青主女科·经水先后无定期》一篇载："子病而母必有顾复之情，肝郁而肾不无缱绻之谊。"强调肝与肾的关系紧密。《素问·五运行大论篇》谓："水生咸，咸生肾，肾生骨髓，髓生肝。"《妇人大全良方·产门难》云："肝之血必旺，自然灌溉胞胎，合肾水而并协养胎力。"由此可见，生理方面，肾的封藏功能与肝的疏泄功能之间息息相关，相互制约，相互协调；病理方面，伤则俱伤，耗则俱耗，相互影响，互为因果。肝郁气结，气机结聚不畅，有碍肾气摄纳，以致肾气虚弱，无力推动气血，冲任血行迟滞，则发生月事延闭。

肝木性喜条达，气血经脉流通，则不会郁结阻塞。若肾精亏损、肾阳虚，亦可导致肝血不足，肝木郁陷，欺克脾土，脾失健运，脾气受损，运化失职，水饮代谢失司，壅于脉道则积为痰饮。痰湿流注，瘀阻冲任、胞宫，阻碍经血满盈，使之不能下注，可致月经稀发、闭经、不孕；痰浊壅盛，易致形体肥胖

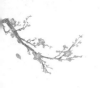

臃肿，气郁血滞而经血不行，以致月经延后、经量少、经色淡，质黏腻；水谷精微运化失常，难以生化气血津液，气血乏源，冲任胞宫空虚，失于濡养，即可导致月经后期甚或闭经；痰湿气血互结可成癥瘕积聚，导致卵巢体积增大，结成窠囊，故卵巢呈多囊样改变。

第二节　诊治思路

韩延华在以肝为核心的基础上，重视"肾藏精，主生殖"及"脾主运化"的理论，肝脾肾三脏共调。根据中医整体观念，运用病证结合，中西相参的诊治思路，首辨脏腑，再辨虚、实、寒、热，以疏肝益肾，化瘀调经为治疗大法，盖全身气机调畅，精血运行流畅，冲任气血条达，则月事有序，胎孕可成。

一、调周治疗

PCOS患者多以月经不调、不孕、崩漏等病证前来就诊，历代医家亦强调"种子必先调经"，因此，韩延华认为PCOS的治疗以调经为首务。《傅青主女科·调经》谓："经水出诸肾，经原非血也，乃天一之水，出自肾中。"肾阴是月经的物质基础，肾气盛是月经产生的先决条件。《医学纲目》曰："调经之法，必先补肾。"肾为先天之本，肝为女子所用，冲任贯穿妇科疾病发生、发展的全过程，若肝肾功能失调，冲任二脉失畅，血海蓄溢失常，月事则失调。韩延华根据自然界月之圆缺的规律，依据阴阳消长的动态变化，主张按着月经周期的不同阶段进行方药的加减化裁，以恢复"肾-天癸-冲任-胞宫"之间的平衡关系，达到建立月经周期的治疗目的。经净后至排卵期前，多选用补肾填精养阴之品，佐以益气温阳之药，经云："善补阴者，必于阳中求阴，则阴得阳升而泉源不竭。"氤氲期酌加活血化瘀，软坚散结之药。排卵期后至月经将至，多以疏肝理气、活血通络为主。针对青春期月经稀发、月经后期、闭经的PCOS患者，主张经前10天以补肾活血调经为治法，予以补肾活血调冲汤加减。经后侧重补益，佐以调经，旨在建立正常的月经周期，方用加味育阴汤加减。对于雌孕激素低下或促黄体生成素升高，超声提示子宫、卵巢发育不良者，酌加紫河车、菟丝子、巴戟天填精益髓，调理冲任。对PCOS所致崩漏者，当以止血为先，并配合炒蒲黄、炒五灵脂以活血祛瘀止血，使瘀血去而新血生。血止后重在调周，符合"塞流、澄源、复旧"的治崩大法。

由于PCOS患者常无规律月经周期可言，常需脉证合参，参考西医辅助检查结果，同时根据临床经验用药。如患者月经过期不至，但脉象沉细，毫无经水欲来之象，则此时不宜采用活血调经药或黄体酮等药物，在用药上仍以补肾填精为要，主张"经满则自溢"。如经过一段时间的治疗后，患者脉象滑疾，出现小腹不适、乳胀等月经即将来潮之象，则应因势利导，添加行气活血调经药，方用百灵调肝汤或补肾活血调冲汤加减。若患者停经超过3个月，服用中药后治疗效果仍不明显，可配合西药建立人工周期以调经。青春期PCOS患者多以调整月经周期为主，做到早发现、早诊断、早治疗，防止病情进一步发展、变化。

二、助孕安胎

对于育龄期且有生育要求的患者，以调周促排卵助孕为治疗目的。PCOS患者卵子发育缓慢，无成熟卵泡，或有成熟卵泡却因卵泡壁过厚而致排卵障碍，故而表现为持续性无排卵，这也是导致排卵障碍性不孕的重要原因。因此，促进卵泡发育成熟、促排卵是治疗PCOS不孕的关键措施。中医学称排卵期为"氤氲""的候"，乃肾气变动，阴阳交互的结果，排卵过程依靠肾气的推动作用，以肾气、肾精充盛为基础，气血调畅为必要条件，肾中阴阳消长转化是关键，因此，治疗PCOS不孕患者多以益气补肾的药物为主，如杜仲、菟丝子、巴戟天等。在治疗过程中，建议患者建立正常月经周期后，在月经周期第12天开始通过超声进行卵泡监测，当卵泡发育接近成熟时，酌加温肾疏肝、软坚散结之药物进行促排，如巴戟天、香附、鳖甲等。若卵泡发育欠佳或排卵功能障碍时，可根据月经周期各阶段的阴阳消长变化、气血盛衰，因时论治，分别选用不同的方药进行治疗。在经后用补肾填精药促进卵泡发育；排卵期用益气活血化瘀药以促进卵泡排出；排卵后用补肾养血药以利孕卵的着床发育。对于顽固性排卵障碍而致不孕的患者，可联合西药促排卵，临床中常用克罗米芬、来曲唑促进卵泡早期发育，需要注意的是，用药时要严格掌握用量，避免卵巢过度刺激，同时严格监测卵泡动态，根据卵泡发育的情况指导患者同房。

一般需要连续治疗3个周期为1个疗程，通过复查妇科超声、血清性激素、糖耐量和胰岛素等各项指标，来判断疾病的转归。

PCOS的病因以肾虚为本，肾藏精，主生殖，肾气虚则冲任失养，胎元不固，易出现胎动不安，甚或发生自然流产。因此，韩延华认为PCOS患者一旦成功怀孕后，应尽早予以补肾安胎治疗，同时注意休息，补充营养，增强体质，保持积极乐观的心态。一般保胎治疗的时间以至妊娠12周为宜，以防止自然流产的发生，提高妊娠成功率。

三、对症治疗

对于青春期PCOS患者以调整月经周期，改善临床症状为先。对于育龄期且有生育要求的PCOS患者以调经助孕、安胎助育为要。一般年龄在35岁以上，且无生育要求的PCOS患者，以改善临床症状，调节内分泌水平，防治并发症，提高生活质量为目的。以HA为主要表现的PCOS患者，治以益肾填精，疏肝养血，多采用经验方益肾调肝汤来降低雄激素水平，改善痤疮、多毛等症状，标本同治。对于伴有IR，如表现为肥胖症、黑棘皮症等症状的PCOS患者，IR是首先需要解决的问题，在运用苍附导痰汤燥湿健脾、化痰调经的同时，积极引导患者养成健康的生活方式，合理饮食并坚持锻炼，能够有效增加胰岛素敏感性、改善IR情况、降低T水平、改善月经异常等临床症状。韩延华在临证中发现PCOS患者血清尿酸水平较正常人有所升高。PCOS高尿酸血症是以肾虚为本、血瘀为标，故以补肾养血，活血调经为治疗大法，方用补肾活血方。本方既能够缓解周身疼痛、月经不调等临床症状，同时还具有一定程度的调节胰岛素抵抗、抗炎和抗抑郁作用，改善症状的同时能够预防和降低疾病复发，体现了中医未病先防的思想。

总之，PCOS的治疗过程以降低促黄体生成素（LH）、睾酮（T）水平，改善IR，调整月经周期为短期目标；以提高生活质量，改善体质，阻断病情发展，预防远期并发症为最终治疗目标。

四、身心同治

在长期临床实践中，韩延华发现PCOS患者普遍存在焦虑、抑郁等不良情绪，负面情绪严重影响PCOS患者的身心健康及疾病转归，所以韩延华提出

PCOS患者除药物治疗以外，身心调治也至关重要。临证中，医生与患者之间应建立起良好的信任关系，积极引导患者调整心态，消除压力，保持心情舒畅。日常生活中，坚持运动，规律锻炼，合理饮食，减轻体重，养成良好的生活习惯，增强信心，都可以有效的改善IR，降低T水平，对于PCOS的治疗都会起到积极的作用。

第三节 用药特点

韩延华特别强调肝之调畅在PCOS治疗中的重要作用，用药多疏肝、调肝、养肝，补肾填精，健脾燥湿，活血调经。同时结合患者的自身特点对不同个体实行有针对性的治疗，随证加减。

一、肝之调畅为治疗关键

韩延华认为PCOS的病机主要责之于肝肾失调，因此治疗的关键在于肝之调畅。因肝郁气滞，气机受阻，冲任失调而导致月经初潮较迟，周期错后，经血量少色暗，胸胁胀满，精神抑郁，烦躁易怒等，治以经验方百灵调肝汤加减。方中当归、赤芍为君，当归补血活血、赤芍化瘀止痛；川芎活血行气，散风止痛；怀牛膝补肝肾，活血祛瘀，引药下行；瓜蒌、枳实、川楝子、青皮为臣；妙用王不留行、通草、皂角刺为佐，取其三药下达血海，通郁散结之功；甘草调和诸药。全方共达疏肝理气，养血调经之效。

若肝郁克脾，症见脘腹胀满，腹泻便溏，用药多疏肝健脾，在百灵调肝汤基础上加苍术、茯苓、薏苡仁、陈皮等健脾燥湿药。若病程日久，子盗母气，症见腰酸乏力，足跟痛，头晕耳鸣，倦怠乏力，治以调肝益肾，在百灵调肝汤基础上加山药、山茱萸、女贞子、鳖甲等滋补肝肾药。

因肝肾阴虚引起的冲任失调导致闭经或经水淋漓不止、不孕、腰膝酸软、头晕耳鸣、两目干涩等，常使用加味育阴汤加减。方中重用熟地黄补肝血、滋肾阴；山茱萸补肝肾，填精益髓；山药健脾以补先天、益肾而助后天；牡蛎、海螵蛸、龟甲等血肉有情之品，合用共同滋补肝肾，填精益髓；续断、桑寄生、杜仲补益肝肾，强筋骨，益精血；阿胶补血养血、白芍柔肝养阴、怀牛膝补肝肾活血；生甘草补虚并调和诸药。全方共达滋补肝肾，调理冲任之功。

二、重视补肾以活血调经

《肾虚血瘀论》曰："百虚皆以脏腑之虚为要，脏腑之虚则以肾虚为本。"又言"久病则虚，久病则瘀，虚可致瘀，瘀可致虚。虚则气血运行不畅，瘀滞即生；瘀则机体生新不顺，虚弱乃成……"韩延华治疗肾虚精血亏少，冲任不足而致的月经后期，经量少，经色黑有块，腰膝酸软，倦怠乏力，面色晦暗，有色素斑，肌肤甲错时，重以补肾活血调经，方用补肾活血调冲汤加减。方中重用熟地黄、山药、枸杞子滋补肝肾、补血填精，菟丝子、巴戟天强筋壮骨；配以大量的活血调经药物，如当归、川芎、香附、益母草、丹参、赤芍等，促进血行，使补肾之药更好地发挥疗效。怀牛膝补益肝肾；鳖甲为血肉有情之品，有厚味填精疗虚之效，既能促进卵泡生长发育，又能制约阳药之温热。诸药合用，阴阳协调，配伍严谨，相得益彰。若见形寒肢冷，小腹冷痛，尿频便溏等偏于肾阳虚的症状，常加肉桂、覆盆子、小茴香等温补肾阳，温经散寒；若症见背部冷，恶风，常加川椒温督脉，扶阳；若子宫发育不良，常加紫河车、龟甲等血肉有情之品滋补肝肾、填精益髓。

三、重视健脾化痰药物的使用

韩延华临床中发现大多数PCOS患者均有形体肥胖、减重困难、痰多、口中黏腻，或头晕目眩、胸膈满闷等困扰，其原因在于脾虚湿盛，痰湿内扰，躯脂满溢，痰瘀互结，阻塞胞宫，因此，在治疗中重视健脾化痰药物的使用，常用方剂苍附导痰汤。方中重用苍术、陈皮、茯苓、半夏、胆南星理气健脾，燥湿化痰；香附、枳壳疏肝理气，行气解郁、健脾化痰；甘草调和诸药。心悸者，加远志化痰宁心；面部痤疮者，加白鲜皮清热祛湿消痤。若病程日久，损伤及于肾而症见月经后期，经量少，经色淡质稀，精神萎靡，形寒肢冷，腰膝酸软，带下清稀，性欲淡漠，小便清长，大便溏泄等，治疗在金匮肾气丸基础上加入陈皮、半夏、茯苓等健脾化痰药。临床中，脾虚湿盛症状不明显者，韩延华亦喜加入少量理气化痰健脾药以调畅气机，促进疾病向愈。

（张跃辉　韩延华）

第三章
多囊卵巢综合征的西医概述

PCOS是一种以慢性无排卵、IR、HA为特征的生殖内分泌疾病。本病多起于青春期，常见症状有持续无排卵、月经后期、崩漏、月经先后无定期、月经稀发或闭经、月经过少、不孕、肥胖、黑棘皮症、多毛、痤疮、双侧卵巢持续增大，以及雄激素过多、HUA等。

PCOS并非一种简单的疾病，而是一种多起因，临床表现呈多态性的综合征，其病理、生理变化涉及范围广，不但涉及生殖健康问题，还涉及神经、内分泌、代谢及肿瘤发生等其他问题。

第一节 病 因

PCOS的病因、病机至今尚不明确，具有发病多因性、临床表现多样性的特点，但随着现代医学研究水平的飞速发展，对其病因、病机的相关研究也愈加完善，其发病因素涉及遗传因素和非遗传因素两个方面。

一、遗传因素

随着研究的不断深入，发现了许多与PCOS有关的遗传基因，这也佐证了PCOS的遗传性。PCOS所涉易感基因数量多达百种，然而当前研究较为成熟的PCOS易感候选基因主要有几大类，分别为促性腺激素关联基因、胰岛素关联基因、甾体激素代谢与生物合成关联基因、类固醇激素代谢基因、脂肪组织代谢基因和许多其他基因。除此之外，人体X染色体数量或结构出现异常，或者线粒体DNA的缺少等，都可能影响到卵泡细胞的增殖与凋亡，最终导致稀发排卵或无排卵。

二、非遗传因素

PCOS非遗传学发病机制主要涉及下丘脑–垂体–卵巢轴调节功能异常、胰岛素抵抗、慢性炎症、氧化应激、环境因素，以及精神心理因素六个方面。

1.下丘脑–垂体–卵巢轴调节功能异常

在整个HPO轴中，下丘脑属于其"启动开关"，卵巢性激素与垂体的促性腺激素在下丘脑分泌促性腺激素释放激素（GnRH）的过程中起到了调节作用。另外，体内循环的与卵巢所分泌的性激素，对GnRH神经元和垂体促性腺激素之间的分泌与合成，都有着相应的反馈功能。在卵泡发育过程中，卵巢会提升雌激素的分泌，这样就会进一步放大下丘脑的负反馈，使得GnRH脉冲分泌频率增长，进而加快LH的分泌与合成，促卵泡激素（FSH）受体数量会显著下降，使得LH/FSH比值明显增加，从而导致卵泡出现增生，相应细胞功能及芳香化酶活性也随之亢进，最终使得卵巢产生多囊样病变。HPO轴异常能够加快LH的合成分泌，造成FSH相对不足，导致PCOS的颗粒细胞芳香化酶功能受到制约，进而抑制摄取优势卵泡功能，使得卵巢及卵泡发育功能被抑制，最终进展为PCOS。综上所述，HPO轴调节功能的异常会使得FSH浓度始终维持低位，这是导致PCOS发生的关键性因素。

2.胰岛素抵抗

IR在PCOS患者卵巢功能、子宫内膜及糖脂代谢中起到重要的调节作用，是引起育龄女性不孕的重要原因之一。PCOS合并IR的患者脂肪组织胰岛素受体底物（IRS-2）蛋白酪氨酸磷酸化程度降低是发生IR的机制之一。正常人卵泡发育都要经过募集、选择、优势化、排卵等一系列过程。在这一过程中，生理浓度的胰岛素水平可促进颗粒细胞增殖，而颗粒细胞的葡萄糖代谢可以为卵母细胞的发育提供能量，从而调节卵泡发育。除此之外，胰岛素信号通路会影响卵巢生理功能、卵母细胞的发育质量及排卵过程。超生理剂量的胰岛素会导致PCOS患者类固醇水平异常、颗粒细胞分化杂乱，最终导致卵泡生长停滞，造成稀发排卵甚至无排卵、T升高以及HUA。

3.慢性炎症

现代医学认为慢性炎症对于PCOS远期并发症的发生、发展起着至关重要的作用，炎症相关介质编码入基因可导致PCOS临床表现高度异质。PCOS患者的卵巢组织及外周血中均存在有不同程度的炎症细胞浸润，卵巢组织中的炎症因子可以促使颗粒细胞凋亡，使芳香化酶P450活性受到抑制，影响T及胰岛素的代谢，导致高胰岛素血症（HIS）及IR的发生。

4.氧化应激

OS是氧化剂与抗氧化剂的失衡，导致活性氧簇、活性氮簇，以及氧化脂质等在体内蓄积，并进一步导致异常的氧化还原状态，因此，动脉粥样硬化性心脑血管病（ASCVD）及癌症的发生率升高与PCOS密切相关。OS亢进打破了卵泡内的微环境，影响卵泡发育至成熟，临床表现为月经失调、闭经或不孕等。PCOS患者体内OS增强，并且随着雄激素水平升高，体内同型半胱氨酸（HCY）、丙二醛、脂质过氧化物等增多，芳香酯酶、超氧化物歧化酶、谷胱甘肽以及视黄醇等指标下降。此外，研究证实IR、HIS及肥胖等均与PCOS患者的OS相关。

5.环境因素

（1）子宫内环境：有关研究成果表明，胚胎受到内分泌干扰物质的影响，会导致miRNA基于表观遗传机制而发生生殖功能障碍，从而出现隔代遗传的现象。宫内高雄激素水平对PCOS子代会产生严重影响，PCOS妇女的子代HA的发生率明显高于非PCOS妇女，可能是因为PCOS妇女将胎儿暴露于高雄激素的宫内环境。

（2）生活环境：随着科学技术的发展，对于PCOS致病因素的研究更加深入，平时生活中，接触的化妆品、食品添加剂等可能含有内分泌干扰物质，能够通过干扰生殖细胞分化而影响人体正常的生殖及代谢功能。

6.精神心理因素

不良情绪会诱导儿茶酚胺升高，导致交感神经张力改变，影响多种激素水平的调节，改变血清中单胺类神经递质的含量，GnRH的分泌受到影响，临床中表现为月经失调、闭经、不孕等。

第二节　内分泌特征

一、内分泌特征

HIS以及IR是致使PCOS患者出现内分泌异常的基础。当患者出现IR现象时，会对患者的脂肪细胞和肌肉组织产生明显影响，会干扰到患者机体的糖代谢过程。PCOS在内分泌方面的临床表现具有高度异质性，主要集中在：①雄激素过多；②雌激素过多；③LH/FSH比值增大；④胰岛素过多。

二、内分泌特征病理机制

1.胰岛素抵抗和高胰岛素血症

IR是PCOS发生、发展的核心病理因素之一。当PCOS患者HIS和（或）IR同时存在时，可直接刺激卵巢和肾上腺的雄激素合成，抑制卵泡成熟，最终导致无排卵性不孕症。同时，PCOS患者伴IR/HIS也会促进垂体LH的释放（LH/FSH升高），增加卵巢卵泡细胞中雄激素的合成。异常增多的雄激素会对卵巢产生明显刺激性效应，并抑制肝脏性激素结合球蛋白（SHBG）的合成，进而影响窦卵泡募集与选择。在卵泡选择阶段末期，高雄激素会抑制卵泡形成，并产生丰富的小卵泡，导致直径超过0.9cm的优势卵泡数明显降低，最后会使卵巢包膜下聚集很多卵泡，大小具有显著差异性，再加上卵巢间质增生，使得卵巢显著增大，形态学明显改变，导致卵巢功能和排卵功能异常。

2.高雄激素血症

HA为PCOS最重要的内分泌特征之一。卵巢局部和循环血液中雄激素水平升高，阻碍卵泡的正常生长，造成无排卵或稀发排卵，临床表现为月经周期紊乱、月经稀发甚至闭经。还可引起多毛、痤疮、脱发等临床症状。HA的发生机制有以下几方面：

（1）HPO轴功能异常：主要表现为患者下丘脑GnRH分泌脉冲频率增加，垂体对GnRH敏感性增加，GnRH诱导的GnRH受体增加使垂体分泌LH的频率及幅度增加，无周期性改变，无LH峰出现。高LH水平可直接作用于卵巢的卵泡膜细胞，增加细胞内的细胞色素酶的活性，刺激卵泡细胞膜产生过多雄激素，形成雄激素过多，持续无排卵的恶性循环。

（2）肾上腺功能异常：肾上腺功能亢进产生大量雄烯二酮（AD），引发PCOS的发生。PCOS患者过高的雄激素主要来自卵巢及肾上腺，而肝脏、脂肪等组织中5α-还原酶活性的异常增强将T转化为不可被芳香化的双氢睾酮，进一步促进HA的形成。另外，肾上腺雄激素对正常水平的促肾上腺皮质激素（ACTH）过度敏感，给予促肾上腺皮质激素释放激素（RH），刺激内源性生理性ACTH分泌后，脱氢表雄酮（DHEA）、AD等雄激素分泌亢进。

（3）胰岛素和胰岛素样生长因子：HIS对HA的产生起重要促进作用。胰岛素可直接刺激卵巢功能及垂体分泌LH，使卵巢卵泡膜细胞增生，细胞色素酶活性增加，雄激素合成增多。除此之外，胰岛素通过刺激17α-羟化酶的活性，增强卵泡膜细胞中LH以及类胰岛素一号生长因子（IGF-1）介导的雄激素合成，降低肝脏性激素结合球蛋白（SHBG）以及IGF-1结合蛋白的合成，从而加重HA，而且干扰卵子与卵丘颗粒细胞的相互作用以及卵子的成熟机制。

3.促性腺激素

PCOS患者主要表现为负反馈调节机制的增强和正反馈调节机制的丧失，以致HPO轴功能紊乱，促性腺激素的异常分泌，主要表现在LH升高、FSH降低、LH/FSH升高等。

（1）LH升高：卵巢及肾上腺的雄激素在外周组织芳香化酶作用下转化为雌激素，形成高雌激素血症，对下丘脑形成正反馈，致使GnRH分泌频率增加；下丘脑、垂体的自身功能异常，主要是多巴胺数量及活性相对不足，导致垂体分泌GnRH增多。GnRH脉冲频率过快促使下丘脑分泌过多LH，LH脉冲频率和振幅升高，导致持续高水平，无周期性改变，不形成月经中期LH峰。LH直接作用于卵泡膜细胞，通过增加细胞内直链裂解酶的活性，使卵泡膜细胞产生过多的雄激素。过多雄激素在外周转换为雌酮，而雌酮又增加GnRH促垂体分泌LH的敏感性，LH分泌更多，最终形成恶性循环。

（2）FSH降低：PCOS患者体内高脉冲频率的GnRH对FSH呈负反馈，使FSH水平相对降低。研究认为，PCOS无排卵的直接原因是FSH不足，FSH的合成和分泌减少，导致卵巢颗粒细胞功能受阻，优势卵泡选择受阻。

（3）LH/FSH的比值升高：LH/FSH升高被认为是PCOS的主要内分泌变化之一。促性腺激素亚单位的基因表达受GnRH-1调节，高频率的GnRH脉冲诱导LHmRNA表达增加，但不影响FSHmRNA的表达，其结果是LH的分泌高于FSH，同时由于多囊卵巢分泌过多抑制素选择性抑制垂体FSH分泌，从而造成LH/FSH的比值增加。

4.高尿酸血症

HUA作为代谢综合征的一部分，在PCOS患者中也较为常见。HUA患者血清脂联素水平亦明显降低。血清尿酸水平（SUA）异常增高诱导体内氧化应激反应增加，产生大量氧自由基，氧化剂抑制脂联素基因的表达，从而导致循环血中脂联素水平的降低。而脂联素水平与PCOS的发展有着不可分割的联系，脂联素水平降低使胰岛素敏感性降低，增加IR及代谢综合征的发生。研究证实，HUA与IR有着显著的因果关系，与体重指数和腰围、总胆固醇、甘油三酯呈正相关性，除此之外，还与2型糖尿病发病风险密切相关，从而对PCOS的发生、发展过程产生影响。高水平尿酸亦可直接通过炎症反应加剧IR，进而影响PCOS的发生、发展。

第三节　病理、生理

PCOS的病理、生理学变化机制是十分复杂的，通过遗传、非遗传等因素互相作用，促性腺激素分泌紊乱、HA、卵巢多囊样改变（PCOM）及排卵障碍、IR及HIS、HUA等均是PCOS突出的病理、生理特征，且互相影响，最终造成恶性循环。

一、促性腺激素分泌紊乱

下丘脑释放GnRH的频率及幅度提高，导致LH升高是PCOS最重要的病理、生理变化特征之一，同时FSH的分泌保持正常或降低，从而使LH/FSH比值增加。高水平的LH及低水平的FSH状态，影响颗粒细胞芳香化酶的激活过程，颗粒细胞过早发生黄素化，小窦状卵泡发育停滞，加之雄激素水平较高，最终导致PCOM。

二、雄激素过多

PCOS患者的各类雄激素均有可能升高，包括T、AD、硫酸脱氢表雄酮（DHEAS），且多种LH的下游信号通路均能使患者体内一系列参与合成雄激素过程的相关酶系统，如P450侧链裂解酶、17α-羟化酶等活性增强。卵巢性雄激素来源主要是LH通过与卵泡膜细胞上的LH受体结合，激活卵泡膜细胞上的细胞色素P450，使胆固醇转化为T及AD。在PCOS患者中，因为LH水平的升高，导致卵巢合成过量雄激素，而低水平FSH也使雄激素向雌激素转化受阻，成为发生HIS的主要原因之一。另一方面，PCOS也存在下丘脑垂体肾上腺轴（HPAA）功能的紊乱，肾上腺皮质对ACTH刺激的反应性增加，会导致肾上腺源雄激素分泌增多，大部分以硫酸结合物——DHEAS的形式存在，主要源于肾上腺皮质网状带。

三、卵巢多囊样改变与排卵障碍

始基卵泡从开始发育到形成成熟卵泡的过程经历初始募集、自主生长、调控生长、分化，以及最终成熟的4个阶段，在这个过程中经历两次募集，即始基卵泡自主发育的启动募集和窦状卵泡进入周期性募集。其中，启动募集不受促性腺激素的影响，而是在卵巢内局部调节因子、细胞连接及多种信号通路的调控下使始基卵泡向初级卵泡转化。周期性募集则与促性腺激素密切相关，当FSH及其生物活性升高达到阈值，卵巢内直径超过2~5mm的窦卵泡开始快速生长。雄激素对卵泡生长、发育发挥双向调节作用。适量的雄激素可通过提高IGF-1分泌，增加卵泡对FSH的敏感性，使卵泡从休眠状态进入动态储备状态，进而促进早期卵泡的生长发育。雄激素过多是PCOS的重要内分泌特征之一，这种内分泌特征使早期启动募集异常造成小窦状卵泡过多，同时又抑制了优势卵泡选择，引起卵泡闭锁，最终造成稀发排卵或无排卵、PCOM和不孕。

四、胰岛素抵抗与高胰岛素血症

IR是PCOS最重要的内分泌特征之一。PCOS患者IR与胰岛素受体丝氨酸磷酸化异常增加、酪氨酸磷酸化降低有关，该病理变化使胰岛素信号通路受到抑制，进而出现葡萄糖代谢异常及转运效率降低，导致IR。低度慢性炎症反应可影响卵巢功能，一些炎症因子浓度升高，会干扰多种胰岛素通路中的重要分子活性及表达。在疾病早期，胰岛β细胞会对IR产生代偿反应，因此，通过分泌过多的胰岛素来试图维持机体糖代谢平衡，进而引起HIS，出现黑棘皮症。胰岛素不仅是调节糖代谢的激素，能促进全身组织对葡萄糖摄取及利用，同时也是影响卵巢行使正常功能的重要激素。过高的胰岛素可直接作用于卵巢的卵泡膜细胞，其机制与胰岛细胞色素活性增加有关；HIS也可上调卵泡膜细胞的LH受体，加重垂体促性腺激素的分泌异常状态，从而间接导致雄激素生成过多；另外，过多的胰岛素也可抑制肝脏合成外周血液循环中SHBG，从而使循环中SHBG浓度下降。SHBG水平可反映HIS及IR程度，导致游离睾酮（FT）的生物学活性增加。除卵巢因素外，HA也可以对肾上腺的雄激素分泌具有促进作用。

五、高尿酸血症

PCOS患者的SUA水平较正常育龄期女性明显升高，尿酸（UA）在IR的发展中起着促进作用。高水平胰岛素以及胰岛素前体物质能够促进钠离子与氢离子的交换，氢离子分泌增多，与此同时又能促进对UA的重吸收，减少UA的排泄，因此UA水平增加造成HUA。另外，在IR状态下，体内糖酵解过程中的中间产物向5-磷酸核糖及磷酸核糖焦磷酸转移，导致嘌呤代谢终产物UA水平升高。而UA作为一种强有力的氧化剂，可通过诱导氧化应激及参与炎症反应而促进IR，并且当机体处于高UA状态时，尿酸盐也可沉积于胰岛组织，致胰岛细胞受损，最终胰岛功能下降。可见，HUA与IR相互促进，形成恶性循环。

第四节　临床表现

一、月经异常

月经异常为PCOS最主要的临床症状，其临床表现高度异质。月经异常以月经稀发最常见，继发闭经及异常子宫出血次之，偶见原发闭经、规律的无排卵月经、月经频发及经量异常。月经异常多表现为初潮后不规则月经，可单发或各种组合出现。2018年我国PCOS诊疗指南将月经稀发、闭经或不规则子宫出血作为诊断必要条件，询问病史时应当注意月经异常的类型、起始时间、动态变化模式等。不同月经周期模式的患者，其激素水平、糖脂代谢、胰岛功能存在差异。对月经稀发和闭经患者，不仅应关注其排卵障碍的表现，还应监测其糖脂代谢及胰岛功能。

1.月经稀发

月经稀发可归属于中医"月经后期"的范畴，是指月经周期延长7天以上，甚至3~5个月一行，连续3个周期以上。月经稀发常提示排卵功能异常，要依靠基础体温（BBT）、超声监测排卵、月经后半期孕酮测定等方法判断是否有排卵。月经稀发常可发展为闭经，导致不孕，给患者造成较大的身心痛苦。

2.闭经

PCOS由于无排卵常导致闭经。闭经可分为原发性闭经和继发性闭经两种。自身原有月经周期停止3个周期或6个月以上为继发性闭经。继发性闭经在PCOS中更为常见。青春期女性HPO轴尚在发育阶段，在月经初潮后第1年激素反应不符合成人模式，直至初潮2年后80%的月经周期才在21~45天内，故需单独诊断。

3.异常子宫出血

异常子宫出血简称"功血"，正常月经的周期为24~35日，经期持续2~7天，平均失血量为20~60ml，凡不符合该标准都为异常子宫出血。中医将其称之为"崩漏"，是指经血非时暴下不止或淋漓不尽，表现为月经周期、经期、经量的严重紊乱。

二、排卵异常、不孕

异常月经常提示排卵功能异常。PCOS绝大多数为无排卵，少数为稀发排卵或黄体功能不足。在无排卵不孕的病因中PCOS约占1/3，值得注意的是，PCOS患者病理、生理改变不但引起排卵障碍，还会导致子宫内膜容受性下降及卵母细胞质量异常，此外其所引发的内分泌代谢异常可能影响受孕状态，并与妊娠期并发症密切相关。月经周期规律的患者仍可能存在排卵功能障碍，如果高度怀疑，可测血清孕酮水平确认是否排卵。不孕给PCOS患者造成巨大心理压力，长时间不孕使患者更易陷入焦虑，甚至严重影响自身健康及家庭和睦。

三、高雄激素相关表现

临床研究发现，亚洲人种与欧美人种在高雄激素的临床表现上存在明显差异性，有高雄激素表型的中国PCOS患者存在更严重的代谢问题，因此，高雄激素的临床表现及严重程度评估必不可少。

1.多毛

多毛是HA主要的临床表现和客观指标。毛发的分布有男性化倾向，多毛主要表现在面部，如上唇部多毛似胡须；胸部、乳房部，甚至背部也有多毛；阴毛粗、浓而黑，较长；四肢，尤其是前臂和小腿体毛很多。患者第1指骨背面有非常明显的粗黑毳毛。70%~80%的HA患者存在多毛，毛发的多少和分布因性别和种族的不同而有差异，临床上评定多毛的方法很多，建议应用改良Ferriman-Gallwey（mF-G）评分系统评价。我国PCOS患者多毛现象多不严重，建议mF-G评分≥5分诊断多毛，也可应用简化评分方法，将九部位简化为上唇、大腿、下腹三部位总和评分≥2分亦可诊断。多毛PCOS患者较常人易发生心理疾病，中国女性体毛较少，且以肌肤光洁、少体毛为审美标准，多毛使患者容易产生自卑心理。

2.高雄激素性痤疮

痤疮也是HA的敏感临床表现，主要为炎症性皮损，常累及面颊下部、颈部、前胸和上背部，严重影响PCOS患者外貌美观。PCOS患者多为成年痤疮，伴有皮肤粗糙、毛孔粗大，与青春期痤疮不同，具有症状重、持续时间长、顽固难愈、治疗反应差的特点。高雄激素性痤疮病情重，除了皮肤油腻、毛孔粗大外，还有许多炎性丘疹、脓疱和囊肿，属于重度痤疮。可应用痤疮综合分级系统（GAGS）进行严重程度分级。

3.雄激素性脱发

雄激素性脱发出现比例较低，PCOS患者20岁左右即开始脱发。脱发主要发生在头顶部，向前可延伸到前头部（但不侵犯发际），向后可延伸到后头部（但不侵犯后枕部），只是头顶部毛发弥散性稀少、脱落，既不侵犯发际线，也不会发生光头。Ludwig visual评分是评估脱发的程度和分布的首选方法。

4.皮脂溢出

PCOS患者体内过度地分泌雄激素，发生高雄激素性血症，使皮脂分泌增加，导致PCOS患者头面部油脂过多，毛孔粗大，鼻唇沟两侧皮肤稍发红、油腻，头皮鳞屑多、头皮痒，胸、背部皮脂分泌也增多。

5.其他男性化表现

PCOS患者会表现出某些男性化体征，包括肌肉发达、乳房萎缩、声调低沉、出现秃顶等。在PCOS患者中很少出现，但偶有阴蒂略大，或稍见喉结突出。阴蒂增大以测量阴蒂根部横径＞1cm为标准。Tagatz等提出阴蒂指数的概念，阴蒂头部最大纵径和最大横径的积为阴蒂指数。除此之外，还会发生女性皮肤男性化，皮肤结构接近男性皮肤，皮肤油腻、毛孔粗大、皮肤粗糙，而且多毛。后背及四肢伸侧皮肤毛囊口有角质小棘，严重者呈毛发苔藓样，也可伴发毛囊炎。例如缺乏女性前臂皮下脂肪多、肌肉少、纤细而丰润的特点。在PCOS患者如有典型男性化表现，应注意与先天性肾上腺皮质增生、肾上腺肿瘤及分泌雄激素的肿瘤等鉴别。

四、卵巢多囊样改变

PCOM是PCOS的典型特征之一。在妇科检查时可摸到增大的卵巢。妇科超声见卵巢增大，包膜回声增强，轮廓较光滑，间质回声增强，一侧或两侧卵巢各有12个以上直径为2~9mm的无回声区，围绕卵巢边缘，呈车轮状排列，称为"项链征"。超声评估卵巢形态需在没有黄体、囊肿，以及直径≥10mm的优势卵泡存在的情况下进行，但仍存在超声技术人员水平差异、诊断报告缺乏标准化等问题，随着超声技术进展、分辨率逐渐提高，越来越多的无内分泌异常女性超声检查提示PCOM表象，ASRM/ESHRE国际循证医学指南建议PCOM阈值为每侧小卵泡数≥20个，考虑到我国国情及技术手段，仍然沿用2003年鹿特丹标准中规定的一侧或双侧卵巢内直径2~9mm的卵泡数≥12个。

五、其他临床表现

1.肥胖

PCOS患者中肥胖的发生率约为50%，其中80%表现为向心性肥胖。肥胖多在青春期出现，表现为男性特征的脂肪分布，上半身脂肪堆积，内脏脂肪沉积，腰臀比例增加等。肥胖者常有IR，胰岛B细胞代偿性分泌亢进而致HIS。口服葡萄糖耐量试验（OGTT）服糖后10分钟内，胰岛素反应迟钝；服糖后1小时，胰岛素反应亢进；服糖后3~4小时，可出现低血糖。肥胖型PCOS表现出更为严重的代谢紊乱性远期并发症，如2型糖尿病、高血压、子宫内膜癌等，且PCOS疾病的严重程度与肥胖程度密切相关。

2.黑棘皮症

黑棘皮症是局部皮肤呈灰棕色、天鹅绒样、片状、角化过度的病变，常见于阴唇、颈背部、腋下、乳房下和腹股沟等皮肤皱褶部位，呈对称性，皮肤增厚，色素加深，质地柔软，同时伴发脂溢性角化症或皮赘。组织切片可见表皮增厚，有时呈疣状或乳突状。黑棘皮症是严重IR的一种常见皮肤变化，常因胰岛素受体缺陷或胰岛素受体抗体所引起。

3.睡眠障碍

常见睡眠障碍包括阻塞性睡眠呼吸暂停和失眠。阻塞性睡眠呼吸暂停的特征在于睡眠期间频繁的呼吸停止并且可能与其他睡眠障碍同时发生；失眠表现为入睡困难、睡眠维持障碍、早醒、睡眠质量下降和总睡眠时间减少。这种问题在PCOS患者中很常见，且不能单纯用肥胖解释，与精神心理因素、IR及激素水平密切相关。

4.心理障碍

PCOS患者多存在焦虑、紧张等心理障碍，也更易处于心理应激状态。肥胖型PCOS患者由于体型和外貌偏离大众审美，更容易产生抑郁、进食障碍等心理疾病，尤其好发于年轻女性。患者由于高体重指数、不孕等因素，生活质量和性满意度也明显下降，严重影响了患者的身心健康和家庭和谐。

第五节 现代影像技术的应用

现代影像技术在PCOS的诊断中发挥着重要的作用,临床常采用超声、CT、磁共振成像(MRI)对PCOS患者的卵巢形态改变进行检查。几种影像技术各有各的优点和不足之处,在有条件的医院,这三者应联合应用、相互补充,以辅助卵巢改变的定性诊断及鉴别诊断,为临床治疗提供最佳方案。

一、超声检查

1.二维超声

二维超声是最早应用于PCOS中的检查手段,超声检查多囊卵巢形态学的存在已被认为是PCOS诊断的组成部分之一。临床常使用经腹或经阴道两种检查形式。

经腹超声检查以膀胱为透声窗,可显示PCOS患者的子宫及卵巢的形态特征:双侧卵巢体积明显增大,且轮廓清晰、形态饱满,表面可出现回声增强;卵巢切面可见多个大小不等的圆形无回声区;卵巢髓质增大、回声增强;卵泡主要位于卵巢周边,多呈"栅栏样",且可见"蜂窝样"改变;同时卵巢被膜不均匀增厚,周围围绕薄圆环。但经腹超声易受卵巢周围肠气的影响,对于卵巢位置较深、肥胖等患者的诊断较为困难。

临床常对已婚女性采用经阴道超声检查。经阴道超声检查是将探头放置于阴道后穹窿,通过改变探头的方向进行多方位、多切面扫查,可清晰显示PCOS患者卵巢内卵泡数量增多,且呈"蜂窝状""项链征",卵巢间质的回声明显增强、卵泡直径增大等。经阴道超声由于在检查时距离病灶更近,具有较高的空间分辨率,可及时发现较小的卵泡结构。且经阴道超声不受腹部脂肪、瘢痕以及肠道气体的影响,同时膀胱无需充盈,在检查诊断PCOS时更为方便,准确率更高。

2.三维超声

三维超声检查具有立体感强、成像快捷、图像清晰等优点。新发展的三维扫描探头在阴道内通过多种显示模式，可清晰显示卵巢立体结构，能测量出卵巢体积、卵巢间质面积、血流参数等指标，在PCOS的诊断和评估中具有重要的价值。通过存储三维信息，三维超声对3个正交平面的卵泡进行计数，从多角度观察卵巢表面不规则和可再生的卵巢容积和卵泡数量，提高卵泡计数的可靠性，从而能有效提高PCOS诊断的准确率。三维超声成像技术的快速发展，成为二维超声的重要辅助手段。

3.彩色多普勒超声

彩色多普勒超声的最大优势在于其所拥有的脉冲血流频谱可对患者卵巢的血流情况进行检测，卵巢动脉的血液供应可为卵泡的正常发育提供必要的物质基础，若出现血液供应障碍则可影响卵泡发育，导致PCOS患者的卵泡呈现闭锁现象，卵泡壁明显增厚，从而排卵减少或无排卵，进而引起卵巢的多囊改变。

经阴道彩色多普勒超声可获得卵巢血流动力学信息，反映出卵巢的功能变化，有助于从血流动力学的角度进一步认识PCOS的病理改变，同时可提高图像清晰程度，确保微小病灶的检出率，提高对PCOS的临床诊断水平。

经直肠多普勒超声检查是目前临床上一种应用较为广泛的疾病检查手段。由于直肠与子宫相毗邻的解剖关系，为经直肠超声对子宫、附件及盆腔脏器的检查提供了良好的显像条件。该检查方法是二维超声图像与血流多普勒结合，对患者病变部位的解剖结构进行探查及对病灶内部和周边血流变化进行检测。经直肠多普勒超声检查的优点在于患者无需憋尿，检查可立即进行，节约患者检查时间；检查所得结果成像清晰度及分辨率较高，检查中彩色多普勒血流显像能准确反映病变卵巢的血流动力学信息，对于疾病诊断的精准性高；检查使用高频分辨探头，对于肿块、增生等能做出明确诊断，检查时探头距离病变卵巢位置较B超检查更近，检查结果受外界影响小，成像更为清晰。而且经直肠超声引起医源性感染的几率低，目前已成为诊断妇科疾病的重要方法之一，尤其适用于无性生活史的女性。

二、CT检查

CT检查是指利用X线束对机体进行不同层面的扫查，对患者体内使用注射器经静脉注入水溶性有机碘剂形成密度差后，对病变部位的显影更加清楚，可清晰、具体地检查患者的疾病情况。盆腔CT检查能够更加深入了解卵巢肿块及周围情况，对血流分布、卵巢内部髓质增大等情况显示更为清晰，分辨率高于常规彩色多普勒超声，能将多囊卵巢与其他临床已知肿块进行鉴别。PCOS患者的CT表现：卵巢内充满多个囊性病灶，大小不一，绝大多数呈单房或多房，表现为水样密度，囊壁菲薄、光滑而无分隔，病灶间质呈轻中度强化。螺旋CT（SCT）薄层扫描可以仔细了解卵巢内部结构、分隔及囊内的炎性成分，增强扫描可以了解卵巢血供情况，三维成像结合多平面重建（MPR）有利于卵巢定位诊断，并进一步明确卵巢和附近脏器的关系。CT诊断具有无创、可重复等优势，更容易使患者接受。

三、常规磁共振成像

磁共振是一种生物磁自旋成像技术，对主要的成像参数、切层方向、扫描层厚、脉冲序列，以及成像矩阵等都有明确的选择和合理的搭配，因此，MRI图像清晰、分辨率高、组织结构对比度好，特别是软组织分辨率更高，能提供更多的诊断信息，在很大程度上提高了诊断效能。PCOS患者的MRI检查表现：卵巢体积增大，卵巢区显示包含很多大小相似、外形光滑的囊性肿物，呈长T_1长T_2信号，均匀一致，在T_1加权像上呈低信号，在T_2加权像上呈高信号。近年来，磁共振成像对于早期准确诊断、指导临床PCOS具有重要意义。其优势体现在：磁共振属于无创检查，对人体没有任何电离辐射损伤，非常适宜年轻或想生育的患者；具有良好的组织分辨率，可以从多个角度对卵巢及其内部卵泡进行清晰的成像，较其他检查更易、更早发现PCOS患者的卵巢形态学改变；为非侵入性检查，可提高患者舒适性；不受腹部皮下脂肪层、瘢痕的影响，操作较为简单。因此，磁共振诊断PCOS的价值越来越被临床所重视。

（张跃辉　韩延华）

第四章
多囊卵巢综合征的中医概述

多囊卵巢综合征（PCOS）是妇科常见病和疑难病，属于内分泌及代谢紊乱的综合征。由于排卵障碍可导致月经紊乱、闭经和不孕，临床多表现为虚实夹杂、本虚标实之证。本病常因HPO轴出现异常而引发，临床以雄激素过高的生化表现、慢性无排卵、PCOM为特征，通常伴有IR、高胰岛素血症和肥胖。传统医学对此病未设专篇论述，也并未提及PCOS这一具体病名，根据临床特征可将其归属于"月经后期""月经过少""闭经""不孕""滑胎""癥瘕"等相关疾病中。

一、病因病机

多囊卵巢综合征多以脏腑功能失常为本，痰浊瘀血阻滞为标，涉及的脏腑包括肾、脾、肝等，发病机制主要围绕"肾-天癸-冲任-胞宫轴"来阐释。

1974年，罗元恺教授提出肾与女性月经、妊娠生理有着直接的关系，认为妇产科疾病基本以女性生殖系统的病变为主，与肾经和冲任有着直接或者间接的关系。肾藏先天之精，主发育、生殖，而天癸就是与内分泌生殖相关的元阴、元精。罗教授认为，因为天癸始于青春期，衰竭于绝经期，所以天癸可能就是与生殖相关的内分泌物质，只有肾、天癸、冲任三者调和于胞宫，才能够规律产生月经，发挥其正常的生殖功能。罗元恺教授还认为，"肾-天癸-冲任-胞宫轴"与现代医学的HPO轴虽分属不同理论体系，但有殊途同归之妙，对调节女性生殖功能机制的方向是大致相同的，而中医"肾"的功能在女性生殖、生理方面所涵盖的范围比HPO轴的功能更广，外界的精神刺激、环境变化等都可以影响"肾"的功能，二者同中有异，中医理论更加重视整体观念。近现代有医家提出以"肾之四最""补肺启肾"学说为核心的学术思想，在临床中形成了以基础体温为用药指导，根据病证运用理法方药的治疗模式，并且认为本病主要根据青春期和育龄期两个阶段辨证施治。青春期重在调经，以调畅月经为先，恢复周期为根本；育龄期以调经助孕、安胎为要，再根据形体肥胖、痤疮、多毛，卵巢增大、包膜增厚等特点，配以祛痰软坚、化瘀消癥之品治疗。

1.淫邪因素

淫邪因素均可导致妇科病证的发生，但PCOS以寒、热、湿邪致病最为多见。

（1）寒邪：由表入里，伤于腠理、经络，或由阴户直入胞宫，影响冲任。寒为阴邪，其性收引凝滞，易与血相搏结，滞于胞宫，发为月经过少、月经后期甚至闭经；若脏腑虚衰，寒从中生，脏腑失于温煦，其中又以脾肾阳虚为主，致冲任虚寒，血脉凝滞，乃为不孕症之症结所在。

（2）热邪：其性炎上，易伤阴、动血；或脏腑阴液不足，阴不维阳，阴虚火旺；或素性抑郁，情志不遂，郁而化火，热扰冲任，冲任不调，气血失和，自发为痤疮、月经紊乱及不孕症。

（3）湿邪：其性重着黏滞，易阻碍气机，病情缠绵，若因脾气虚弱，脾阳不足，运化失司，或因肾阳虚衰，不能温煦脾阳，则会酿湿生痰，痰湿阻滞冲任、胞宫，终致月经稀少、经闭不来，不能摄精成孕。

2.肾虚

肾藏精，主生殖，为气血之根，五脏阴阳之本，冲任之本，更与胞宫相系。若先天禀赋不足，素体孱弱或早婚房劳，肾气受损，天癸乏源，血海空虚，则致月经稀少，甚至经闭不行而难以受孕。PCOS的西医发病病因至今尚未阐明，多认为是某些遗传基因和环境因素相互作用所致。从中医角度看，多为"肾–天癸–冲任–胞宫轴"功能紊乱引起，各种原因导致肾主生殖的功能失常。在临证中，肾虚是PCOS发病的主要原因，痰湿贯穿本病的始末，个别瘦型患者夹瘀，但肾虚仍是发病之本。在女性生殖生理中，尤注重天癸。天癸之命名含义：天者，脏腑中的先天指肾，后天指脾胃，还有自然界的天；癸者，为十天干中的水干，所谓北方壬癸水，癸为阴水，是一种水样物质，古人虽未能认识到血液中的激素类水样物质，但在实践中意识到有一种物质能促使月经来潮，称之为癸水，张景岳称为无形之水，即肉眼不能所及之水。

天癸行其消长转化的月节律运动，与天相应的动态变化，是月经来潮及女性生殖功能的主要物质基础，在阴阳消长的动态运动，尤其是在转化运动中非常激烈，所以调节系统就显得非常重要。月经期排出月经只是阴阳消长转化运动中的一环，因为排出月经不是目的，目的在于繁衍后代，所以在阴阳消长转化中排出的精卵，如果不能达到受孕的目的，就必须进入新的月经周期，进行新的阴阳消长转化运动，是以排出的月经就包括了陈旧性的过剩的癸水、血液、子宫内膜、浊液（败精卵所化）及水湿等。肾脏功能失调常导致天癸所主的消长转化异常，重阳转阴失调则出现月经后期，甚至是闭经，重阴转阳失调则出现排卵障碍而导致不孕症。阴阳转化失衡，百病丛生。

许多学者认为，月经不调的治疗关键在于月经的后半期，而后半期又分为初、中、末三期，整体运用动静观为指导思想来滋阴补肾。肾精充足，促进卵泡发育，推动月经期顺利地进入排卵期，期望得以排卵，同时祛湿化痰，以达到改善卵巢囊性改变之目的。经后初期的治疗关键在于养血滋阴，临床多选用六味地黄汤，意在滋阴，血中养阴，以滋养精卵，与此同时可合用四物汤。但滋阴须在"静"的前提下应用，故合四物汤时，需去"动血"的川芎，甚则还要去当归，以防其动而截伤营阴。若患者肾虚癸水不足，尤应强调"静能生水"的治疗意义。此时更要注重以下三点：首先，宁心安神。因"欲补肾者先宁心，心宁则肾自实"，故凡见有烦热相火妄动者，必加清心安神之品。其次，收敛固藏。常佐以收敛固摄、滋肾填精之品。最后，始终都应尽可能避免使用外散开窍等动耗之品。关于不孕症的治疗，则认为肾精充盈为胎孕之根本。若肾精不足、天癸不充，则不能分泌成熟的优势卵泡，亦是不孕症的症结所在。其一，若长期不能发育成熟卵泡，终究会使卵巢发生囊性改变；其二，气虚则无力推动血行，瘀血阻滞胞宫，碍于胚胎着床，终致无孕。常以补肾填精，滋阴助阳为治疗原则。

3.饮食失宜

脾为后天之本，气血生化之源。脾主运化，若素体肥胖，痰湿内盛，或饮食劳倦，或忧思过度，以致脾气损伤，脾失健运，或脾阳不足，失于温煦，湿聚成痰，阻滞冲任胞脉，终致月经稀少或经闭不来，不能摄精成孕。有医家认为PCOS的主要发病机制为脾虚，主要的病理产物是痰浊和血瘀。中医认为饮食是人类赖以生存的生生之本，"百病皆由脾胃衰而生也。"饮食失宜在疾病的发生传变中起着重要作用，与妇科疾病亦有很大关系。饮食是人类进行各种生命活动所依赖的基础条件，是化生后天生命活动所需精微物质的重要来源。在天人合一、天人相应的中医理论中，《黄帝内经》提出"食饮有节""谨和五味"的食养原则，因此，饮食需要有一定的节制。若饮食失宜、不节、不洁等，皆可导致脾胃受损，脾虚失运，血化生亏少，或水液代谢障碍，聚湿成痰，痰阻胞宫，血海空虚，亦或脾虚统血无力，血不循经，遂致崩漏，也可见脾阳虚衰、脾气虚弱等证，亦可见月经稀发、月经过少，闭经。调整饮食，合理改善饮食结构，通过非药物治疗的方式达到延缓或避免PCOS远期代谢并发症的发生，意义明确。依量择食，饮食定时定量，勿暴饮、勿暴食。过量饮用酒水、摄入过多或过少的食物均能导致疾病的发生，如果未加节制，日久则酿成重疾。而对于痰湿体质人群，则应酌情减少食用偏辛辣、偏酸、偏咸等食物，只有遵循食养原则，才能起到辅助治疗PCOS的作用。

由饮食失宜所致的PCOS多属于脾虚痰湿型，患者容易出现月经后期，量少色淡，或月经稀发，甚则闭经，伴有形体肥胖，毛发偏多。头晕胸闷，脘腹胀满，神疲乏力，带下量多，婚久不孕，舌体胖大，有齿痕，舌质淡，苔厚腻，脉沉滑，属于脾气虚弱，痰湿蕴结证，当以健脾祛湿、养血通利为治疗原则，与此同时注重对于气血的调节。气血在舌象上的反映最为直观，若患者以舌质淡、脉细为特点，当以除湿养血为治疗之法。嫩舌即舌色浅而淡，娇嫩浮胖，并且舌质纹理也较为细腻，常以虚证多见。《辨舌指南》指出："舌质浮胖娇嫩，不拘苔色灰、黑、黄、白，病多属虚。"舌嫩多责之于脾肾不足，治以益肾健脾最佳。若闭经患者见此舌象，应以健脾补肾兼以养血为主，以期达到血满则溢的目的。待血海充足，脉见滑象且有力后，再循因势利导之法应用活血药物，推动血行，经血得下。治疗常以祛痰治标、补虚求本为治疗法则。肾阴虚，癸阴之水不足，卵子发育不够成熟，又因湿酿成痰，痰湿蕴结，故当以清利痰湿，逐瘀生新为主，平胃散或苍附导痰汤主之，更需顾护胃气，补气养血，使气血生化有源，任通冲盛，胞宫无阻，血海按时满溢。

4.情志失调

肝主藏血，主疏泄，可储藏血液，调节血量，疏泄气机。女子以肝为先天，妇人以血为基础，"气为血之帅，血为气之母。"若患者精神抑郁或暴怒伤肝，情志不畅，肝气郁结，气机升降失常，疏泄无度，气滞则血不行，久而成瘀，肝郁日久又化火，湿热互结，气血不和，冲任失调，闭阻胞脉，经血不能下达而致闭经、痤疮、月经紊乱或不孕。且患有PCOS的妇女较其他正常的妇女常常有更多的心理问题。《女科秘要·卷四·原经水不调》云："大抵妇人，情多执拗，偏僻忿怒妒忌，多伤肝气。"七情内伤最易损及气血关系，使得肝气郁滞，气滞血瘀，导致月经不调。妇女具有经、带、胎、产的独特生理现象，且以血为用，容易出现情志过激。《妇人大全良方·卷之二》载："妇人之病比之男子十倍难疗，盖女子嗜欲多于丈夫，感病倍于男子，加之慈恋、爱憎、嫉妒、忧患，染着坚牢，情不自抑，所以为病根深，治之难瘥"，强调了女性更易于为七情所伤而致病。

《傅青主女科》有云："妇人有怀抱素恶，不能生子者，人以为天心厌之也，谁知是肝气郁结乎……其郁而不能成胎者，以肝木不疏，必下克脾土而致塞。脾土之气塞，则腰脐之气必不利。腰脐之气不利，必不能通任脉而达带脉，则带脉之气亦塞矣。带脉之气既塞，则胞胎之门必闭，精即到门，亦不得其门而入矣。"脾胃为气机升降之枢纽，郁而伤肝，过度克制脾土，脾脏枢机不利，不能通任达带，则精滞于胞胎门外，无法种子。且女子以肝为先天，体阴而用阳。肝藏血，主疏泄，喜条达而恶抑郁，若情志异常，可致脏腑气血功能失调，从而产生闭经、不孕、肥胖、多毛、痤疮等临床表现。由此可知，情志失调是女性月经不调及不孕症的重要致病因素，肝郁证亦是PCOS临床常见证型之一。因此，对于肝郁型PCOS的治疗，应当从肝论治，通过中药汤剂、针灸等手段疏肝、清肝或调肝，再针对其兼证肾虚、气滞、血热、湿热分别予以补肾、疏肝、清热、除湿等治疗方法，或改善负面情绪及躯体症状，或调节内分泌生殖激素水平，或促进排卵、改善卵巢功能与子宫内膜环境，来提升疾病的治愈率。情志与疾病互为因果、相互影响，在治疗PCOS，尤其是肝郁型PCOS时，应予以足够重视，运用药物或非药物方式进行心理调适以增强治疗效果。肾为先天之本，冲任为气血之海，女子以肝为先天，肝体阴而用阳，喜条达而恶抑郁。PCOS的治疗以"调肝"贯穿始终，治疗时必须重视患者情志状况，调肝补肾并重，疏肝柔肝并举。肝克脾土，又生痰湿，故而疏肝化痰，肝气得疏，气机推动有力，瘀滞得解，可用补天五子种玉丹或二甲地黄汤合越鞠丸加减；根据瘀滞状况，酌情加减活血之品，以期达到助阴血生之功，更有推动之效。

5.体质因素

体质是个体的基本特性，是在先天禀赋和后天颐养的共同作用下所形成的结果，并且对疾病的发展及预后起着至关重要的作用。体质学说以病因、病机理论为指导思想，认为体质与疾病的发生、发展和预后有关。有学者提出"体质相关论"，即体质状态决定发病与否及发病的倾向性，且可影响疾病的病机和证候性质，也是预测疾病预后的重要依据。相关资料表明，肾、肝、脾为PCOS的病位所在。肾藏精，主生殖，为先天之本；脾主运化，为后天气血化生之源，脾生血、统血；肝藏血，女子以肝为先天，因此，与PCOS最为密切的是肾、肝、脾三脏，其中肾为主要病位。《中医体质分类与判定》将中医体质分为痰湿质、气虚质、气郁质、平和质、血瘀质、阳虚质、阴虚质、湿热质、特禀质9个类型。在PCOS患者群中，占比最高的为痰湿质，痰湿体质中大多为肥胖者，痰湿体质亦是PCOS患者中的主要体质。从临床上看，肥胖型PCOS患者也较非肥胖型PCOS患者占有更大的比例。痰湿质者容易生痰生湿，脾主升清，胃主降浊，脾胃功能失调，水湿运化失常，清阳不升，浊阴不降，积聚于体内，聚湿成痰而发本病。

早在元代时期，金元四大家之一朱丹溪就在其著作《格致余论·治病先观形色然后察脉问证论》中有"而况肥人湿多，瘦人火多"的论述，即认为肥胖人群多为痰湿体质，该观点经历代医家继承，并不断在临床上加以证实，一直沿用至今。在《金匮钩玄·妇人科·子嗣》中指出"肥盛妇人不能孕育者，以其身中脂膜闭塞子宫，而致经事不能行，可用导痰汤之类"，最早阐明了痰湿肥胖导致妇人月经稀发、闭经甚至不孕的原因，并指出其治疗方法。现代学者通过纵向、横向两角度对痰湿型体质PCOS患者进行整体辨证论治，横向补肾健脾燥湿，杜绝生痰之源；纵向以分消走泄之法上宣肺气，中运脾气，下利水湿，使三焦气机得以宣通，气顺痰必消。因此，在发病之前，由体质辨识出易感人群，通过调理饮食、情志、环境等内外因素，促使体质由偏颇质向平和质转变，对减少相应体质人群患PCOS的发生有重要意义。

二、预防及治疗

1.治未病

中医学以"治未病"思想为指导。"治未病"的首次明确提出见于《黄帝内经》:"是故圣人不治已病治未病,不治已乱治未乱,此之谓也。"其内涵之深,非一句话可概括,强调防重于治,治之未乱,对于疾病的预防及诊治有其特定的体系及独特的疗效。

对于青春期PCOS患者,有时难以与正常生理现象明确区分。由于初潮后生殖内分泌轴尚未稳定建立,故初潮后2年内多无规律排卵,此为生理状态。从另一方面来讲,该状态也属于"未病之时"。此时,青春期少女正处于生长发育的关键阶段,应积极予以指导,促使阴阳平衡及生殖轴的稳定建立。目前临床对青春期PCOS的防治,多强调对初潮2~3年后月经不规律的少女予常规筛查,对于没有达到青春期PCOS诊断标准的患者,若伴多毛、痤疮、月经不调等,也需常规对症治疗。

青春期PCOS患者大多存在作息不规律现象,睡眠时间明显少于常人,这也是导致PCOS发病的主要因素。此外,青春期女性处于身心转变的关键时期,加之学习压力过大,易出现焦虑、抑郁等情绪障碍。长期紧张焦虑情绪可影响HPO轴正常的正负反馈调节而导致内分泌紊乱影响全身代谢,因此,多数PCOS患者发生肥胖。《素问·上古天真论》中即提倡"静以养神,动以养形"并专述导引、吐纳等方式以养护形体,预防疾病。《备急千金要方》中论述:"养性之道,常欲小劳,但莫大疲,及强所不能堪耳。"因此,适度的运动可促进身体健康、气血调畅,过度劳累则可损伤形体。青春期女性因学业压力繁重,耗费心神,且久坐不起,缺少运动,气血不畅,因此,青春期女性可根据自己身体与精力的实际情况,选择1~2种中医运动方式,如导引、吐纳、五禽戏、太极拳、八段锦等,也可与跳绳、跑步、游泳等方式相结合,不仅闲暇之时可以锻炼身体,亦可养形以安神,使形健神旺,进而促使机体达到"正气存内,邪不可干"的状态,以防病于未然。

2.对症治疗

从中医角度分析,PCOS的主要病机为"肾-天癸-冲任-胞宫轴"调节功能异常,对应西医学中HPO轴调节功能异常,基本病变是肾的功能失调。西医常认为，高雄和IR是PCOS的主要病因，且IR会增加糖尿病、心血管疾病的发生率。中医无IR的概念，但是从辨证角度来看，认为IR离不开痰、湿、瘀、虚等病理因素。有学者通过Logistics回归分析评估了老年脂质代谢紊乱中易患因素对胰岛素敏感性的影响，结果表明，肾虚是影响胰岛素敏感性的主要因素。PCOS为本虚标实之证，病机虚实错杂，肾虚可致痰湿阻滞，瘀血内停，而痰湿、瘀血又可阻滞脉络，有碍肾气的生化、肾阳的鼓动、肾阴的滋养，加重肾虚。肾虚、血瘀、痰湿阻滞三者之间，因虚致实（痰湿、瘀血），因实（痰湿、瘀血）重虚，互为因果而形成恶性循环。对于PCOS当注重分期论治，青春期PCOS患者当以调理月经周期为主，改善月经不调症状为先；生育期PCOS患者当以调经助孕、安胎为要；对于35岁以上又无生育要求的PCOS患者，多以改善临床症状，调节卵巢功能为目的，使其尽量恢复常态，最主要的是降低并发症的发生概率，提高生活质量。

（1）月经失调：为本病的主要就诊因素之一。月经病的发病机制在于肝肾功能失调，冲任二脉不畅，致血海不能按时盈溢。月经的产生是在肾气充盛到一定程度时体内天癸成熟泌至，使任脉所司的精、血、津液旺盛、充沛、通达，并使冲脉在其作用下广聚脏腑之血，冲任二脉相资，血海满溢，月经来潮。《素问·上古天真论》中表明，"肾–天癸–冲任–胞宫轴"对女性生长阶段的生理变化起到关键的促进作用，根据脏腑的功能活动、阴阳气血的变化，通过胞脉、胞络引发冲任督带的气血变化，调控月经周期的节律有序变化。月经失调往往提示女性"肾–天癸–冲任–胞宫轴"功能的紊乱，在辨证时主要根据月经的期、量、色、质、气味及伴随月经周期出现的突出症状特点，结合全身证候与舌脉征象进行分析。治疗上也应顺应生理性的规律，顺应月经周期中阴阳转化和气血盈亏的变化规律，青春期月经稀发、后期，甚至闭经的PCOS患者，宜于经前10天补肾活血调经，以疏导为主，勿滥补，可予补肾活血调冲汤加减；经期血室大开，应和血调气或引血下行，避免大寒大热药物以免滞血或者动血；经后血海空虚，宜补益为主，佐以调经之品，方可用加味育阴汤加减，勿滥攻；经净后至排卵期前，选用补肾填精滋阴之品，佐以活血；排卵期后至月经将至，以疏肝理气、活血通络为主，以重新建立其正常月经周期。临床中，若患者出现月经初潮较迟，周期延后，量少色暗，胸胁胀满，精神抑郁，烦躁易怒等症状时，考虑是肝气郁滞，气机受阻，冲任失调所致，当以百灵调肝汤加减主之。对不同年龄女性也应当分阶段论治，如青春期重在补肾，生育期重在调肝，35岁以上无生育要求的女性重在健脾和胃。

（2）不孕症：相当一部分育龄期PCOS女性常伴发排卵障碍而致不孕，或怀孕后易发生自然流产。《证治准绳》曰："凡妇人一月经行一度，必有一日氤氲之候……此的候也。""肾-天癸-冲任-胞宫轴"功能正常，则肾之癸水充盛，机体达到重阴的状态，"重阴"已极，其性似"阳"，重阴转阳，"阳"即带有向上、向外的冲击之力，通过冲任二脉，癸水向上可达心（脑），受心（脑）的调控，发生排卵，胞宫可进入氤氲状态，此时男女相合，为种子之道。肾虚阴精不足，脾虚气血亏少，卵泡发育有赖于精血的濡养。若肝肾亏虚，精亏血少，卵泡失去濡养，则难以成熟。PCOS患者常表现为排卵障碍，排卵期即为的候期，的候期阴阳转换失调，卵子无法正常排出则无法受孕，故在治疗PCOS不孕患者时，当从肾论治，盖肾主藏精，为生殖之本，肾阴充盈则化源充足，可为卵泡发育成熟提供物质基础；肾阳充沛则气化有力，可为正常卵泡排出提供原始动力。如此，阳化气，阴成形，肾气充盛，血海满，月事调，孕育有期。反之，肾气亏虚，肾阴不足，阳气失化，既不能充养天癸而致卵子不能发育成熟，又不能重阴必阳而触发排卵；肾阳虚衰，胞脉失于温煦，或寒湿之邪壅滞胞脉而不能摄精成孕；肾阴亏损，以致冲任血少；阴虚火旺，不能凝精成孕。且不孕病程长，日久不愈，终致瘀滞，瘀血阻滞胞宫、胞脉，导致卵泡排出障碍，以致不孕。治疗时当以补肾填精，活血通络为法，方以补肾活血调冲汤加减，旨在补肾基础上活血调冲，使肾充经自调。因此，肾虚是不孕的基础病机，治疗时当补肾调经以治本，《证治准绳·胎前门》曰："胎前之道，始于求子，求子之法，莫先调经……不调则气血乖争不能成孕矣。"因此，不孕症患者的治疗首需调经，对于常有月经不调诸症的PCOS不孕患者尤其如此。临证治疗时，可应用百灵调肝汤、加味育阴汤、补肾活血调冲汤等韩氏验方调整患者的月经，令经水调畅，孕育自通，并注重临证加减。若症见形寒肢冷，小腹冷痛，尿频便溏等偏于肾阳虚者，加入温补肾阳，温经散寒之品；若症见背部冷，恶风者，常加川椒温督脉，以扶阳；若子宫发育不良者，可加紫河车等血肉有情之品；若患者见形体肥胖、痰多、口中黏腻，面部痤疮或头晕目眩、胸膈满闷等表现时，重视健脾化痰药物的使用，应用苍附导痰汤加减，以达健脾燥湿，宽胸理气，消痤之效。

（3）肥胖：PCOS肥胖患者常自述多有口中黏腻、多痰涎。四诊发现舌淡胖等与痰湿体质相关的临床表现，说明肥胖的产生与痰湿密切相关。现代医学认为脂肪的堆积及痰湿的产生与人体内糖、脂代谢及内分泌紊乱等有关。明代孙文胤《丹台玉案》言："痰生于脾，多四肢倦怠，或腹痛肿胀，泄泻，其脉缓，肥人多有之，名曰湿痰。"明确指出肥胖之人多有痰湿。《丹溪心法》言："肥胖饮食过度之人，而经水不调者，乃是湿痰。"湿为阴邪，其性重浊黏滞，且病情缠绵，难以痊愈。古云："百病皆由痰作祟。"痰易影响津液代谢，阻碍气血运行等。痰湿内生，化为脂浊蕴积于体内，久之则发为肥胖。叶天士也指出肥人阳虚为本，痰湿为标，"夫肌肤柔白属气虚，外似丰溢，里真大怯，盖阳虚之体，惟多痰多湿"。气虚阳虚，湿邪内停，津液不化可致肥胖。在治疗上，明代医家万全认为"形肥者多痰，二陈汤主之，以燥湿化痰"，临床上也常以祛湿化痰为基本原则，辨证过程中注重痰邪在发病中的关键作用，从痰入手，调整痰湿体质，运用健脾祛湿、化痰降浊等治法，同时配合控制体重、适当运动、合理饮食，改变生活方式，进而更好的防治PCOS伴肥胖。

（4）高雄激素血症：HA是PCOS的一个主要病理特征，大部分PCOS患者都伴有HA的发生。有学者对PCOS各证型患者体内的性激素水平进行相关研究，证实肾阴虚型PCOS患者呈现出高水平雄激素，且伴有HA的PCOS与肾阴虚证的临床症状有许多相似之处。肾阴虚，虚热内扰，气火内郁，煎熬阴津、血液，瘀阻胞宫，影响卵巢排卵，肾阴亏虚，天癸难化，不能涵养心肝，久则易化火，伏于冲任，胞宫未得濡养，则致不孕。阴亏则精血不足，出现经量减少或闭经；或因虚热迫血妄行，而出现崩漏。治疗大法以补肾为主，使肾精充盈，血脉流畅，经水有源，月经自复，阴阳调和，冲任得养而摄精成孕。对于伴有HA的PCOS患者，滋阴降火的原则应贯穿治疗的始终。

（5）黑棘皮症：中医治疗黑棘皮症的记载较少，但根据其临床表现及症状，有人将黑棘皮症归属于"鳌黑斑"的范畴，但其病名仍有待考证。根据黑棘皮的皮肤表现，考虑该病与肾密切相关。黑色对应五行中的肾，先天禀赋不足，肾之本色显露于外；或因后天失调，中土受损，脾阳不振，水液运化失常，水湿泛溢皮肤，湿瘀日久生热，湿热之邪搏于皮肤导致。该病往往发病时间长，进展缓慢，因湿致瘀、湿瘀互结是疾病的慢性发展过程，湿性黏腻，迁延日久，常与热邪相杂。湿邪积聚于体内，日久生热，湿热内蕴，阻滞气机，血行不畅，凝滞脉中，产生瘀血。瘀血阻滞，邪毒易于蕴积于肌肤，则可见皮肤黧黑、棕褐等颜色加深的改变。正所谓"脉不通，则血不流；血不流，则毛色不泽，故其面黑如漆柴者，血先死"。在治疗上可遵循"清热解毒，化浊祛湿""补脾肾阳""滋阴降火"等治疗原则。

（6）胰岛素抵抗：IR型PCOS患者肾阳不足，火不暖土，脾阳不振，长期处于脾阳虚的状态，一方面造成水湿内停，湿聚成痰，痰壅胞宫，另一方面脾阳虚使其津液运化失常，气血生化乏源，阳损及阴，造成阴液亏虚，再加之肝失疏泄，气郁化火灼伤阴液，阴虚不能制阳，形成阴虚阳亢的表象。故临床在治疗上常以滋肾补肾为主，当根据肾虚证、脾虚痰湿证、气滞血瘀证、肝郁化火证的不同证型而分别采取补肾调经、健脾、化痰除湿、行气活血、疏肝泄火等治法。有人根据临床诊治体会，将PCOS的主要临床症状——月经后期或闭经分成脾肾气虚、水湿停聚；肾阴不足、湿聚痰凝；肝气郁结、瘀血停滞三个证型论治，并提出治疗重在补气温阳，化痰祛瘀，亦或加用传统的中医针刺治疗，应用中药汤剂联合针灸治疗，在改善症状，调节月经周期和控制体重方面，可能达到更好的治疗效果。

（7）高尿酸血症：HUA作为目前常见的一种代谢性疾病，在中医古籍中并无相对应的病名，根据其临床表现，可将其归为"历节""痹症""痛风"等范畴。朱良春教授创建浊瘀痹新病名，认为痰、湿、瘀是主要病理因素，其发病以脾肾亏虚为本，痰浊瘀血为标，病变脏腑主要在脾肾，痰湿闭阻血脉，痰血相搏则为浊瘀，滞留经脉或郁而化热，内蕴成毒，损及脾肾是重要的发病机制，脾肾亏虚，阴火内生，浊瘀交阻则是病机关键。"湿"和"痰"是HUA的主要病理产物，饮食、劳倦、外感、情志是病情加重的诱因，并有向"瘀"发展的趋势。肝肾不足，寒湿内盛，气滞血瘀；气血亏虚，风湿外侵，营血暗耗；脾虚生湿，湿热内蕴，痰瘀气结，血脉不通而起病。治疗当中应重视补益脾肾，对PCOS伴有HUA的患者则更应该重视，治疗当从补益脾肾出发。

三、小结

总的来说，PCOS的治疗应以补肾治本，健脾化痰、疏肝泻火、活血化瘀、调经安胎治其标，标本同治。标即为邪，要通过吐、汗、泻（二便）、呼吸等形式给邪提供出路，其中以利小便与通大便更为安全且有效，常以车前子利其小便，草决明通其大便相配伍使用。

　　PCOS病因尚不明确，病机复杂，属妇科疑难病证之一，且病情缠绵，易经久不愈，更需医者灵活辨证，系统化、标准化地为患者提供治疗方案，最为重要的是增强患者的信心。近现代医疗的优点在于可中西兼治，既可传承保留古代医家随证遣方的灵活，又可结合现代医学手段来缩短治疗周期。古法结合今用，根据性腺轴发育的不同阶段给予周期性的中医治疗，旨在恢复"肾-天癸-冲任-胞宫轴"的平衡，重建月经周期，以期达到临床最佳治疗效果。

（张跃辉　韩延华）

第四章　多囊卵巢综合征的中医概述

第五章
常用治法及方药

第一节　常用治法

PCOS的发生与肝、脾、肾三脏密切相关，尤责之于肝肾。肾藏精，主生殖，与冲任二脉及胞宫关系密切，肝肾同居下焦，共为女子先天，封藏调节全身之精血。二者在病理方面伤则俱伤，耗则俱耗，相互影响，互为因果。若肾精亏损、肾气亏虚，亦可导致肝血不足，肝气郁滞，肝郁克脾，脾失健运，水湿停滞，湿聚成痰，痰湿下注，壅塞冲任、胞宫而发为此病。韩延华认为肾虚肝郁为本病的基本病机，血瘀、痰湿为致病之标，故以益肾疏肝、化瘀调经为治疗大法。

一、辨证论治

根据PCOS患者脏腑、冲任、胞宫的生理特性，结合气血失调、痰瘀互结的疾病特点，韩延华将PCOS分为肾虚肝郁、肾虚血瘀、肝郁脾虚、脾肾两虚、肝肾阴虚、脾虚湿盛6种临床常见证型。

1.肾虚肝郁证

【主要症状】月经初潮较迟，周期错后，量少色暗，点滴而下或闭止不行，亦可月经不调，或崩漏与闭经交替出现，或婚久不孕。平素腰酸乏力，或足跟痛，头晕耳鸣，心烦易怒，胸胁胀满，乳房胀痛，精神抑郁，毛发浓密，面部痤疮，舌质淡红或暗，脉沉细或弦细。

【辨治依据】肾藏精，为先天之本，主生长发育与生殖，女性生殖器官的发育、性机能的成熟与维持都靠肾来保障。《黄帝内经·素问·上古天真论》中记载的"女子七岁，肾气盛……月事以时下，故有子……七七任脉虚……形坏而无子"是肾气实最好的证明。肾气实即出生之后，肾精及肾气的不断充盈，天癸随之产生，在天癸作用下，任脉通畅并发挥"生养之本"而"主胞胎"，冲脉广聚脏腑之血，使血海盛满。肾气虚则会致月经初潮较迟或周期错后。肝为将军之官，罢极之本，主藏血，主疏泄，喜条达，恶抑郁。《黄帝内经》云："女子以肝为先天……百病皆生于气"，女子特殊的生理、病理特点，加之女性多重身份要求的压力，使女子相较于男子更易受到精神情志的影响，若情志不遂或情志过激或情志发无定时，则肝首当其冲，肝气不疏，肝气郁结，疏泄失司，气机不畅，血海蓄溢失常，冲任血海乏源，月经也会受到影响。

韩延华认为肝肾二者密不可分。元代朱丹溪的《格致余论·阳有余阴不足论》中认为："主闭藏者，肾也；司疏泄者，肝也"，肝气疏泄可促使肾气开合有度，肾气闭藏可防止肝气疏泄过度，两者相辅相成，共同作用于子宫，促使月水规律来潮。明·张景岳在《质疑录》中提出："肾者，肝之母；肝者，肾之子"，肾为肝之母，肾阴虚则水不涵养肝木，母病及子，可影响肝的疏泄功能，致使气血不畅，冲任失调，血海蓄溢失常，月经紊乱。总之，肝肾关系密切，二者相互影响，相互制约，协同调节月事按时来潮。治疗此类型的PCOS，首先应明确肝肾同调，重在补肾，兼以调冲理血。

【治法】补肾填精，调肝理血。

【代表方药】育阴补血汤加柴胡、香附。

熟地黄、当归、白芍、山药、山茱萸、枸杞子、牡丹皮、龟甲、鳖甲、丹参、制香附、柴胡、炙甘草。

2.肾虚血瘀证

【主要症状】月经后期，量少，色黑有块，少腹刺痛，甚或闭经，不孕，腰膝酸软，倦怠乏力，头晕耳鸣，面色晦暗，有色素斑，肌肤甲错，舌质紫暗或有瘀斑、瘀点，苔薄白，脉沉涩。

【辨治依据】PCOS病程一般较长，韩延华认为"久病必瘀"，瘀血在疾病的形成过程中，既可能是致病因素，也可能是病理产物。血和气同源于脾胃化生的水谷精微及肾中精气，在运行方面相互为用。气能行血，血能载气。气之功能正常与否直接影响血液的运行。肾气亏虚推动无力，水湿停滞，致痰饮瘀血病变。痰湿瘀血影响人体气机，阻滞于胞宫、胞脉，致闭经、月经延迟、崩漏等；阻滞于卵巢则致卵巢白膜增厚，导致PCOS患者卵巢增大，可知血瘀为本病致病之标。《本草纲目》中云："女子以血主""瘀血不去、新血不生"，故活血化瘀是治疗本病的重要环节。

【治法】补肾活血，调理冲任。

【代表方药】补肾活血调冲汤。

熟地黄、山药、枸杞子、菟丝子、巴戟天、怀牛膝、当归、赤芍、益母草、丹参、川芎、鳖甲。

3.肝郁脾虚证

【主要症状】月经先后无定期或月经数月不行或婚久不孕，经量或多或少，经行不畅，色紫有块，经前乳房作胀，少腹胀痛，经行前后烦躁易怒；平素情志不畅，脘腹胀满，胸闷不舒，善太息，或形体肥胖，痰多，带下量多，大便溏薄，舌质正常或暗淡，苔白腻，脉弦滑。

【辨治依据】脾者，太阴湿土，具有运化和统血的作用；肝者，厥阴风木，具有藏血和疏泄的作用。正常情况下，两者相互滋生，同时肝木有克制脾土防止太过的作用，共同维持着机体的协调平衡。肝气一旦郁滞，则有木郁乘土之忧，张仲景指出"见肝之病，知肝传脾"，若脾失运化，痰湿内生，或湿热内蕴，一则肝失水谷精微的充养，二则受中焦痰湿阻碍，疏泄功能难免失常，出现肝气郁滞，两者间可相互乘侮，互为因果，导致恶性循环，以致气血生化进一步乏源，肝气郁滞进一步加剧，阻碍冲任胞宫，以致月经先后无定期。因此，治疗时不可偏废，宜疏肝健脾并举，需酌情补肾、化痰、祛湿。

【治法】疏肝理脾，调经通络。

【代表方药】百灵调肝汤。

当归、赤芍、川芎、瓜蒌、枳实、王不留行、通草、皂角刺、怀牛膝、青皮、川楝子、炙甘草。

4.肾脾两虚证

【主要症状】月经后期，量少，色淡，质稀，甚至闭经不孕，精神萎靡，形寒肢冷，腰膝酸软，食少纳呆，带下清稀，性欲淡漠，小便清长，大便溏泄，舌体胖大，舌质淡润，苔厚腻，脉沉缓或沉弱。

【辨治依据】肾是先天的根本，脾是后天的根本，是运化和统血的主要脏器，脾胃可为人体内脏器提供充足的养分，是维持各脏器功能正常的主要能量来源。当肾亏阳弱的时候，命门之火不充足，不能温脾，导致脾阳弱；或者是饮食不注意，吃了过多生冷食物伤脾，导致脾阳弱，都会导致脾脏运化功能紊乱，湿气聚集，久聚成痰，形成痰湿之症。痰湿久聚，会阻塞冲任二脉，气血不畅，胞宫充盈不足，最后形成月经后期、经量少、闭经、不孕等临床症状。由于痰湿壅滞，循环受阻，导致膏脂充溢，故形体肥胖。痰湿郁结致气血运行不畅，最后形成癥积，卵巢出现多发性囊肿变化。治疗上多从强脾健胃入手，又因系肾虚所致，最终酿生痰湿，故以补肾健脾为治疗的根本。通过补肾健脾，打通患者闭塞的经络，恢复气血运行，最终达到治疗之目的。

【治法】补肾健脾，温阳益气。

【代表方药】益肾温脾汤。

人参、白术、山药、菟丝子、巴戟天、山茱萸、枸杞子、当归、怀牛膝、白芍、甘草。

5.肝肾阴虚证

【主要症状】月经初潮迟至，稀发或闭经，经量少，或周期紊乱，或经水淋漓不尽，不孕，腰膝酸软，足跟痛，头晕耳鸣，视物模糊，口燥咽干，五心烦热，舌红少苔或无苔，脉细数。

【辨治依据】肾中阴精是实现肾生理功能的物质基础，肾阴又称为"真阴""元阴"，是人体阴液的根本，对脏腑起着濡润、滋养的作用，如肾中阴精亏虚，则精血不足，冲任脉虚，胞脉失养。肾之真阴不足则木火易动，火炽则精血易受其灼，以致阴虚火旺。吴鞠通曾说过："少阴藏精，厥阴必待少阴精足而后能生。"肾阴不足，常致肝阴不足，故临床上，肝肾阴虚的临床表现往往同时出现，治疗也应补肾填精法与养阴益肝法同用。

【治法】滋补肝肾，养血育阴。

【代表方药】加味育阴汤。

熟地黄、山茱萸、山药、生杜仲、续断、桑寄生、白芍、怀牛膝、生牡蛎、海螵蛸、龟甲、阿胶、甘草。

6.脾虚湿盛证

【主要症状】月经后期，甚或闭经，不孕，经色淡质稀，经量少，头晕目眩，胸痞满闷，食少纳呆，头身困重，痰多，形体肥胖，减重困难，大便溏泄，口中黏腻，舌淡胖，有齿痕，苔白腻，脉濡或滑。

【辨治依据】因嗜食肥甘厚味，导致脾胃受损，脾失健运，运化失司，痰浊内生。朱丹溪在《丹溪心法》云："经不行者，非无血也，为痰所凝而不行也。"

韩延华认为脾主运化强调了脾在水谷精微的输布和利用方面中的作用。脾虚则运化不利，致水谷、精微失运，气血生化乏源，机体各脏腑协调失衡，出现代谢紊乱，水谷精微输布障碍，蓄积于体内则聚湿成痰，水湿内停，痰湿停于经络，阻滞气机，气滞则血停，血停则生癥，痰、湿、癥阻滞冲任二脉，胞脉阻塞，故见月经稀发甚则闭经。痰湿壅盛，癥阻经络，膏脂充溢，则见形体肥胖。治疗当化痰除湿健脾。

【治法】化痰除湿，调理冲任。

【代表方药】苍附导痰汤。

苍术、香附、姜半夏、茯苓、陈皮、胆南星、枳壳、甘草。

二、治疗要点

PCOS是一种临床表现为月经不规律、经量少、闭经、功能失调性子宫出血、多毛、肥胖、痤疮、不孕、高脂血症、高雄激素、高尿酸等的综合征，故在治疗时应根据患者表现和需求的不同，有针对性地灵活采取不同的治疗侧重点。

1. 月经病

针对月经稀发、后期、闭经的PCOS患者，韩延华临证时主张应根据患者病证的虚实，结合子宫内膜的薄厚，进行立法用药。若虚者，子宫内膜薄，当以补肾填精，调和气血为先，当子宫内膜达到一定的厚度时，加以活血药物，以促月经来潮。若实者，子宫内膜厚，当在补肾、疏肝、健脾的基础上，给予活血祛瘀之品。意在建立正常的月经周期。

凡崩漏者，当以止血为先，血止后重在调周，符合"塞流、澄源、复旧"的治崩大法。若雌孕激素低下或促卵泡生成素升高，超声提示子宫、卵巢发育不良者，加紫河车、菟丝子、巴戟天以填精益髓，调理冲任。由于PCOS患者常无规律的月经周期可言，须脉证合参，参考必要的检查结果，根据经验给予用药。如患者月经过期不至，但脉象沉细，毫无经水欲来之象，在用药上仍以补肾填精为要，主张"经满则自溢"。如用药一段时间后患者脉象滑疾，出现小腹不适、乳胀等一派经水欲来之象，便应因势利导，用一些行气活血调经之品。以月经病为主诉的PCOS患者多以调整月经周期为主，做到尽早诊断，早期治疗，防止病证发展、转化。

2.不孕症

对于有生育要求的育龄期患者，以调周促排卵助孕为治疗目的。中医学称排卵期为"氤氲""的候"。排卵乃肾气变动，阴阳交互的结果，排卵成功离不开肾气的推动作用。肾气、肾精的充盛是排卵的基础，气血调畅是排卵的必要条件，肾中阴阳消长转化是卵泡发育、成熟、排出的关键。因此，在治疗过程中，要通过BBT、超声监测排卵现象，当卵泡发育接近成熟时，酌加温肾疏肝、软坚散结之药，如巴戟天、香附、鳖甲、浙贝母等，以促进卵泡的排出。对于顽固性排卵障碍者，可配合西药促排，但要严格掌握药物用量，监控卵泡动态，避免卵巢过度刺激，根据卵泡发育的情况指导患者同房。一般1个疗程需要连续治疗3个周期，通过复查妇科超声、血清性激素、糖耐量和胰岛素等各项指标，以判断疾病的转归。PCOS患者相对于正常孕妇来说，发生流产的几率更高，因此，PCOS患者经治疗怀孕后，需积极采取保胎治疗。若出现胎动不安的情况，立以滋阴补肾调冲之法，结合患者的年龄、体质、既往经孕产史的情况，以加味补肾安胎饮为主方，临证加减。方药组成为人参、白术、杜仲、续断、桑寄生、益智仁、阿胶、艾叶、菟丝子、补骨脂、巴戟天。一般保胎治疗至妊娠12周左右，同时应严格控制药物剂量，秉承孕期用药"衰其大半而止"的原则，避免动胎伤胎。

3.高雄激素血症

HA不仅是PCOS的特征性表现，也是此病的诊断标准。韩延华认为以HA为主要表现的PCOS与肾虚肝郁有关。肾藏精，主生殖，肝藏血，主冲任，肝肾精血同源，肝为肾之子，肾虚精亏可导致肝血不足，使肝的功能受损。肝郁气滞，克伐脾土，运化失司，水饮停聚而成痰，痰湿之邪下注冲任、胞宫而发为此病，治疗以益肾填精，疏肝养血为法。临床多采用自拟方益肾调肝汤进行治疗。方药组成为菟丝子、熟地黄、巴戟天、山茱萸、龟甲、当归、白芍、赤芍、香附、川楝子、茯苓、甘草。经前10天加丹参、红花、益母草，可以有效降低雄激素水平，改善痤疮症状。

4.胰岛素抵抗、肥胖症与黑棘皮症

PCOS患者中IR的发生率较高，IR进而又会引起一系列的疾病，如肥胖症和黑棘皮症等。因此，对于此类患者而言，IR是其需要解决的首要问题。韩延华对于此种类型患者首要的治疗策略就是指导其改变生活方式，在日常生活中应注意合理饮食、规律锻炼以减轻体重、缩小腰围，进而有效增加胰岛素敏感性、改善IR的情况、降低T水平、改善月经和生育情况。因为PCOS患者普遍存在焦虑、抑郁、缺乏自信等表现，所以韩延华认为保持心情舒畅在此类患者的治疗过程中也起着至关重要的作用。改善患者情绪能有效的改善其IR和脂代谢异常。对于改变生活方式治疗效果不明显的患者，可运用苍附导痰汤进行加减。方药组成为苍术、香附、半夏、茯苓、陈皮、胆南星、枳壳、甘草。全方燥湿健脾、化痰调经。胰岛素抵抗，糖耐量异常者，可加葛根、黄连改善IR、降低血糖。

5.高尿酸血症

PCOS患者血清尿酸水平较正常人群明显升高，尿酸作为嘌呤代谢的终产物，在人体的代谢平衡中有着重要的作用，与肥胖，尤其是内脏脂肪堆积、胰岛素抵抗、糖代谢、脂代谢异常有着密不可分的关系。韩延华认为PCOS伴HUA是以肾虚为本，血瘀为标的疾病，因先天不足或后天失养导致肾气虚，气虚则运血无力，血失于气的推动停于全身经脉关节则周身疼痛，故以补肾养血，活血调经为大法。韩延华在本法的基础上拟补肾活血方进行治疗，方药组成为熟地黄、菟丝子、巴戟天、枸杞、山药、山茱萸、怀牛膝、当归、香附、丹参、益母草、黄芪。另可加土茯苓、萆薢等控制尿酸，改善机体内环境，有效缓解PCOS患者的临床症状。

第二节　常用方药

PCOS的发生主要责之于肝肾，因此韩延华在运用"肝肾学说"理论的基础上，认为肝之调畅为本病治疗的关键，用药多以疏肝、调肝、养肝、补肾填

精、健脾燥湿、活血调经为主随证加减。

一、常用方剂

1.百灵调肝汤

【组方】当归15g、赤芍15g、川芎10g、瓜蒌15g、枳实15g、王不留行15g、通草10g、皂角刺6g、怀牛膝15g、青皮10g、川楝子15g、炙甘草5g。

【功效】疏肝理气，养血调经。

【主治】肝郁气滞，脉络不畅，气机受阻所致的月经稀发、闭经，以及不孕。症见月经后期，月经量少，甚则经水闭止不行，或婚久不孕；伴平素抑郁，烦躁易怒，胸闷不舒，善太息，经前乳胀；舌质暗红，苔薄白，脉弦或弦涩。

【方解】方中当归、赤芍为君，当归补血活血、赤芍化瘀止痛；川芎被称为血中之气药，以行气为主，上行颠顶，下至血海，周留全身四肢，外行皮毛，起活血行气，散风止痛之功；怀牛膝补肝肾，活血祛瘀，引药下行；瓜蒌、枳实、川楝子、青皮为臣；妙用王不留行、通草、皂角刺为佐，取其三药下达血海，通郁散结之功；甘草调和诸药。全方共达疏肝理气，养血调经之效。

【加减】若肝郁克脾，症见脘腹胀满，腹泻便溏，则为肝郁脾虚证，用药则疏肝健脾，在百灵调肝汤基础上加苍术、茯苓、薏苡仁等健脾燥湿。若经行浮肿者，加桂枝、茯苓皮温阳化气，利水消肿。若脾虚湿盛，症见形体肥胖，面部痤疮，大便黏腻，加姜半夏、薏苡仁、浙贝母健脾燥湿，化痰消痤。若病程日久，子盗母气，症见头晕耳鸣，腰膝酸软，足跟痛，倦怠乏力，辨为肾虚肝郁证，治以调肝益肾，加山茱萸、山药、女贞子、鳖甲等滋补肝肾。

2.养肝补肾汤

【组方】熟地黄15g、白芍15g、牛膝15g、山茱萸20g、川楝子10g、青皮10g、当归15g、茯苓15g、牡丹皮15g。

【功效】滋阴补肾，养血柔肝。

【主治】肾虚肝郁导致的月经后期、月经过少、月经先后不定期、闭经、不孕症等。症见腰酸腿软，倦怠乏力，头晕耳鸣，健忘，潮热盗汗，手足心热，心烦易怒，胸闷善太息，两胁胀痛，足跟痛，面红颧赤等；舌红无苔或少苔，脉象弦细数。素体肾阴不足，水不涵木而致肾虚肝郁，肾虚则冲任不足、血海蓄溢失常，水不涵木则肝失调达，疏泄失度。

【方解】方中熟地黄滋肾益精填髓，养阴补血；白芍敛阴柔肝养血，平抑肝阳；牛膝补肝肾、活血祛瘀，引血、引药下行，《本经逢原》言"丹溪言牛膝能引诸药下行"；山茱萸补肾益精；川楝子苦寒降泄，善清肝火、泄郁热、行气止痛；青皮疏肝破气，散结消积；当归既能补血，又能活血和血；茯苓健脾渗湿止泻；牡丹皮活血散瘀。诸药合用，滋阴补肾，养血柔肝。

【加减】酌加枸杞子、女贞子、龟甲滋补肝肾；经前适量加香附、丹参理气活血调经；腰酸腰痛甚，加狗脊、桑寄生、续断补肾强腰膝；胸闷、善太息、两胁胀痛，加柴胡、瓜蒌、延胡索、郁金疏肝解郁止痛；乳胀痛，加王不留行、通草、皂角刺通络止痛；手足心热、烦躁易怒，加栀子、知母、莲子心滋阴降火；头晕耳鸣，加枸杞子、女贞子补益精血；大便干燥，加瓜蒌、火麻仁、郁李仁润肠通便；头晕，加钩藤、石决明、枸杞子、菊花平肝熄风；头痛，加川芎、蔓荆子祛风活血止痛。肾虚肝郁，冲任失调，不能摄精成孕者，可随证加减。偏于肾虚者，去川楝子、青皮、茯苓、牡丹皮，加川续断、杜仲、枸杞子、女贞子补肾填精调冲；偏于肝郁者，加香附、枳壳疏肝解郁调经；腰痛甚者，去川楝子、青皮、茯苓、牡丹皮，加川续断、桑寄生、杜仲、狗脊补肾，强腰膝，止痛。若性激素提示雌孕激素水平低，加菟丝子、巴戟天等补充雌孕激素；若子宫偏小时，加紫河车、海龙等血肉有情之品促进子宫的发育；如出现大便溏薄时，去熟地黄等滋腻药物，改用生地，另加炒山药、炒白术等健脾止泻。

3.加味育阴汤

【组方】熟地黄15g、山茱萸15g、山药20g、生杜仲15g、续断15g、桑寄生15g、白芍20g、怀牛膝15g、生牡蛎20g、海螵蛸20g、龟甲15g、阿胶10g、甘草5g。

【功效】滋补肝肾，调理冲任。

【主治】子盗母气或母病及子，肝肾同病，由肝肾阴虚而引起冲任失调导致的闭经或崩漏、不孕症、PCOS等，症见月经不调、闭经或经水淋漓不止、不孕，伴腰膝酸软，周身乏力，头晕耳鸣，记忆力减退，两目干涩，口干不欲饮，潮热盗汗，手足心热，足跟痛，烦躁易怒，胸闷不舒，善太息，大便秘结等症；舌红少苔或无苔，脉弦细或弦细数。

【方解】方中重用熟地黄补肝血、滋肾阴，《本草纲目》云："填骨髓，长肌肉，生精血，补五脏内伤不足……女子伤中胞漏，经候不调，胎产百病。"熟地黄质润多液，补而不燥，为补血滋阴之要药；山茱萸补肝肾，填精益髓；山药健脾以补先天、益肾而助后天，《药性论》中言：山药"止月水不定，补肾气……添精髓"；又用牡蛎、海螵蛸、龟甲等血肉有情之品，《本草纲目》曰龟甲"补心、补肾、补血，皆以养阴也……观龟甲所主诸病，皆属阴虚血弱。"三药合用共同滋补肝肾，填精益髓；续断、桑寄生、杜仲补益肝肾，强筋骨，益精血；又配合阿胶补血养血、白芍柔肝养阴、怀牛膝补肝肾活血；阿胶源于血肉，化于精血，养血补血；白芍柔肝养血敛阴，主妇人一切病；怀牛膝补肝肾、活血祛瘀，引血下行；生甘草补虚并调和诸药。全方共达滋补肝肾，调理冲任之功。

【加减】五心烦热，加知母、地骨皮滋阴泻火，退虚热；口干渴，加天花粉、北沙参生津止渴；阴虚阳亢，加石决明、木贼草平肝潜阳；腰膝酸痛，加女贞子、金毛狗脊、骨碎补补肝肾，强筋骨；两目干涩，加密蒙花、青葙子清肝明目。若月经过少或闭经，酌加枸杞子、女贞子、黄精滋阴养血，调理冲任；于经前适当加当归、香附、丹参、益母草增强补血活血，理气调经的作用，因气为血之帅，气行则血行。若经漏不止，加地榆炭、棕榈炭、墨旱莲、白及塞流止血；量多者，倍地榆炭以增强止血之力；若兼见气虚，加黄芪益气升提；若有血条、血块，加茜草、三七粉、炒蒲黄逐瘀止血。若超声提示子宫小，卵泡发育不良，血清性激素示E_2、P低下或T升高，加菟丝子、巴戟天、紫河车、淫羊藿、鹿角霜补肾填精。腹痛，倍用芍药、甘草缓急止痛。肝肾阴虚，冲任失养，不能摄精成孕者，加紫河车、菟丝子、枸杞子、女贞子益气养血，补益肝肾，调理冲任以助孕。若出现服药后便溏，则去熟地黄等滋腻药物，改用生地黄，另加炒白术、茯苓等健脾止泻。

4.补肾活血调冲汤

【组方】熟地黄15g、山药15g、枸杞子15g、菟丝子15g、巴戟天15g、怀牛膝15g、当归15g、赤芍15g、益母草15g、丹参15g、川芎15g、香附15g、鳖甲15g。

【功效】补肾养血，活血调经。

【主治】久病及肾所致的肾虚血瘀。《肾虚血瘀论》曰："百虚皆以脏腑之虚为要，脏腑之虚则以肾虚为本。"又言"久病则虚，久病则瘀，虚可致瘀，瘀可致虚。虚则气血运行不畅，瘀滞即生；瘀则机体生新不顺，虚弱乃成。虚瘀相兼，病机错杂。所谓疑难病者……"肾虚精血亏少，冲任不足则月经后期、量少，甚或闭经、不孕、PCOS等，症见经色紫暗有块，少腹刺痛，腰膝酸软，倦怠乏力，头晕耳鸣，面色晦暗，有色素斑，肌肤甲错，舌质紫暗或有瘀斑、瘀点，苔薄白，脉沉涩。

【方解】方中重用熟地黄、山药、枸杞子滋补肝肾、补血填精，熟地黄滋养肾水，养益真阴，《本草从新》谓其"滋肾水，利血脉，补益真阴"，真阴之气非此不生；肾水非得酸不能生，故合山茱萸之酸性，以成既济之功，能补益肝肾以滋养精血而助元阴之不足；菟丝子、巴戟天强筋壮骨，菟丝子补肾填精，温肾阳，巴戟天入肾经，为鼓舞阳气之用，张仲景言："命之所系，惟阴与阳。"要使阴精充沛卵子生长，须结合补阳，二药同用即有阳中求阴之意；且药理研究表明菟丝子黄酮提取物可以表现出雌激素样活性，能够促进卵泡的发育；又配以大量的活血调经药物，如当归、川芎、香附、益母草、丹参、赤芍等，促进血行使补肾之药更好地发挥疗效，且能使卵子突破增厚的卵巢白膜排出，使其顺畅运行；川芎、香附入肝经兼调肝，川芎下入血海，能引诸滋阴养血之品下达血海以改善子宫卵巢微环境及局部营养状态；《本草衍义补遗》言香附"凡血气药必用之，引至气分而生血，此阳生阴长之义"，二药调畅血脉之气，气行以助血行。怀牛膝补益肝肾，《本草衍义补遗》曰："牛膝，能引诸药下行"，方中借牛膝使诸药下达胞宫；鳖甲为血肉有情之品，有厚味填精疗虚之效，既能促进卵泡生长发育，又能制约阳药之温热，且借助鳖甲之软坚散结能促进卵子的排出。诸药合用，阴阳协调，配伍严谨，相得益彰。

【加减】若偏于肾阳虚，症见形寒肢冷，小腹冷痛，尿频便溏，加肉桂、淫羊藿温补肾阳，温经散寒；若经血有块，腹痛，加茜草、三七粉、生蒲黄、五灵脂活血化瘀，调经止痛；若症见背部冷，恶风，加川椒（花椒）、紫石英温督脉，扶阳；若水不涵木而致肝郁，肾虚肝郁，症见烦躁易怒，胸闷善太息，两胁胀痛，加柴胡、炒枳壳、郁金疏肝解郁，调经止痛；若经前乳胀，加王不留行、通草、夏枯草清肝散结，活血通经；若子宫发育不良，加紫河车、淫羊藿等促进子宫、卵巢生长发育；若需加强排卵，加桃仁、红花。

5.苍附导痰汤

【组方】苍术20g、香附20g、半夏10g、茯苓15g、陈皮15g、胆南星10g、枳壳10g、甘草10g，淡姜汤送下。

【功效】豁痰除湿，调理冲任。

【主治】脾虚湿盛，痰湿内阻，躯脂满溢，痰瘀互结，阻塞胞宫而致的月经后期、闭经、不孕症、PCOS等。症见月经后期、闭经、不孕，伴见形体肥胖，减肥困难，痰多、口中黏腻，或头晕目眩、胸膈满闷，带下量多，舌苔白滑或腻，脉滑。

【方解】方中重用苍术、陈皮、茯苓、半夏、胆南星理气健脾，燥湿化痰；香附、枳壳疏肝理气，行气解郁。《济生方》云："盖人身血随气行，气一壅滞则血与气并，或月事不调，心腹作痛。"香附辛、微苦，平，归肝、脾、三焦经，辛味甚烈、香气颇浓，专治气结之病；甘草调和诸药。

【加减】若心悸，加远志祛痰宁心；肾阳不足致闭经、不孕，加仙灵脾、巴戟天、丹参温补肾气，通调血脉；便溏，加炒山药健脾燥湿止泻；面部痤疮，加白鲜皮、白蒺藜清热燥湿，祛风解毒以消痤。若病程日久，损伤及肾，伴见精神萎靡，形寒肢冷，腰膝酸软，带下清稀，性欲淡漠，小便清长，大便溏泄等偏阳虚症，加金匮肾气丸温补肾阳，行气化水。

6.益肾温脾汤

【组方】人参10g、白术15g、山药15g、菟丝子15g、巴戟天15g、山茱萸15g、枸杞子15g、当归10g，怀牛膝15g、白芍15g、甘草10g。

【功效】补肾健脾，温阳益气。

【主治】脾肾两虚，运化失常，躯脂满溢，痰饮阻于胞脉所致的月经后期、闭经、不孕症、PCOS等。症见带下量多，肢体倦怠，食少纳呆，形体肥胖，减肥困难，舌苔厚腻等。

【方解】方用人参、白术、山药益气健脾；菟丝子、巴戟天、山茱萸、枸杞子、怀牛膝补肾填精，以资先天；当归、怀牛膝活血通经，促进补肾之功；白芍养血滋阴。全方用药平和，补中有泻，滋而不腻，共奏补肾健脾，温阳益气的功效。现代药理研究表明菟丝子、香附、巴戟天等药物对女性性腺轴有一定的影响作用，可增强HPO轴的促黄体功能，而不影响自然生殖周期的内分泌，因此在临证中重用此类药物。

【加减】形寒肢冷，偏于肾阳虚，可酌加淫羊藿、锁阳、肉桂、附子温补肾阳；偏于肾阴虚，加女贞子、熟地黄滋补肾阴；偏于脾虚痰湿，可酌加香附、胆南星、苍术、陈皮燥湿化痰、理气和胃。子宫发育不良者，加紫河车、龟板等血肉有情之品。如用药一段时间后患者脉象滑疾，出现腹胀、乳胀等一派经水欲来之象，加川芎、桃仁、丹参、红花、益母草等活血调经之药，因势利导，促进经血排出。当卵泡发育接近成熟时，酌加行气活血调冲之药，如川芎、丹参，以促进卵泡的排出。

7.育阴补血汤

【组方】熟地黄15g、当归10g、白芍10g、山药10g、山茱萸10g、枸杞子10g、牡丹皮10g、龟甲10g、鳖甲10g、丹参15g、制香附10g、柴胡10g、炙甘草10g。

【治法】补肾填精，调肝理血。

【主治】肾虚肝郁，气血不畅，冲任失调，带脉失约，血海蓄溢失常所致的月经后期、闭经、不孕症、PCOS等。症见平素腰酸乏力，或足跟痛，头晕耳鸣，心烦易怒，胸胁胀满，乳房胀痛，精神抑郁，毛发浓密，面部痤疮，舌质暗，脉沉细或弦细等。

【方解】方用熟地黄、山药、山茱萸、枸杞子补肾填精，滋补肾阴；白芍养血敛阴；当归、丹参补血活血；柴胡、香附、牡丹皮疏肝解郁，清热活血、理气调经；龟甲、鳖甲血肉有情之品补益肾精，改善卵巢功能；炙甘草调和诸药。全方共奏补肾填精，调肝理血之功。

【加减】若肾虚腰痛甚，加狗脊、骨碎补补肝肾，强筋骨，止腰痛；若经前乳房胀痛，加王不留行、通草、夏枯草疏肝散结，活血通经；若血瘀明显，将方中白芍改为赤芍，加桃仁、红花、益母草增强活血调经之力；若阴虚伤津，口干渴，加天花粉、沙参养阴生津止渴；若五心烦热，加地骨皮增滋阴清热，凉血之力；若子宫发育不良，加紫河车血肉有情之品补益精血，促进子宫生长；若崩漏，加炒地榆、旱莲草凉血止血。

二、常用对药

（1）菟丝子、巴戟天：治疗肾阳虚所致的月经后期、经量少、闭经、不孕症等。现代药理研究表明，菟丝子含有多种蛋白质和促性腺类激素，能使外周血雌激素和孕酮水平增加，对黄体生成素释放激素（LHRH）、LH、FSH等有促进作用。

（2）丹参、红花：治疗瘀血阻滞引起的月经后期、月经量少、闭经等。现代药理研究表明，益母草有改善微循环的作用，还能增加大鼠卵巢–子宫静脉血中前列腺素的含量，进而诱导发育成熟的卵泡排出。

（3）益母草、泽兰：治疗血瘀所致的月经后期、经量少、闭经、不孕症等。现代药理研究表明，益母草对子宫有兴奋作用，对子宫及卵巢亦有增重作用。

（4）王不留行、通草：适用于肝气不畅，气机不利，脉络不通所致的经行乳房胀痛、月经过少、月经后期、不孕症。既可通乳络，又可通调冲任而助孕。

（5）茯苓、泽泻：治疗痰湿引起的PCOS。茯苓味甘，性平。《本经》曰："利小便，久服安魂、养神、延年。"《本经疏证》提出茯苓味甘先入脾经，淡以养胃健脾，功用于中土脾胃，上升清阳，以泄淤浊痰湿，其在上焦益气与祛痰并，在下焦利水与健脾同。韩延华取茯苓甘平之性，淡渗利湿，补益中土，化痰祛湿兼健脾胃。泽泻生长于水中，其药性却上升，痰湿为阴为浊，其性黏着下滞，取泽泻生于阴却启阳之特性，利水化湿的同时滋养脾土。

（6）当归、白芍：为《金匮要略·妇人妊娠病脉证并治》中当归芍药散的重要组成部分，广泛用于治疗血虚肝郁或阴虚肝郁所致的月经后期、经量少、闭经、卵巢早衰、PCOS等妇科病证。两药均归肝、脾经，均能养血补血，当归性温养血，辛香走散，为"血中之气药"；白芍性寒，补血收敛和营，"主邪气腹痛……止痛利小便，益气，通顺血脉"，兼有平肝、柔肝的功效。现代药理研究表明，白芍有镇痛、镇静、抗惊厥、解痉的作用。当归、白芍两药合用，一温一寒，一开一合，补而不滞，行血而不耗血，养血柔肝而开郁。

（7）枸杞子、女贞子：治疗肝肾阴虚导致的PCOS、闭经、不孕症等。枸杞子味甘，性平，入肝、肾经，色赤入走血分，善补肾益精；女贞子苦凉，归肝、肾经，善补益肝肾之阴，《本草备要》谓其"益肝肾，安五脏，强腰膝，除百病"。两者皆归肝肾二经，两药相伍可补肝肾之阴精，对头晕目眩、腰膝酸软等伴随症状亦有良效。

（8）香附、郁金：适用于治疗气滞血瘀引起的乳房胀痛等伴随症状。香附、郁金是中医疏肝活血的经典药对。香附味辛、微苦、微甘，性平，归肝、脾、三焦经，具有行气解郁止痛的功效。《本草纲目》称之为"气病之总司，女科之主帅"，可通十二经，行血中之气，对于调气解郁十分有效，然活血之力不足；郁金味辛、苦，性寒，归肝、心、肺经，应用郁金之性味辛香能活血祛瘀、行气开郁以为助，将取得更显著的治疗效果。盖香附行气以活血，郁金则活血以行气，二者合用，相辅相成，共奏疏肝解郁，活血理气之效。

（9）柴胡、当归：适用于肝气郁结所致的PCOS、月经后期、闭经等病证。柴胡味苦、辛，性微寒，归心包、肝、胆、三焦经，具有和解退热，疏肝解郁，升举阳气等功效；当归味甘、辛，性温，归心、肝、脾经，既能补血活血，又善止痛，是妇科调理月经的第一要药。肝主疏泄，性喜条达，女子以肝为先天，有余于气，不足于血。导致月经不调的原因虽多，然与肝气郁结每多相关。柴胡功专疏肝解郁，配伍补血活血，调经止痛的当归，二药合用，共奏疏肝清热，理血调经之功。辨证凡属于肝气郁结者，皆可用之。

（10）杜仲、续断：适用于肝肾亏损所致的PCOS、崩漏，经期延长等。杜仲性味甘温，归肝、肾经，具有补肝肾，强筋骨，安胎之效；续断性味苦、甘、辛，微温，归肝、肾经，具有补益肝肾，强筋健骨，止血安胎，疗伤续折之功效，两者合用，性纯力效，相得益彰，补肝肾，通血脉，调冲任，止崩漏，安胎元。

（张跃辉　韩延华）

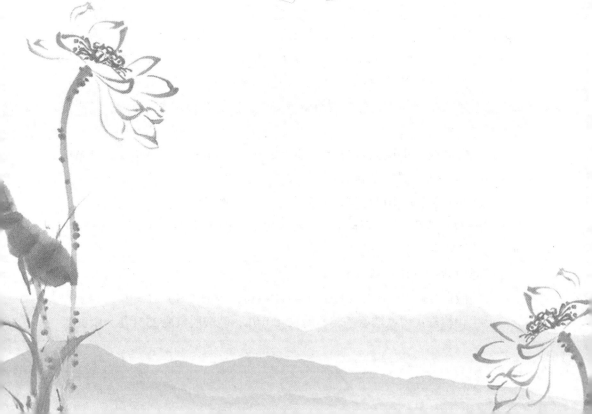

下篇
临证医案

第六章
多囊卵巢综合征月经类病

第一节 月经后期

一、病案实录

🌸 病案一：月经后期（肾虚肝郁证）

郭某，女，30岁。已婚。2019年8月5日初诊。

【主诉】经水错后50余日。

【现病史】13岁月经初潮，既往月经周期规律，28~32天一行，经血5~6天净。LMP：2019年6月13日。孕2流2产0（2016年行人工流产术，2018年因重度子痫于妊娠27周$^+$行引产术）。现月经错后50天，否认妊娠。平素自觉腰痛，神疲乏力，精神抑郁，两胁微有胀痛，经前乳胀，饮食尚可，二便正常，睡眠尚可。

【体格检查】中度黑棘皮症，多毛，身高160cm，体重78kg。BMI：30.47kg/m^2。舌质正常，脉沉弦。

【妇科检查】外阴已婚型，阴道通畅，分泌物量中等，色、质正常，宫颈柱状，表面光滑，子宫体后位，正常大小，正常硬度，活动度良好，压痛（－），双附件（－）。

【辅助检查】2019年8月5日查。

①性激素检查：FSH 3.58mIU/ml；LH 8.96mIU/ml；LH/FSH＞2。

②生化检查：丙氨酸氨基转移酶62.00U/L；乳酸脱氢酶255U/L；磷酸肌

酸激酶232U/L；二氧化碳结合力20.5mmol/L；葡萄糖6.14mmol/L；高密度脂蛋白32.2mmol/L。

③消化超声：中度脂肪肝。

④妇科超声：子宫大小约44mm×29mm×46mm；内膜厚约5mm；双侧卵巢呈多囊改变。

【中医诊断】月经后期（肾虚肝郁证）。

【西医诊断】多囊卵巢综合征；月经稀发。

【辨证分析】由于人流、引产损伤肾气，肾精虚损，精血不充，血海不能按时满溢，故发为月经后期。腰为肾之外府，平素腰痛、神疲乏力均为肾虚所致。肾水不足，肝血亦不足，肝血亏则影响肝之疏泄，导致气机不畅，故精神抑郁，两胁、乳房胀痛。脉沉弦，提示肾虚肝郁。故本病系肾虚肝郁，冲任失调所致。韩延华认为肝肾与冲任关系极为密切，肝主冲任，肾为冲任之本，冲脉为血海，汇聚脏腑之血，下注胞宫令其满盈；任脉为阴脉之海，总司精、血、津液，任通冲盛，月事方以时下。而冲任的通盛首先以肾气盛为前提。肝主藏血，为冲任之海。肝脉与任脉相会于"曲骨穴"，肝的疏泄功能正常，有助于任脉的通盛。肝之疏泄正常，则冲任调畅，气血运行正常，经水如期，肝肾二脏共同蓄藏调节血液，主宰女子经孕。故治以益肾调肝，活血调经。

【治法】益肾调肝，活血调经。

【处方】补肾活血调冲汤（《韩氏女科》）加减。

熟地黄20g、枸杞子20g、女贞子20g、菟丝子30g、巴戟天20g、赤芍20g、益母草20g、丹参20g、怀牛膝20g、当归20g、川芎15g、山药20g、红花10g、鸡血藤15g、柴胡15g、郁金20g。7剂，水煎，早晚分服。

【针灸治疗】中脘、气海、天枢、水道、曲池、上巨虚、三阴交、太冲、公孙、期门、脾俞、肾俞、足三里。各穴进针15~20mm，迅速进针使之得气，每次治疗留针30分钟，每10分钟行针1次，隔日治疗1次，每次治疗时间统一为上午10点，共针刺30次，月经期间暂停治疗。

嘱患者调节情志，控制饮食，运动瘦身。

【方药分析】方中熟地黄入肝、肾经，是壮水之主药，其味甘、微温，能大补真阴，疗肾阴亏、虚损百病。枸杞子、女贞子皆入肝、肾经，相伍为用，共奏滋肾养肝、调理冲任之功效。菟丝子、巴戟天温补肝肾。山药平补三焦，作用和缓，养阴而不腻。牛膝补肝肾、壮筋骨，疗腰膝酸痛，且调节经血，引血下行。当归养血活血，味辛散，乃血中气药，配伍红花、益母草、鸡血藤能增活血通经之效。柴胡、郁金为开郁散结之要药，配伍川芎可增解郁行气活血之力，使肝气条达。赤芍、丹参活血化瘀，凉血不留瘀，活血不动血，且透达肝经郁热。全方配伍，肾虚得补，肝郁得疏，兼顾活血调经，气血兼顾，共达益肾调肝，活血调经之效。现代药理学研究表明，熟地黄中的地黄多糖可抗焦虑、抗疲劳；菟丝子黄酮提取物有类似雌激素样作用，可以使生殖内分泌功能得以改善。

二诊：2019年8月12日。服药后月经来潮，LMP：2019年8月9日。现月经量多，带血4天，偶有便稀，2~3次/日。舌质淡，苔薄白，脉略沉。

【辨证分析】服药后经水来潮，药效已显，故沿用上法。素体肾气虚弱，经行时经水下泄，肾气益虚，不能上温脾阳，脾失温煦，运化失司，而致经行泄泻。患者大便稀溏，故减去滋腻润肠之品熟地黄，加炒白术健脾燥湿止泻。

【处方】上方去熟地黄，加炒白术15g。7剂，水煎，早晚分服。

三诊：2019年8月20日。本次月经带血6天。服药后诸症好转，便稀已止，余无不适。舌质正常，脉略沉。

【辨证分析】便稀已止，故将炒白术改为白术，增强健脾之力。患者余无不适，故仍守上法。

【处方】上方去炒白术，加白术15g。7剂，水煎，早晚分服。

四诊：2019年8月28日。患者自述服药后诸症好转，无不适。

【辨证分析】诸症好转，无其他不适，说明方药效用颇佳，效不更方。

【处方】守上方。14剂，水煎，早晚分服。

五诊：2019年9月11日。LMP：2019年9月9日。现第3天，月经量多。余无不适症状。舌质淡，苔薄白，脉略滑。

【辨证分析】诸症好转，月经已能正常来潮，且无其他不适症状，说明方证相应，故继守原方服用。

【处方】守上方。14剂，水煎，早晚分服。

上法治疗满3个月经周期，即停服汤药，复查性激素检查、生化检查、消化超声、妇科超声。

六诊：2019年11月20日。LMP：2019年11月11日。PMP：2019年10月

10日。自述近3个月月经规律，黑棘皮症消失，体重减轻8kg。舌质正常，脉略沉。

【辅助检查】

①性激素检查：FSH 4.28mIU/ml；LH 5.63mIU/ml（LH/FSH＜2）。

②空腹胰岛素：11.3mU/L。

③生化检查：丙氨酸氨基转移酶34.00U/L；乳酸脱氢酶197U/L；磷酸肌酸激酶138U/L；二氧化碳结合力23.0mmol/L；葡萄糖5.94mmol/L；高密度脂蛋白1.47mmol/L。

④消化超声：轻度脂肪肝。

⑤妇科超声：子宫大小约44mm×29mm×47mm；内膜厚约6mm；余未见明显异常。

【辨证分析】患者经治疗后月经正常来潮3个周期，其他症状消失，故停服汤剂。为防病复起，改服中成药育阴丸，并嘱患者调畅情志、节制饮食，坚持有氧运动。

【处方】育阴丸：1丸/次，3次/日，服用1个月。

嘱患者继续控制饮食，坚持锻炼，降低体重，调节情志。

❁ 病案二：月经后期（肾虚肝郁证）

王某，女，17岁。2017年3月25日初诊。

【主诉】经水70余天未行。

【现病史】既往月经周期规律，11岁月经初潮，30天一行，经期4~5天。近2年因学习压力大而出现月经错后，40~70天一行，有血块。LMP：2017年1月9日。平素腰酸，偶有耳鸣，情志不舒，常感心绪烦乱，面部痤疮，饮食如常，大便干，小便正常，睡眠尚可。

【体格检查】舌质正常，苔白，脉沉弦。

【辅助检查】2017年3月25日查。

①妇科超声：子宫大小约41mm×31mm×34mm；内膜厚约8.7mm；右侧卵巢大小约48mm×21mm×36mm，体积19.7cm³，直径2~8mm的卵泡数量约12~14个。提示：子宫稍小，右侧卵巢呈多囊改变。

②性激素检查：LH/FSH＞2。

③空腹血糖、甲状腺功能：均未见异常。

【中医诊断】月经后期（肾虚肝郁证）。

【西医诊断】多囊卵巢综合征；月经稀发。

【辨证分析】病发于青春期，素体先天不足，精血匮乏，因学习压力大而致肝气不畅，失于疏泄。气郁血滞，血海不能按时满溢，而致月经后期，系肾虚为本，肝郁为标。平素腰酸、偶有耳鸣为肾虚所致。压力过大致情志难舒，气机不利，肝失疏泄，则心绪烦乱；气病及血，气滞血瘀，瘀血阻于面部经络，则发为痤疮。脉沉弦提示肾虚肝郁。故本病系肾虚肝郁，冲任失调所致。《医学正传·妇人科》云："月水全借肾水施化，肾水既乏，则经血日以干涸。"说明肾在女性月经产生与调节，以及参与生育活动中起主导作用。女子以肝为先天，主藏血和疏泄，为人体气机之枢纽，调畅全身气机。若情志不畅，肝气郁结，疏泄失常，气机不利，则影响冲任的调畅。肾虚肝郁，精血不足，气机不利，冲任亏虚甚或阻滞，血海不能按时满溢或满溢不足，遂致月经后期。多囊卵巢综合征是一个多因、多态性疾病，临床表现多变，病因病机复杂，但韩延华认为其本质是女性"肾-天癸-冲任-胞宫"生殖轴出现问题，从脏腑论之，其发生与肝、脾、肾三脏密切相关，尤责于肝、肾。肾藏精，主生殖，在女性月经和孕育中起主导作用；肝藏血，主疏泄，肝肾同源，若肾精匮乏、肾气不足，亦致肝血不足，继而影响肝的功能，气血运行不畅，久而成瘀，冲任、胞宫失养而发本病。

【治法】益肾调肝，活血调经。

【处方】补肾活血调冲汤（《韩氏女科》）加减。

熟地黄15g、女贞子20g、菟丝子30g、巴戟天15g、赤芍15g、香附15g、丹参20g、益母草20g、牛膝20g、当归20g、红花15g、狗脊20g、白鲜皮15g、紫河车粉3g、甘草10g。15剂，水煎，早晚分服。

嘱患者调畅情志。

【方药分析】方中熟地黄入肝、肾经，能大补真阴，疗肾阴亏、虚损百病，为壮水之主药。女贞子入肝、肾经，有滋肾养肝、调理冲任之功效。菟丝子、巴戟天温补肝肾，填精益髓，调理冲任。狗脊、牛膝补肝肾、壮筋骨，疗腰膝酸痛，且牛膝能调节经血，引血下行。当归养血活血，为血中气药，配伍红花、益母草能增活血通经之效；香附解郁行气，条达肝气；赤芍、丹参活血化瘀，凉血不留瘀，活血不动血，且透达肝经郁热，三药配伍应用，疏肝行气活血力强。白鲜皮清热燥湿、祛风止痒，改善痤疮。紫河车粉为血肉有情之品，补肾益精，益气养血，且能促进子宫发育。甘草调和诸药。全方配伍肾虚得补，肝郁得疏，兼顾活血调经，气血兼顾，共奏益肾调肝，活血调经之效。

二诊：2017年5月6日。因学业繁忙，自行停药20余日。服药后月经于2017年4月8日来潮，5天净，经量可，血块（＋），面部痤疮减轻。舌质正常，苔白，脉沉。

【辨证分析】服药后诸症减轻，故效不更方，仍守上方。因月经经血有块，故加鸡血藤补血活血，以增活血之力，消除血块。

【处方】上方加鸡血藤20g。15剂，水煎，早晚分服。

三诊：2017年5月22日。LMP：2017年5月16日，较上次错后8天，5天净，因经期过食生冷，痛经（＋），血块（＋）。面部痤疮基本消失，腰酸消失。

【辨证分析】月经错后8天，且有经行腹痛，故上方加延胡索活血行气止痛，以减缓患者临床症状，并防止下次经水来潮之际出现痛经症状。

【处方】上方加延胡索20g。10剂，水煎，早晚分服。

四诊：2017年6月1日。患者自述诸症消除，无不适症状。

【辨证分析】诸症好转，已无不适，说明方药效用颇佳，故守方继用。

【处方】上方。14剂，水煎，早晚分服。

五诊：2017年6月15日。LMP：2017年6月15日。现月经周期第1天，血量较少，色暗红，无血块，无经行腹痛，微有腰酸。经前3天偶有心烦，可自行调节。舌质正常，苔薄白，脉略滑。

【辨证分析】患者本次经水正常来潮，无血块，无痛经症状，诸症好转，说明方药相应，故效不更方。女子以血为用，肝藏血，肾藏精，经期血液下注胞宫血海，肝血相对不足，肝气易郁，故偶有心烦；肾精相对不充，腰为肾之外府，故略有腰酸。患者心烦、腰酸症状不显，可自行调节，系女性特殊生理所致，不以病论。

【处方】上方。14剂，水煎，早晚分服。

六诊：2017年6月29日。患者自述近期食用较多寒凉食物，偶有便稀，余无不适。

【辨证分析】贪凉饮冷，损伤脾胃阳气，脾虚失运，化湿无权，湿浊下渗于大肠而为泄泻，故加炒白术健脾渗湿止泻，加干姜温中散寒、健运脾阳。

【处方】守上方，加炒白术15g、干姜10g。14剂，水煎，早晚分服。

七诊：2017年7月15日。LMP：2017年7月14日。现月经周期第2天，经血量多，色暗红，无血块，无经行腹痛。睡眠尚可，二便调。舌质正常，苔薄白，脉略滑。

【辅助检查】

①妇科超声：子宫大小约41mm×35mm×39mm；内膜厚约4.0mm；右侧卵巢内可见直径2~8mm的卵泡约6个。提示子宫稍小。

②性激素检查：FSH 4.72mIU/ml；LH 5.93mIU/ml。

【辨证分析】临床症状已除，且各项指标已恢复正常，故效不更法。大便已调，去炒白术防过用炒制药品损伤津液，去干姜防止夏日生燥热之感。现月经周期已基本规律，因此，嘱患者15剂汤药服完后，停服汤剂，改用中成药育阴丸、妇科养荣胶囊继续巩固治疗1个月，以保无虞。

【处方】上方去炒白术、干姜。15剂，水煎，早晚分服。

【中成药】

①育阴丸：1丸/次，3次/日，服用1个月。

②妇科养荣胶囊：4粒/次，3次/日，服用1个月。

病案三：月经后期（肾虚血瘀证）

王某，女，32岁。已婚。2019年8月6日初诊。

【主诉】经水70余天未行；未避孕1年半而未孕。

【现病史】既往月经不规律，13岁月经初潮，经水时有错后，30~90天一行，4~7天净。孕1产0流1（2015年因胎停育，行流产术）。LMP：2019年5月20日，经色紫暗有块，小腹时有刺痛，平素腰膝酸软、倦怠乏力，经期加重，偶有头晕耳鸣，饮食、睡眠、二便尚可。

【体格检查】舌质略暗，有瘀斑、瘀点，苔薄白，脉沉涩。

【妇科检查】外阴已婚型；阴道通畅，分泌物量中等，色、质正常；宫颈柱状，表面光滑；子宫体后位，正常大小，正常硬度，活动度良好，压痛（－），双附件（－）。

【辅助检查】2019年8月6日查。

①妇科超声：子宫大小约46mm×31mm×39mm；内膜厚约5.2mm；双

侧卵巢内均可见直径＜9mm的卵泡12个以上。提示子宫小，双侧卵巢呈多囊改变。

②性激素检查：FSH 6.96mIU/ml；LH 17.69mIU/ml（LH/FSH＞2）；P 0.65mmol/L。

③性腺激素测定：雄烯二酮6.4ng/ml。

④AMH：17.67ng/ml。

⑤甲状腺功能及抗体测定、口服葡萄糖耐量试验、胰岛素释放试验：均未见异常。

【中医诊断】月经后期（肾虚血瘀证）；不孕症（肾虚血瘀证）。

【西医诊断】多囊卵巢综合征；月经稀发；继发性不孕症。

【辨证分析】患者临床表现为月经稀发，妇科超声提示多囊卵巢综合征待查，实验室检查提示雄激素高，LH/FSH＞2，符合多囊卵巢综合征的诊断。多囊卵巢综合征的病因至今尚未完全阐明，目前研究认为，其可能是由于某些遗传基因与环境因素相互作用所致，和"下丘脑－垂体－卵巢轴"调节功能异常，肾上腺内分泌功能异常等相关。患者曾经有过妊娠史，现未避孕1年半而未孕，属继发性不孕的范畴。先天肾气不充，精血不足，精亏血少，则冲任难充，血海难以按时满溢，故发为月经后期；肾精不足，难以摄精成孕，故不孕。腰膝酸软，倦怠乏力，头晕耳鸣，均为肾虚所致。肾气亏虚，气虚不能推动血液运行，血流缓慢，则血络瘀阻，瘀血阻于胞宫，血运不畅，导致经色紫暗有块，小腹时有刺痛。舌质略暗，有瘀斑、瘀点，脉沉涩提示肾虚血瘀。故本病系肾虚血瘀，冲任失调所致。韩延华认为肾虚是本病的主要发病机制，血瘀既为病理产物，又是病理基础。《肾虚血瘀论》曰："百虚皆以脏腑之虚为要，脏腑之虚则以肾虚为本。"本案患者不仅月经不调，还患有继发性不孕症，但总的治则是一致的，"种子必先调经"，故治疗上以调经为主。

【治法】补肾养血，活血调经。

【处方】补肾活血调冲汤（《韩氏女科》）加减。

熟地黄15g、枸杞子15g、女贞子15g、菟丝子30g、巴戟天20g、赤芍15g、益母草20g、丹参20g、牛膝20g、当归20g、川芎15g、山药20g、红曲6g、红花10g。10剂，水煎，早晚分服。

【西药】地塞米松：0.75mg/次，每晚口服，连服30天。

【方药分析】方中熟地黄入肝、肾经，是壮水之主药，能补血滋阴，益精填髓，大补真阴，疗虚损百病。枸杞子、女贞子皆入肝、肾经，相伍为用，共奏滋肾养肝、调理冲任之功。菟丝子、巴戟天温补肝肾，填精益髓，调理冲任。山药平补三焦，作用和缓，养阴而不滋腻。牛膝补肝肾、壮筋骨，疗腰膝酸痛，且能调节经血，引药下行。当归养血活血，为血中气药，配伍红花、益母草、红曲能增活血通经之效。川芎解郁行气活血，条达肝气；赤芍、丹参活血化瘀，凉血不留瘀，活血不动血，且透达肝经郁热，三药相伍能畅达肝经之郁气，化血中之瘀滞，调达经血。全方配伍共奏益肾调肝，活血调经之效，使肾虚得补，肝郁得疏，经血得调。

二诊： 2019年8月26日。经水过期未至，余症俱有好转，舌质略暗，苔薄白，脉沉微滑。

【辅助检查】患者急于求子，于2019年8月20日进行不孕相关项目检查。

①病毒十项：巨细胞病毒IgG 12.167IU/ml；单纯疱疹病毒抗体IgG 11.087IU/ml。

②不孕七项：抗卵巢抗体IgG 1.112IU/ml。

③解脲支原体：阳性（阿奇霉素敏感）。

【辨证分析】患者当前急于求子，除因多囊导致的不孕外，还有病毒和感染因素，改用消抗灵Ⅱ号方加减治疗，以清热解毒，扶正祛邪。加用阿奇霉素治疗解脲支原体。

【处方】消抗灵Ⅱ号方（《韩氏女科》）加减。

熟地20g、党参15g、山药20g、鱼腥草15g、牛膝15g、白术15g、甘草10g、枸杞子15g、垂盆草20g、五味子15g、女贞子15g、板蓝根15g、连翘20g、白芍15g、丹参20g、益母草20g、黄芪30g、红花15g。15剂，水煎，早晚分服。

【西药】阿奇霉素：1g/次，顿服。

三诊： 2019年9月10日。LMP：2019年9月3日，6天净，经色暗红，有少许血块，腹部微有刺痛。腰膝酸软，倦怠乏力，头晕耳鸣等症状皆有好转。舌质略暗，苔薄白，脉微沉。

【辨证分析】患者经水已通，诸症皆有好转。故守方继用。

【处方】上方。15剂，水煎，早晚分服。

四诊：2019年9月25日。自觉腰膝酸软，倦怠乏力，头晕耳鸣等症状已几近消失，意欲求子。舌质略暗，苔薄白，脉微沉。

【辨证分析】诸症几近消失，由于急于求子，"欲子先调经，经调子必生"，现在患者虽经水已通，却并不能保证下一周期月经能如期而至，且患者不孕相关检查存在异常，应先复查，确保恢复至正常，方能令孕育无忧。故仍守上方。

【处方】上方。15剂，水煎，早晚分服。

嘱患者复查不孕七项、病毒十项、解脲支原体。

五诊：2019年10月11日。LMP：2019年10月3日，带血5天，经色略暗，血块（－），痛经（－）。自觉无不适，再次表达强烈求子意愿。舌质正常，苔薄白，脉微沉。

【辅助检查】不孕七项、病毒十项、解脲支原体（2019年9月25日查），结果均未见异常。

【辨证分析】患者月经周期基本恢复正常，辅助检查已无异常，且求子欲望强烈，故改用首诊方，并嘱患者于氤氲之时试孕。

【处方】首诊方。15剂，水煎，早晚分服。

六诊：2019年10月26日。患者自述无不适。舌质正常，苔薄白，脉微沉。

【辨证分析】患者无不适症状，效不更方。

【处方】上方。15剂，水煎，早晚分服。

七诊：2019年11月10日。自述月经过期一周未至，余无不适。舌质正常，苔薄白，脉微沉略滑。

【辅助检查】尿妊娠试验（2019年11月10日）：阳性（＋）。

【辨证分析】患者无不适症状，脉象略滑，尿妊娠试验（＋），提示"早孕"，故予韩氏滋肾汤加减保胎治疗。

【处方】韩氏滋肾汤（《韩氏女科》）加减。

熟地黄20g、山茱萸20g、山药20g、白芍20g、杜仲20g、桑寄生20g、续断20g、女贞子20g、牡蛎20g、阿胶15g、龟甲20g、海螵蛸20g、酸枣仁20g、菟丝子20g、巴戟天20g、甘草10g。15剂，水煎，早晚分服。

嘱患者归家安胎，不适随诊。后随访，2020年7月15日顺产1男婴，母婴健康。

❀ **病案四：月经后期（肾虚证）**

张某，女，29岁。已婚。2017年2月8日初诊。

【主诉】经水2月未行；欲求子。

【现病史】既往月经周期不规律。18岁月经初潮，3~6个月一行，经期5~7天。平素腰酸，时感倦怠乏力，偶有耳鸣。

【体格检查】形体适中。舌质正常，苔薄白，脉沉细稍数，两尺尤沉。

【妇科检查】外阴已婚型；阴道通畅，分泌物量中等，色、质正常；宫颈柱状，表面光滑；子宫体前位，正常大小，正常硬度，活动度良好，压痛（-）；双侧附件（-）。

【辅助检查】2017年2月8日查。

①尿妊娠试验：阴性（-）。

②妇科超声：子宫大小约32mm×29mm×26mm；双侧卵巢内均可见直径2~3mm的卵泡，左侧17个，右侧14个，呈项链状。提示子宫稍小，双侧卵巢呈多囊改变。

③性激素检查：LH 16.76mIU/ml；FSH 3.89mIU/ml；LH/FSH＞4；E_2＜20pg/ml。

【中医诊断】月经后期（肾虚证）。

【西医诊断】多囊卵巢综合征；月经稀发。

【辨证分析】先天肾气不足，肾精未充，天癸泌至失常，冲任不充，血海不能按时满溢，则18岁方经水来潮，且周期不规律，发为月经后期。平素腰酸，时感倦怠乏力，偶有耳鸣均为肾虚所致。脉沉细稍数，两尺尤沉，提示肾虚。韩延华主张女子经孕以肾为本，在"肾-天癸-冲任-胞宫轴"机制中，肾亦起着主导作用，这与傅山先生"经水出诸肾"的论述是相一致的。肾贮藏精气，为先天本源，孕育之根。肾精旺盛，肾气充足方能令天癸泌至，冲任调畅，月水如期。本案病机主要责之于肾，以肾精亏虚为主要病理基础，故从肾虚论治，同时谨守"先调经，后种子"的中医理念，治疗以调经为主。

【治法】补肾填精，养血调冲。

【处方】韩氏滋肾汤（《韩氏女科》）加减。

熟地黄20g、山茱萸20g、枸杞子15g、山药15g、菟丝子15g、淫羊藿15g、杜仲20g、鳖甲25g、龟甲15g、怀牛膝15g、赤芍20g。7剂，水煎，早晚分服。

【方药分析】方中熟地黄、山茱萸滋补肝肾，填精益髓。《本草正》云："熟地黄性平，气味纯净，故能补五脏之真阴……诸经之阴血虚者，非熟地黄不可。"枸杞子补肝肾，润而滋补，专于补肝肾真阴。山药滋肾健脾益阴。菟丝子、淫羊藿温补肾阳，强腰膝。龟甲、鳖甲为血肉有情之品，补益精血，滋阴潜阳，补肝肾健骨，又能养血。杜仲补益肝肾，强筋骨。怀牛膝滋补肝肾，活血祛瘀，引血下行。赤芍入肝经血分，有活血化瘀止痛之功。诸药合用，共奏"补肾填精，养血调冲"之效。

二诊：2017年2月16日。服药后经水仍未来潮，腰酸，倦怠乏力略减，耳鸣消失，舌质正常，苔薄白，脉沉细。

【辨证分析】服药后诸症皆有减轻，唯经水未通，故效不更方，以上方加丹参、红花、桃仁活血通经，使经水下行。

【处方】上方加丹参20g、红花15g、桃仁15g。7剂，水煎，早晚分服。

三诊：2017年2月27日。LMP：2017年2月22日，6天净，量少，色淡暗，伴腰酸。舌质正常，苔薄白，脉微沉。

【辨证分析】经水已通，不宜过用活血之品，上方去丹参、红花、桃仁等活血药，加狗脊补肝肾、强腰膝，缓解腰酸症状。

【处方】上方去丹参、红花、桃仁，加狗脊20g。14剂，水煎，早晚分服。

四诊：2017年3月13日。自觉诸症好转，无不适。舌质正常，苔薄白，脉微沉。

【辨证分析】患者无不适症状，故效不更方。考虑经期将至，适当加入活血通经之品丹参、益母草以助经水下行。

【处方】上方加丹参15g、益母草15g。14剂，水煎，早晚分服。

五诊：2017年3月27日。LMP：2017年3月24日，4天净，量少，色淡暗。自觉诸症好转，无不适。舌质正常，苔薄白，脉微沉。

【辨证分析】患者经水如期，无不适症状，此时正值月经周期第4天，不宜过用活血力强的药品，故去益母草以防止过度活血导致经水淋漓。

【处方】上方去益母草。14剂，水煎，早晚分服。

六诊：2017年4月10日。自觉诸症好转，无不适。舌质正常，苔薄白，脉微沉。

【辨证分析】患者无不适症状，效不更方，守方继用。

【处方】上方。14剂，水煎，早晚分服。

以上法共调治3个月经周期后，复查妇科超声、性激素检查。

七诊： 2017年6月7日。LMP：2017年5月24日，PMP：2017年4月23日，两次月经均6天净，经量正常，色暗红，无腰酸。非经期时，亦无不适症状。舌质正常，苔薄白，脉略沉。

【辅助检查】

①妇科超声（2017年6月7日）：子宫大小约40mm×35mm×33mm；左侧卵巢内可见直径2~3mm的卵泡7个，右侧卵巢内可见18mm×16mm大小的卵泡。

②性激素检查（2017年5月25日）：未见异常。

【辨证分析】患者经治疗后，经水如期，各项检查基本恢复正常，妇科超声示右侧卵巢内可见18mm×16mm大小的卵泡，是孕育良机，患者可试孕。再进汤剂14剂巩固疗效。

【处方】上方。14剂，水煎，早晚分服。

建议患者试孕。

八诊： 2017年7月3日。患者经水40余日未行，偶有恶心、厌食。舌质正常，苔薄白，脉微沉略滑。

【实验室检查】尿妊娠试验（2017年7月3日）：阳性（+）。

【辨证分析】患者经水过期未至，尿妊娠试验阳性（+），提示早孕。偶有恶心、厌食为孕早期正常反应，如无加重，则不必服药。

嘱患者归家安胎，定期复查。

后随访，2018年顺产一男婴，母婴健康。

病案五：月经后期（脾肾两虚证）

邹某，女，17岁。学生。2019年8月5日初诊。

【主诉】经水3月未行。

【现病史】14岁月经初潮，自初潮起月经周期不规律，2~6个月一行，3~5天净，经量少，色淡，质稀。LMP：2019年5月2日。偶有腰酸，四肢不温，食少纳呆，大便溏泄，睡眠尚可。

【体格检查】体重72.2kg，身高170cm。BMI 24.98kg/m²。腰臀比0.94。舌体胖大，舌质淡润，苔微腻，脉沉缓。

【辅助检查】妇科超声（外院，2019年7月15日查）：子宫大小约64mm×28mm×32mm；内膜厚约8mm；双侧卵巢内卵泡数目多。提示双侧卵巢呈多囊改变。

【中医诊断】月经后期（脾肾两虚证）。

【西医诊断】多囊卵巢综合征；月经稀发。

【辨证分析】患者先天肾气不充，兼之食少纳呆，脾胃化生乏源，后天不能补养先天，致使脾肾两虚，先天、后天皆不足。肾气亏虚，精血难充，脾阳虚弱，脾失健运，不能化五谷之气为经血，血海难以按时满溢，故见月经后期。肾为腰之外府，肾气虚弱，则腰酸；脾胃虚弱，受纳、腐熟水谷之力减弱，则食少纳呆；脾肾两虚，水液输布失常，水停肠道，大肠传导功能失常，则大便溏泄；先天、后天不足，阳气不能布达四末，则四肢不温。舌体胖大，舌质淡润，苔微腻，脉沉缓提示脾肾两虚。故本病系脾肾两虚，冲任失调所致。韩延华采用中西结合、病证相参的治疗方法，予以补肾活血调冲汤合苍附导痰汤化裁补肾健脾，活血调经，辅以炔雌醇环丙孕酮片（达英-35）调周，以促进子宫发育，并改善卵巢功能，使精血充盛，以期达精满自溢、经水自调之效。

【治法】补肾健脾，活血调经。

【处方】补肾活血调冲汤（《韩氏女科》）合苍附导痰汤（《叶天士女科诊治秘方》）化裁。

熟地黄20g、枸杞子20g、菟丝子40g、巴戟天20g、益母草15g、丹参20g、怀牛膝20g、当归20g、川芎15g、山药20g、狗脊20g、淫羊藿15g、苍术20g、茯苓15g、陈皮15g、焦三仙各15g、紫河车粉3g。10剂，水煎，早晚分服。

【西药】炔雌醇环丙孕酮片（达英-35）：1次/日，1片/次，连服21天停药，待月经来潮，于月经周期第1天重复此服药周期，若月经未潮，于停药第8天重复此服药周期，连用3个周期。

【针灸治疗】中脘、气海、血海、归来、天枢、水道、曲池、上巨虚、三阴交、太冲、公孙、脾俞、肾俞、足三里。各穴进针15~20mm，迅速进针使之得气，每次治疗留针30分钟，每10分钟行针1次，隔日治疗1次，每次治疗时间统一为上午10点，共针刺30次，月经期间暂停治疗。

【其他】行妇科超声、性激素检查、性腺激素测定、甲状腺功能及抗体测定、生化检查、AMH检查。

嘱患者控制饮食，运动瘦身。

【方药分析】方中熟地黄、山药、枸杞子滋补肝肾，补血填精。菟丝子、巴戟天、淫羊藿补肾壮阳，填精益髓，强筋壮骨。当归补血活血，调经止痛，川芎活血行气，祛风止痛，二药互补为用，活血、养血、行气三者并举，且润燥相济，当归之润可制川芎之燥，川芎之燥又可制当归之腻，使祛瘀而不伤气血，补血而不致气滞血瘀，从而起到活血祛瘀，养血和血的功效。狗脊、怀牛膝补肝肾，强筋骨，且牛膝能活血通经，引血下行，《医学衷中参西录》曰："牛膝，原为补益之品，而善引气血下注，是以用药欲其下行者，恒以之为引经。"益母草、丹参活血调经，散瘀止痛，在补肾基础上活血调冲任，而使经自调。苍术、茯苓、陈皮健脾燥湿兼以行气。焦三仙开胃消食健脾。紫河车为血肉有情之品，填精养血，促进子宫发育。全方补中有疏，滋而不腻，活血而不伤身，共奏补肾健脾，活血调经之效。

二诊：2019年8月16日。自述体重减轻2kg。经水尚未来潮，余症俱有好转，饮食尚可，偶有便稀。舌体较大，舌质淡润，苔薄白，脉沉缓。

【辅助检查】2019年8月5日查。

①妇科超声：子宫前位；子宫大小约37mm×27mm×33mm；内膜厚约9.5mm；左侧卵巢内可见直径2~9mm的卵泡7个，右侧卵巢内可见直径2~9mm的卵泡12个。提示子宫稍小，双侧卵巢呈多囊改变。

②性激素检查：孕酮0.1ng/ml。

③AMH：14.86ng/ml。

④性腺激素测定、甲状腺功能及抗体测定、生化检查：均未见异常。

【辨证分析】服药后虽经水尚未来潮，但余症均有减轻，腰酸、四肢不温、食少纳呆症状已消，大便溏泄转为偶有便稀，这些由于肾脾虚弱导致的症状好转，是肾气渐充，脾胃之气渐复的征象，可见药效已显，故沿用上方，以巩固疗效。

【处方】上方。15剂，水煎，早晚分服。

三诊：2019年9月2日。自述服药后无明显不适，偶有鼻出血、便稀、排气。舌体正常，舌质微润，苔薄白，脉沉缓。

【辨证分析】患者总体症状好转，故仍以上方加减继续调治。偶有鼻衄，是经期即将来临的预兆，此时血海充盈，冲气旺盛，血海之血随冲气逆上而为衄血；偶有排气现象，是气机即将通畅的征兆。偶有便稀，故加用炒白术增健脾利湿止泻之力。

【处方】上方加炒白术15g。10剂，水煎，早晚分服。

四诊：2019年9月16日。LMP：2019年9月13日，经量少，余无不适。舌体正常，苔薄白，脉沉缓。

【辨证分析】诸症好转且经水已经来潮，无不适，说明方药效用颇佳，故效不更方。

【处方】上方。10剂，水煎，早晚分服。

五诊：2019年10月1日。自觉无不适。舌体正常，苔薄白，脉沉缓。

【辨证分析】诸症好转，且无其他不适症状，说明方证相应，故守方继进，但需减去炒白术，以防止过用炒制药品损伤津液。

【处方】上方去炒白术。15剂，水煎，早晚分服。

六诊：2019年10月16日。LMP：2019年10月12日。患者自述无不适症状。舌质正常，苔薄白，脉略沉。

【辨证分析】诸症好转，月经已能遵循正常周期，按月而潮，且无其他不适症状，说明方证相应，故守方继服，巩固疗效。

【处方】上方。15剂，水煎，早晚分服。

依上法继续调治1个月，一共调治3个月经周期，复查妇科超声及性激素检查。

七诊：2019年11月13日。LMP：2019年11月12日。服药至今，体重减轻7.5kg。自觉已无不适症状。舌质正常，苔薄白，脉略沉。

【辅助检查】2019年11月13日查。

①妇科超声：子宫前位；子宫大小约40mm×33mm×35mm；内膜厚约3.5mm；左侧卵巢内可见直径2~9mm的卵泡5个，右侧卵巢内可见直径2~9mm的卵泡6个。提示子宫稍小。

②性激素检查：未见异常。

【辨证分析】临床症状已经消失，故停服汤剂，为防病复起，改服滋补肾精的育阴丸1个月。

【中成药】育阴丸：1丸/次，3次/日，服用1个月。

嘱继续控制饮食，坚持锻炼，降低体重。

二、诊疗品析

多囊卵巢综合征是妇科常见的生殖内分泌疾病，是以稀发排卵或无排卵、高雄激素或胰岛素抵抗、卵巢多囊样改变为特征的内分泌紊乱疾病。临床表现有月经稀发或闭经、不孕、黑棘皮症、多毛、痤疮等。持续的不排卵会使子宫内膜过度增生，有患子宫内膜癌的风险。现代医学认为本病主要是因"下丘脑-垂体-卵巢轴"失调导致的排卵障碍性疾病，当环境改变、精神紧张、口服药物，以及在某些疾病诱发等病理情况下，可使下丘脑-垂体-卵巢轴的调节功能异常，垂体对下丘脑分泌的促性腺激素释放激素的敏感性会增强，促进LH的分泌使其血清水平升高，从而刺激卵巢分泌过多的雄激素使机体呈高雄状态，而高雄又可抑制卵泡的发育成熟，使FSH分泌减低，使LH/FSH比值增大，进而抑制卵泡排出，使小卵泡蓄积于卵巢而形成单侧或双侧卵巢呈多囊样改变。同时，体内过高的LH堆积可刺激机体进一步分泌雄激素，致使雄激素进一步增加和堆积，从而形成恶性循环，导致卵泡持续不增大和卵巢持续无排卵状态。

本节五个病案均为多囊卵巢综合征表现为月经稀发者，属中医"月经后期"的范畴。月经后期首见于《金匮要略·妇人杂病脉证并治》温经汤条下谓"至期不来"，临床主要表现为月经周期延长7天以上，甚至3~5个月一行，连续出现3个周期以上者。《医学正传·妇人科》云："月经全借肾水施化，肾水既乏，则经血日以干涸……渐而至于闭塞不通。"《医学正传·妇人规》中提出："妇人之情……此为情之使然也。"《女科经纶》中言："妇人以血用事，气行则无病……凡妇人病，多是气血郁结，故治以开郁行气为主。"说明肝肾功能失调是导致月经后期病发的主要因素，故治疗以调补肝肾，活血通经为主。在临床诊疗中，主以补肾活血调冲汤（《韩氏女科》）加减治疗，并根据患者的实际情况，详参四诊，审因辨证，对证施药。肾虚肝郁者，加疏肝之品；肾虚血瘀者，根据血瘀程度酌加通经之品；兼有寒凝者，加桂枝、小茴香、炮姜温经散寒止痛；胁肋疼痛者，加郁金、川楝子疏肝理气；脾肾两虚者，合用苍附导痰汤化裁。

【小结】多囊卵巢综合征的临床症状、体征都存在个体化的差异，大多数多囊卵巢综合征患者表现为月经稀发、闭经、形体肥胖、多毛、头面及背部痤疮、颈部黑棘皮症等，但少数患者则表现为形体瘦弱或阴道不规则出血等。可伴随胰岛素抵抗和糖耐量异常等代谢性问题，生育期女性常因排卵功能障碍而导致不孕。韩延华认为多囊卵巢综合征是一个多因、多态性疾病，临床表现多变，病因、病机复杂，但其本质是女性"肾-天癸-冲任-胞宫"生殖轴出现问题，其病位在胞宫，病机为脏腑、胞宫气血失调，与肝、脾、肾三脏关系密切，尤责之于肝肾。肾藏精，是人体生长、发育和生殖的根本。肾藏志、藏精，主骨生髓，髓聚为脑。"肾主骨生髓通于脑"，"肾生髓，髓生肝"，说明肝肾与脑密切相连。同时，肝肾之间精血互生，乙癸同源，是子母之脏，共济相火，同为女子先天，故本病首责于肝肾，治疗以补益肾精，疏肝养血，调治冲任为主。肾藏精，主生殖，在女性月经和孕育中起主导作用；肝藏血，主疏泄，肝肾同源，若肾精匮乏、肾气不足，亦致肝血不足，继而影响肝的功能，肝郁克脾，脾失运化，水湿聚而成痰，痰湿壅塞经络，气血运行不畅，久而成瘀，冲任、胞宫失养而发本病。在临床诊疗中，韩延华谨守病机，根据不同个体之间的证型表现，每一个阶段的病机及症状变化，因人治宜，因证治宜，审因辨证，据证选方，随症而变，故效用颇佳，经水调，孕育通。对于多囊卵巢综合征的患者，韩延华临证除了运用中医的辨证论治，还同时结合现代医学的诊断和治疗方法，进行调周、降雄、降糖、促排等治疗，并根据患者的年龄和需求，采用不同的治疗方案：青春期以调整月经周期、改善临床症状为先；生育期有生育要求者，以调经助孕、固冲安胎为要；无生育要求者，以改善临床症状、调节内分泌指标，降低并发症发生，提高生活质量为目标。此外，注重身心同治，注意患者情志是否调畅，在用药的同时，嘱患者在工作、学习之余适当放松，如听轻音乐、锻炼、会友同游以愉悦心情，减轻精神压力，令情志舒畅，这对疾病的治疗有所助益。对于肥胖的患者，建议调整饮食、合理运动，减轻体重，体重的减轻及适当的运动对排卵及月经周期的恢复都是有所裨益的。非肥胖患者亦需调整生活方式，改变诸如吸烟、饮酒、喝咖啡、喝浓茶、熬夜等不良习惯，同时帮助患者认知本病，并给予患者足够的鼓励和支持，使其能够长期坚持。生活方式的调整对疾病的转归和预后具有正向作用。

（刘　丽）

第二节 崩 漏

一、病案实录

❀ **病案一：崩漏（肝肾阴虚证）**

毛某，女，26岁。已婚。2017年10月22日初诊。

【主诉】月经紊乱1年。

【现病史】1年前，因工作劳累，熬夜加班，开始出现月经周期紊乱，10余天或数十天一行，每次经行淋漓不尽可长达30余天，量不多，色红，质稠。既往月经规律。就诊时经净3天，腰膝酸软，口干咽燥，牙龈肿痛，大便干结，小便黄赤，烦躁易怒，形体偏瘦，颜面痤疮，上唇细须明显。舌红苔少，脉细数。

【经孕史】孕1产1。LMP：2017年10月5日。

【辅助检查】2017年10月22日查。

①妇科超声：双侧卵巢内均可见10余个小卵泡，最大者直径约8mm。

②性激素检查：FSH 5.08mIU/ml；LH 14.01mIU/ml；E_2 69.00pmol/L；P 3.19μg/L；T 3.14nmol/L（大于正常值）；LH/FSH＞2。

【中医诊断】崩漏（肝肾阴虚证）。

【西医诊断】多囊卵巢综合征；异常子宫出血。

【辨证分析】素体瘦弱，禀赋不足，加之熬夜工作劳累，营阴暗耗，虚热内生，热伏冲任，血海不宁，冲任不固，导致经乱无期、淋漓不尽。腰为肾之外府，肾阴亏虚，则腰膝酸软；虚火内扰，上致牙龈肿痛，下致小便黄赤；阴虚内热，耗伤津液，则口干咽燥、大便干结；水不涵木，肝阳上亢，出现烦躁易怒等肝肾阴虚的症状，故本病由肝肾阴虚，冲任不固所致。进入青春期后，人体内的雄激素，特别是睾酮的水平迅速升高，促进皮脂腺发育并产生大量皮脂，同时毛囊皮脂腺导管的角化异常造成导管堵塞，皮脂排出障碍，形成角质栓，即微粉刺。颜面痤疮、上唇细须均为雄激素过多的临床表现。

【治法】滋补肝肾，养阴清热，固冲调经。

【处方】育阴汤（《百灵妇科》）加减。

熟地黄20g、山茱萸20g、山药20g、白芍20g、杜仲20g、桑寄生20g、续断20g、女贞子20g、牛膝20g、菟丝子20g、煅牡蛎20g、海螵蛸20g、阿胶珠10g、鳖甲20g、连翘15g、香附20g、地骨皮20g。14剂，水煎，早晚分服。

嘱患者忌辛辣，勿过劳。

【方药分析】方中熟地黄、山药、山茱萸滋补肝肾，填精益髓，取其肾气丸三补之义。其中，熟地黄性温，归肝、肾经，重在滋肾水，补益真阴，为君药；山茱萸主入肝经，山药入肺、脾、肾经，三药共补肝、脾、肾之精，重在滋肝肾，补精血。续断、桑寄生、杜仲、女贞子补益肝肾，善于治疗肝肾阴虚引起的腰膝酸软；牛膝、菟丝子逐瘀通经，滋补肝肾；以上诸药共为臣药。白芍养肝柔肝；煅牡蛎、海螵蛸、鳖甲、阿胶珠收敛止血，滋阴养血；地骨皮滋阴清热，虚热得除，血海自宁；连翘清热并软坚散结，促其排卵；香附理气调经，共为佐使之药。

二诊：2017年11月12日。服药2周，2017年11月5日月经来潮，经量正常，色红，质稠，经行7天未净。腰膝酸软缓解，余症同前。

【辨证分析】服药后月经7天未止，体内虚热仍存，故主方不变，去原方中引血下行之牛膝，加凉血止血、补肾益阴之墨旱莲、地榆炭收敛止血，稳固经期，清虚热，固经血。

【处方】上方去牛膝，加墨旱莲15g、地榆炭30g。7剂，水煎，早晚分服。

三诊：2017年11月20日。服药4天后月经净。腰酸改善，口干咽燥及牙龈肿痛缓解。小便黄，大便稍干，面部痤疮未减轻。

【辨证分析】本次月经11天净，多症缓解，应仍以初诊方育阴汤滋补肝肾，固冲调经。面部痤疮未减轻，加炒蒺藜散风消疮。

【处方】首诊方加炒蒺藜20g。14剂，水煎，早晚分服。

四诊：2017年12月8日。2017年12月1日月经来潮，量正常，色红，质正常，7天净。牙龈肿痛好转，诸症减轻，效不更方，继续服用至月经来潮。

【辨证分析】服药后月经量、色、质正常，经血7天即净，诸症缓解，效不更方。

【处方】上方。14剂，水煎，早晚分服。

五诊：2017年12月23日。口干咽燥及牙龈肿痛症状明显减轻，烦躁缓解。

【辨证分析】口干咽燥及牙龈肿痛明显减轻，说明体内虚火渐消，方证相应，守方继用。

【处方】上方。14剂，水煎，早晚分服。

六诊：2018年1月7日。2018年1月1日月经来潮，经量正常，6天净。口干咽燥及牙龈肿痛症状消失，烦躁缓解，余症明显减轻。

【辨证分析】口干咽燥及牙龈肿痛消失，说明体内虚火已消，故去清热解毒，消肿散结之连翘，清虚热除骨蒸之地骨皮。效不更方，继服以滋补肝肾，固冲调经。

【处方】上方去连翘、地骨皮。14剂，水煎，早晚分服。

七诊：2018年2月5日。经过3个月经周期的治疗后，现患者月经周期27~32天，4~7天净，量、色、质均正常。面部痤疮及细须改善，经来3天复查性激素（2018年2月4日），结果均在正常范围。

【辨证分析】诸症好转，月经正常，性激素复查未见异常，说明脏腑功能恢复，冲任调和，诸病自愈，故停服汤药。

🪷 **病案二：崩漏（肝肾阴虚证）**

秦某，女，26岁。未婚。2019年5月24日初诊。

【主诉】经行20余日未净，量时多时少。

【现病史】初潮即不规律，2~3个月一行，经期10余天或淋漓月余，每需服止血药方能血止，曾多方求医，多次住院治疗，皆未见明显好转。本次月经周期第7日自服止血药，血量减少但未止，现自觉头晕，倦怠乏力，腰酸，偶有牙龈出血，心烦，手心热，睡眠欠佳。

【体格检查】体型偏瘦，面部痤疮，舌淡，苔薄白，脉沉细稍数。

【辅助检查】2019年5月15日查。

①妇科超声：子宫大小约34mm×32mm×21mm；内膜厚约4.6mm；左侧卵巢内可见直径为2~4mm的卵泡12个，右侧卵巢内可见直径为2~5mm的卵泡14个。提示双侧卵巢呈多囊改变。

②性激素检查：LH/FSH＞3；P 0.31ng/ml；T 86.76nmol/L。

【中医诊断】崩漏（肝肾阴虚证）。

【西医诊断】多囊卵巢综合征；异常子宫出血。

【辨证分析】患者初潮即不规律，系先天肾精不足，冲任血海亏虚所致，表现为月经周期不定。肾虚外府失荣，则腰痛。失血过多，清窍失养，故而出现头晕、倦怠乏力。牙龈出血及心烦、手心热均为肝肾阴虚，虚热上扰的表现。热伏冲任，胞脉不固，使离经之血不断，失于固摄而淋漓不止。舌、脉均属肝肾阴虚之表现。故本病由肝肾阴虚，冲任不固所致。根据患者面部痤疮的高雄临床表现，结合妇科超声多囊状态，以及性激素水平LH/FSH＞3，可诊断为多囊卵巢综合征。

【治法】滋阴补肾，固冲止血。

【处方】育阴止崩汤（《韩氏女科》）加减。

生地黄20g、白芍20g、山茱萸15g、山药15g、续断20g、桑寄生20g、杜仲20g、阿胶15g、海螵蛸20g、地榆炭50g、菟丝子15g、墨旱莲20g。5剂，水煎，早晚分服。

嘱忌食辛辣之品。

【方药分析】方中生地黄、山茱萸、白芍、阿胶共为君药，其中，生地黄养阴生津，清热凉血；山茱萸补肝肾、固冲任以止血，可治疗妇女肝肾亏损，冲任不固引起的崩漏及月经过多；白芍收敛肝阴，养血柔肝，可治疗由肝失疏泄所致的月经不调、崩中、带下；阿胶有补血、滋阴之功效，为血肉有情之品，可治疗多种出血证，对出血而兼见阴虚、血虚证者尤为适宜。臣以山药补后天以助养先天；续断、桑寄生、杜仲滋补肝肾，养血而固冲任；菟丝子补益肝肾，平补阴阳。地榆炭入血分，因其性苦寒下降，可治疗多种血热出血证，尤善于治下焦之血；海螵蛸性味咸涩、微温，有收敛止血之效；墨旱莲滋补肝肾、凉血止血，三者共为佐使药，用以塞流，助君臣药止血之力。

二诊： 2019年6月2日。服药后第4天血止，自觉眠差，仍有头晕，余症同前。

【辨证分析】服药后血止，故去凉血止血之品地榆炭。眠差，加酸枣仁养心补肝，宁心安神，以改善睡眠。

【处方】上方去地榆炭，加酸枣仁15g。10剂，水煎，早晚分服。

三诊： 2019年6月18日。腰酸减轻，睡眠改善。

【辨证分析】临近经期，肾阳渐旺，应以温肾活血法顺势利导，促进卵泡排出，使经血流畅，因患者月经2~3个月一行，为调整月经周期，去止血之海螵蛸、墨旱莲，加活血祛瘀、调经止痛之益母草、丹参，使月经按期来潮，但不能过度活血，因其常伴经血淋漓，故留方中阿胶、续断，使全方敛中有散，共奏补肾调经之功。

【处方】上方去海螵蛸、墨旱莲，加益母草20g、丹参20g。10剂，水煎，早晚分服。

四诊：2019年6月29日。正值经期第5天，经量中，色红，偶有手足心热，心烦，余症减轻。舌淡红，苔薄白，脉细。

【辨证分析】正值经期，血室大开，忌过度活血，故去活血通瘀之丹参。加焦栀子清心除烦，炒丹皮清热凉血、清虚热，防止经血淋漓不能自止，并缓解阴虚所致手足心热及心烦。

【处方】上方去丹参，加焦栀子15g、炒丹皮15g。10剂，水煎，早晚分服。

五诊：2019年7月15日。按上法予以周期性调理，根据主方加减2个周期后，月经30~35天一行，经期5~7天，经量正常。

【辅助检查】性激素检查（2019年7月16日）：LH/FSH 2.55；T 68nmol/L。

【辨证分析】诸症好转，月经较前规律，复查结果显示LH/FSH比值下降，T降低，证明本方整体调治效果较好，故仍以上方加减继服巩固疗效。

【处方】上方加减，调治2个月。

六诊：2019年12月3日。现已停药3个月，月经按期来潮，经量正常。于月经第2天复查性激素，各项指标均在正常范围内，而告痊愈。

❧病案三：崩漏（肾虚肝郁证）

王某，女，22岁。未婚。2012年6月19日初诊。

【主诉】月经周期不规律8年，经行10天未净。

【现病史】现经行10天未净，量少，色紫有块。经前胸脘胀闷不适，乳房微胀。4年前开始，双颧经常长痘。平素工作压力大，烦躁易怒，善太息，伴头晕耳鸣，腰酸膝软，饮食及睡眠欠佳。舌红，苔薄黄，舌下脉络暗红、增粗，脉弦细。

【月经史】14岁月经初潮，月经周期15~50天，经期5~7天，量少，色紫有块。PMP：2012年4月23日，LMP：2012年6月10日。

【辅助检查】

①妇科超声（2012年6月19日）：子宫大小约43mm×26mm×25mm；内膜厚约4mm；双侧卵巢内均可见多个小卵泡，数量大于10个。提示子宫稍小；双侧卵巢呈多囊改变。

②性激素检查（2012年6月20日）：FSH 5.95mIU/ml；LH 16.69mIU/ml；E_2 136.52pg/ml；T 1.52ng/ml；PRL 16.5ng/ml；P 1.79ng/ml。

【中医诊断】崩漏（肾虚肝郁证）。

【西医诊断】多囊卵巢综合征；异常子宫出血。

【辨证分析】平素工作压力大，烦躁易怒，使得肝气不舒，气机不畅，故善太息，胸脘、乳房胀闷不适。肝郁气滞，冲任阻滞，故月经量少，色紫有血块，舌下脉络暗红。肾为水火之脏，藏精主髓，肾气虚弱，水火两亏，精血虚少，则髓海不足，故经量少，头晕耳鸣。腰为肾之外府，肾主骨，肾虚失养，则腰膝酸软。故此病由肾虚肝郁兼瘀所致。4年前开始两颧经常长痘，是内分泌失调所致，位置与中医肾脏相对应，说明肾虚不仅影响月经，还可导致面部痤疮的产生；先天之精不足，亦会造成子宫发育不全，超声显示子宫稍小。根据双卵巢呈多囊改变，LH/FSH＞2，结合其月经周期不规律8年，即可诊断为多囊卵巢综合征。治以滋肾疏肝，化瘀止血，方用育阴汤合调肝汤。

【治法】滋肾疏肝，化瘀止血。

【处方】育阴汤合调肝汤（《百灵妇科》）加减

熟地黄20g、山茱萸15g、杜仲炭15g、桑寄生20g、枸杞子15g、当归15g、白芍15g、地榆炭30g、合欢皮15g、陈皮15g、香附20g、紫河车3g。7剂，水煎，早晚分服。

【方药分析】方中熟地黄、山茱萸、桑寄生、枸杞子补肾填精，强筋骨；杜仲炭、地榆炭补肝肾，止血；当归、白芍养血柔肝；合欢皮、香附、陈皮理气调经；紫河车补肾益精、益气养血。现代研究表明，紫河车有激素样作用，能够产生绒毛膜促性腺激素和雌孕激素，有促进乳腺和生殖器官发育的作用。

二诊：2012年6月26日。服药后第6天血止，腰膝酸软及睡眠好转。

【辨证分析】患者现阴道出血停止，无需服用过多止血药物，故减去地榆炭。加蒺藜以改善面部痤疮；加菟丝子以改善激素水平，现代药理研究显示，菟丝子有调整雌激素的作用，能够促进卵泡发育。

【处方】上方去地榆炭，加蒺藜20g、菟丝子20g。10剂，水煎，早晚分服。

三诊：2012年7月6日。诸症好转，睡眠及饮食尚可，余无不适。

【辨证分析】诸症好转，守方继服以巩固疗效。

【处方】上方。15剂，水煎，早晚分服。

继予育阴汤合调肝汤加减治疗2个月后患者月经恢复正常。

🪷 病案四：崩漏（脾肾两虚证）

于某，女，34岁。已婚。2010年6月14日初诊。

【主诉】阴道不规则出血2月余。

【现病史】患者5年前开始出现月经漏下不止，时断时续，量较多，色暗红。面色苍白，齿龈、唇舌均无血色。平素腰膝酸软，头晕耳鸣，神疲乏力，气短懒言，多梦，脉细弱。曾多方诊治，均疗效欠佳。曾行3次诊刮术，病理结果均为子宫内膜单纯性增生。

【月经史】12岁初潮，月经1~3个月一行，经期5~7天。LMP：2010年4月12日。

【辅助检查】

①妇科超声（2010年6月14日）：子宫内膜厚约15.8mm。

②性激素检查（2010年6月2日）：FSH 9.52mIU/ml，LH 19.2mIU/ml，E_2 225pg/ml，T 94.88ng/dl。

③血常规：中度贫血。

【中医诊断】崩漏（脾肾两虚证）。

【西医诊断】多囊卵巢综合征；异常子宫出血。

【辨证分析】脾气虚陷，冲任不固，血失统摄，故经血非时而下，淋漓不断；脾虚中气不足，故神疲乏力，气短懒言；经行不止，精血衰少，不能上荣空窍，故头晕耳鸣；精亏血少，不能濡养外府，故腰膝酸软。气血两虚，故面色苍白，齿龈、唇舌均无血色；阴血不足，心失所养，故多梦。证属脾肾两虚，冲任不固所致。LH/FSH＞2，T升高，结合月经周期不规律，诊断为多囊卵巢综合征。刮宫病理提示子宫内膜单纯性增生是因体内无孕激素拮抗，仅受雌激素影响而出现增生，低水平雌激素维持在阈值水平，可发生间断少量出血，内膜修复慢，出血时间延长。

【治法】补肾健脾，固冲止血。

【处方】育阴止崩汤（《韩氏女科》）合归脾汤（《济生方》）加减。

熟地黄15g、山药20g、山茱萸15g、续断20g、桑寄生20g、炒杜仲20g、阿胶10g、海螵蛸20g、煅牡蛎20g、龟甲10g、地榆炭50g、棕榈炭30g、黄芪20g、茯苓15g、白芍20g、西洋参10g、酸枣仁15g、甘草5g。7剂，水煎，早晚分服。

忌食辛辣刺激之物，注意勿过劳、勿惊恐。

【方药分析】方中熟地黄养血滋阴，补而不燥；山茱萸补益肝肾，收敛固涩；白芍养血敛阴柔肝；阿胶为血肉有情之品，补血并可止血，四药共奏养血之功；续断、桑寄生、炒杜仲补肝肾，壮筋骨，补益冲任；黄芪、西洋参、山药、茯苓益气健脾，培补后天，与熟地黄、山茱萸、阿胶同用气血双补，合酸枣仁宁心安神；煅牡蛎、海螵蛸、龟甲为血肉有情之品，三药合用共同滋补肝肾，填精益髓；地榆炭凉血止血，辅以棕榈炭助其止血之功；甘草调和诸药。

二诊：2010年6月22日。服药后经血已止2天，周身乏力有所缓解，脱发较重，唇舌微有红润，脉同前。

【辨证分析】血止后去收敛止血之地榆炭、棕榈炭；周身乏力有所缓解，说明脾气健运，逐渐恢复，去补气养血、健脾养胃之茯苓、西洋参，改为益气养血之功更强的红参，以提高血红蛋白，改善贫血状态。发为血之余，血为发之本，患者脱发较重，予补精血、乌黑发之何首乌、怀牛膝，结合红参更增补精血之功。

【处方】上方去地榆炭、棕榈炭、茯苓、西洋参，加红参5g、何首乌15g、怀牛膝10g。10剂，水煎，早晚分服。

三诊：2010年7月4日。自觉症状均有较大好转，齿龈及唇舌略显红润，脉沉细。

【辨证分析】诸症好转，守方继服。为使患者重新建立规律月经周期，加服甲羟孕酮片，停药后等待月经来潮。

【处方】上方。10剂，水煎，早晚分服。

【西药】甲羟孕酮片：10mg/次，1次/日。7月10日开始服用，连服5天停药。

四诊：2010年7月20日。LMP：2010年7月15日，前2天经量较多，有血块。现经期第5天，血量较少，色暗红，腰酸，神疲乏力，手足心热。舌淡，苔薄白，脉细稍数。

【辨证分析】手足心热，故去滋腻润肠之熟地黄，改用清热凉血、退热除蒸之生地黄、地骨皮以缓解症状。墨旱莲滋肝补肾，凉血止血，增强补肾止血之功，现值经期，酌加以防经血淋漓不尽。

【处方】上方去熟地黄，加生地黄20g、地骨皮20g、墨旱莲15g。15剂，水煎，早晚分服。

五诊：2010年8月9日。经血7天净，现腰酸，手足心热明显减轻。舌质淡红，苔薄白，脉较前有力。

【辨证分析】现经血已止，故去凉血止血之墨旱莲。因患者月经周期不规律，常1~3个月一行，故加益母草活血调经，配合甲羟孕酮共同调整月经周期，促使月经按时来潮。

【处方】上方去墨旱莲，加益母草20g。7剂，水煎，早晚分服。

【西药】甲羟孕酮片：8mg/次，1次/日。8月10日开始服用，连服5天停药。

六诊：2010年8月24日。服药后月经于2010年8月18日来潮，经血量正常，无其他不适。

【辨证分析】诸症好转，脾肾功能逐渐恢复，月经如常。故汤药改为隔日一服，并结合育阴丸、归脾丸以巩固疗效。

【处方】上方。7剂，每隔1日进1剂，水煎，早晚分服。

【中成药】

①育阴丸：1丸/次，3次/日，口服。

②归脾丸：1丸/次，3次/日，口服。

嘱患者定期复诊。注意休息，忌食辛辣燥热之品。

病案五：崩漏（脾肾两虚证）

吕某，女，21岁。未婚。2012年9月28日初诊。

【主诉】近3年经水淋漓不净，常常持续月余。

【现病史】2012年8月25日开始阴道出血月余不止，量少，色淡红，伴腰部酸痛，倦怠无力，少气懒言，少食，头晕，记忆力差，面色无华。17岁月经初潮，稀发，量少。曾服炔雌醇环丙孕酮片（达英−35）治疗2年余，用药阶段月经正常，停药后月经仍不规律。

【体格检查】体型偏瘦，体毛及阴毛多。舌淡，苔薄白，脉沉细。

【辅助检查】

①妇科超声（2012年9月28日）：左侧卵巢大小约35mm×22mm，可见直径2~4mm的卵泡13个，右侧卵巢大小约37mm×24mm，可见直径2~5mm的卵泡16个。提示：子宫稍小，双侧卵巢呈多囊改变。

②性激素检查（2012年9月29日）：FSH 4.22mIU/ml；LH 18.35mIU/ml；PRL 11.96ng/ml；E_2 70.16pg/ml；P 0.51ng/ml；T 85.37ng/dl。

③口服葡萄糖糖耐量试验、胰岛素释放试验、甲状腺功能检查：均未见异常。

【中医诊断】崩漏（脾肾两虚证）。

【西医诊断】多囊卵巢综合征；异常子宫出血。

【辨证分析】患者月经初潮较晚，为先天发育不足，精血不充，血海未能按时满溢，故月经稀发，量少。腰部酸痛、倦怠无力、头晕、记忆力差皆为肾气虚的表现。先天之精不足，使后天脾的运化统摄功能失司，血不循经，故见阴道出血不止。脾气虚弱，则少气懒言、少食；气血不能上荣于面，则面色无华。故本病由脾肾两虚，冲任亏少所致。舌淡，苔薄白，脉沉细与证相符。超声提示子宫稍小，结合雌孕激素低水平，判断患者先天发育不佳，双卵巢呈多囊样改变、体毛及阴毛多为高雄激素血症的临床表现。

【治法】益肾健脾，固冲止血。

【处方】育阴止崩汤（《韩氏女科》）合归脾汤（《济生方》）加减。

熟地黄20g、山茱萸15g、煅杜仲15g、续断20g、桑寄生20g、黄芪20g、党参20g、山药15g、茯苓15g、白芍15g、阿胶10g、煅牡蛎15g、地榆炭50g、甘草5g。7剂，水煎，早晚分服。

【方药分析】方中熟地黄、山茱萸、白芍、阿胶共为君药，其中熟地黄滋阴补肾，为补血之要药；山茱萸入下焦，补肝肾、固冲任以止血；白芍收敛肝阴，养血柔肝；阿胶补血，为血肉有情之品。续断、桑寄生、煅杜仲滋补肝肾，养血而固冲任，常相须为用；山药健脾养胃、补肾涩精；党参健脾益肺、养血生津；黄芪补中益气；茯苓健脾利湿；以上共为臣药，取归脾汤益气补血，健脾养心之效。煅牡蛎收敛固涩、重镇安神，地榆炭收敛止血，二者共为佐药。甘草调和诸药，为使药。

二诊：2012年10月13日。服药后3天血止，但10月9日因受外界惊吓，复见阴道出血，现已出血5天，量较多4天，手足不温，背部发凉。舌淡红，苔薄白，脉沉缓。

【辨证分析】手足不温，背部发凉系脾失运化，阳失温煦所致，故去滋腻碍脾之药熟地黄、山茱萸，加巴戟天、花椒温阳祛寒。因受外界惊吓，导致气血运行逆乱，血不归经，而复见阴道下血，故加艾叶炭温经止血。

【处方】上方去熟地黄、山茱萸，加巴戟天15g、艾叶炭15g、花椒10g。10剂，水煎，早晚分服。

三诊：2012年12月12日。现手足不温明显好转，背部发凉消失。LMP：2012年11月18日，6天净。

【辨证分析】症状明显好转，考虑经期将近，予以补肾健脾之熟地黄、巴戟天、菟丝子、党参、山药补养肾气，健运脾气；活血调经、补血养血之赤芍、益母草、香附、当归、川芎调整月经周期；炙甘草调和诸药。诸药合用，共达益肾健脾之功，利于经水下行。

【处方】熟地黄20g、菟丝子15g、巴戟天15g、赤芍15g、益母草15g、香附10g、当归15g、川芎15g、党参15g、山药20g、炙甘草10g。10剂，水煎，早晚分服。

结合月经周期的规律性，运用以上二方加减化裁，坚持治疗半年。

四诊：2013年6月2日。近3个月月经25~37天一潮，经期5~7天。体重增加3kg，面色无明显异常，自觉不适症状均已消失。

【辅助检查】性激素检查（2013年6月2日）：FSH 3.71mIU/ml；LH 8.92mIU/ml；T 55.31ng/dl。

【辨证分析】月经周期规律，复查性激素，结果较前好转，故停服汤药，以育阴丸、归脾丸补肾健脾巩固治疗1~2个月。

【中成药】

①育阴丸：1丸/次，3次/日，口服。

②归脾丸：1丸/次，3次/日，口服。

嘱患者避免惊吓、过劳，注意饮食调摄。

3个月后随访，患者月经正常，体质得到明显改善。

❀ 病案六：崩漏（肾虚血瘀证）

刘某，女，24岁。未婚。2012年5月9日初诊。

【主诉】月经干净后复见阴道出血数日。

【现病史】1年前曾因崩漏住院治疗，月经周期紊乱，量多，色暗，有血块。现自觉腰酸体倦，头晕乏力，饮食及睡眠尚可，二便正常。舌质暗红，舌边见瘀点，舌下脉络显露，脉略涩。

【月经史】17岁月经初潮，既往月经周期不规律。LMP：2012年4月15日。

【体格检查】体型肥胖，轻度黑棘皮症。

【辅助检查】妇科超声（2012年5月9日）：子宫大小约53 mm×42 mm×43 mm；内膜厚约15.4 mm；呈不均质增厚；左侧卵巢内可见多个小卵泡。提示左侧卵巢呈多囊改变。

【中医诊断】崩漏（肾虚血瘀证）。

【西医诊断】多囊卵巢综合征；异常子宫出血。

【辨证分析】患者发病于青春期，初潮较晚，为先天肾精不足，精血不充，胞宫、血海不能按时满溢。肾虚精血匮乏，加之瘀阻冲任，使血不循经，非时而下，发为崩漏；经血运行不畅，故经血色暗有块。腰酸体倦，头晕乏力均为肾虚所致。舌质暗红，舌边见瘀点，舌下脉络显露，脉略涩均为血瘀的表现。故本病由肾虚血瘀所致。黑棘皮症是指以皮肤颜色加深，乳头状或天鹅绒样增生为特征的一种皮肤病，好发于颈部、腋下、腹股沟等皮肤的褶皱部位，在临床上分为多种类型，其中，最常见的一型就是由于肥胖所引起的黑棘皮症，这种情况多见于儿童和青少年，形成的原因与激素以及胰岛素的代谢异常有关。

【治法】补肾活血化瘀。

【处方】逐瘀止崩汤（《安徽中医验方选集》）加减。

生地黄20 g、大黄10 g、牡丹皮15 g、枳壳15 g、赤芍15 g、桃仁10 g、杜仲20 g、续断15 g、桑寄生20 g、蒲黄15 g、五灵脂20 g、茜草15 g、龟甲20 g、地榆炭50 g、狗脊20 g。7剂，水煎，早晚分服。

嘱患者若服药期间出血量增多，立即前往医院就诊。

【方药分析】方中生地黄、杜仲、续断、桑寄生滋补肝肾，养阴止血；大黄、牡丹皮活血化瘀；蒲黄、五灵脂祛瘀止痛；枳壳行气散瘀；赤芍、桃仁清热凉血，散瘀止痛；茜草、地榆炭化瘀止血；龟甲滋阴潜阳，凉血止血；狗脊补肝肾，强腰膝。全方以补肾活血化瘀为主，瘀去则血止，有养血止崩之效。

二诊：2012年5月17日。自述服药前两天经血量有所增多，血色暗，有血块，后出血量逐渐减少，现仍有少量出血，血色鲜红。

【辨证分析】考虑瘀血去但正气尚虚，当给予扶正固本治疗，换用滋肾汤补肾填精。

【处方】滋肾汤（《韩氏女科》）加减。

熟地黄20g、续断20g、桑寄生20g、山茱萸20g、山药20g、杜仲15g、女贞子20g、白芍20g、煅牡蛎20g、海螵蛸20g、怀牛膝20g、龟板20g、地榆炭50g、狗脊20g、甘草10g。15剂，水煎，早晚分服。

【方药分析】方中熟地黄、山药、山茱萸滋补肝肾，填精益髓，取其肾气丸三补之义；杜仲、怀牛膝、女贞子补益肝肾，善于治疗肾虚引起的腰膝酸软；白芍养肝柔肝；龟板既能滋阴潜阳，补肝肾健骨，又能养血；续断、桑寄生补益肝肾，强筋骨；煅牡蛎、海螵蛸为血肉有情之品，补益精血；地榆炭凉血止血；狗脊补肝肾，强腰膝；甘草补虚并调和诸药。诸药合用，共奏滋补肝肾、填精益髓之效。

三诊：2012年6月3日。服药后血止，自觉体倦乏力减轻，仍有腰酸。考虑经期将至，予补肾活血方加减。

【辨证分析】为调整患者月经周期，以补肾填精、活血化瘀、调经为治法，将以补肾为主的滋肾汤换为以活血调经为主的补肾活血方，以期达到中药调周之目的。

【处方】补肾活血方（《韩氏女科》）加减。

熟地黄20g、山茱萸20g、山药20g、当归20g、枸杞子20g、女贞子20g、菟丝子20g、川芎15g、赤芍20g、丹参25g、益母草20g、红花15g、怀牛膝20g、龟板20g、狗脊20g。10剂，水煎，早晚分服。

【方药分析】方中熟地黄、山茱萸、山药补益肝肾，养血填精；枸杞子、女贞子、菟丝子补肾，强筋骨；当归、川芎二药合用，润燥相济，起到养血和血，活血祛瘀的功效；怀牛膝补肝肾，活血通经，引血下行；益母草、丹参、赤芍、红花具有活血调经，散瘀止痛的作用，在补肾基础上调理冲任，使经自调；龟板填精益髓，狗脊补肝肾，强腰膝。

如此补肾、活血、调经，用药2个月经周期后，诸症缓解或消失，月经按期行止。停药观察3个月经周期，随访得知经水均按期行止。

🪷 病案七：崩漏（肾虚血瘀证）

杨某，女，31岁。已婚。2018年9月10日初诊。

【主诉】月经淋漓不净20天，未避孕而1年余未孕。

【现病史】14岁月经初潮，3~5天/40~90天，经量时多时少，经色暗有块，伴经行腹痛。近2年，或经水淋漓不止，或大下如崩，或闭止不行。曾被诊断为"多囊卵巢综合征""异常子宫出血"，使用达英-35、二甲双胍等治疗。2017年4月曾使用西药促排卵治疗，怀孕50余天时，因胚胎停止发育而流产。现阴道出血已20天，量少淋漓，色暗红，偶有血块，块下后小腹疼痛减轻，腰酸畏冷，夜多梦魇，纳呆便溏。

【体格检查】形体肥胖，身高163cm，体重68kg。BMI：25.59kg/m²。面色晦暗不泽，神情抑郁，四肢多毛，皮肤粗糙，黑棘皮症。舌质淡暗，舌体胖大，边尖有瘀点，舌下脉络迂曲，苔薄白，脉沉弦细滑。

【中医诊断】崩漏；不孕症（肾虚血瘀证）。

【西医诊断】多囊卵巢综合征；异常子宫出血；不孕症。

【辨证分析】肾虚血运无力，瘀血内阻，气机不畅，则经血色暗有块，伴经行腹痛；肾阳虚弱，冲任不固，血失封藏，故经乱无期，经血淋漓不断；肾阳虚弱，外府失荣，故腰酸畏冷；肾阳不能上温脾土，痰湿内生，则纳呆、大便溏泄。面色晦暗，舌质淡暗，舌体胖大，苔薄白，脉沉弦细滑为肾虚痰瘀互结之征。故本病由肾阳不足，痰瘀互结所致。患者体重指数＞24，是为超重，而肥胖是黑棘皮症的常见病因。内分泌功能失调导致多毛、皮肤粗糙等。

【治法】温阳化痰，祛瘀止血。

【处方】滋肾汤（《韩氏女科》）加减。

熟地黄20g、山茱萸20g、山药20g、菟丝子20g、女贞子20g、枸杞子20g、墨旱莲15g、当归20g、黄芪25g、茜草15g、鹿角胶15g。7剂，水煎，早晚分服。

【方药分析】方中熟地黄、山药、山茱萸滋补肝肾，填精益髓，取其肾气丸三补之义；菟丝子、女贞子、枸杞子补益肝肾，善于治疗肾虚引起的腰膝酸软；当归活血化瘀、调经止痛，黄芪补气升阳、行滞通痹，二药合用补气生血；墨旱莲、茜草凉血止血，活血通经；鹿角胶温补肝肾，益精养血。全方共奏补肾祛瘀之效。

二诊： 2018年9月17日。服上方5剂血止，仍觉腰酸乏力，四肢不温，性欲淡漠，睡眠欠佳，梦魇减少，大便稀。舌脉同前。

【辨证分析】阴道出血已止，仍有肾阳不足的症状，治宜补肾健脾，化瘀豁痰，调理奇经。紫石英镇心安神、温肺暖宫，有治疗失眠、不孕的作用。淫羊藿补肾阳、强筋骨；补骨脂补肾壮阳，温脾止泻，共用加强补肾健脾之效。

【处方】上方加紫石英20g、淫羊藿20g、补骨脂15g。7剂，水煎，早晚分服。

三诊： 2018年9月24日。手足转温，腰酸亦转轻，性欲转佳，饮食、睡眠及二便均可。脉象弦滑，舌体变薄，舌色亦转红活，瘀点减少，舌下脉络变细，舌苔薄白。

【辨证分析】服药后，诸症好转，继用温肾健脾化痰之法。患者因工作需要出差2个月，要求改服中成药，故予调经助孕冲剂养血调经，滋肾育胎丸补肾健脾，益气培元。

【中成药】

①调经助孕冲剂：1袋/次，3次/日，口服。

②滋肾育胎丸：1袋/次，3次/日，口服。

四诊： 2018年11月24日。月经已两月未行，近日乳胀，少腹胀，纳少梦多，便可。皮肤已较光滑，面色较红润。舌红，苔薄白，脉弦滑。

【辨证分析】肾气渐复，瘀痰渐化，予补肾通经之法。

【处方】熟地黄20g、山药15g、山茱萸20g、香附20g、茯苓15g、当归20g、川芎20g、牛膝20g、泽兰15g、王不留行20g、小通草15g。7剂，水煎，早晚分服。

【方药分析】方中熟地黄、山药、山茱萸补肾填精；茯苓健脾利湿；香附、当归、川芎、泽兰理气养血，活血调经；牛膝逐瘀通经；王不留行、小通草疏肝活血，行气通经，治疗乳胀。

五诊： 2018年12月1日。月经未潮，乳胀减轻，腰酸已愈，白带略增多，饮食、睡眠及二便均可。舌脉同前。

【辨证分析】月经两月未行，考虑瘀血阻滞，经血不通，加三棱、莪术以增破瘀之力；鸡内金消食健脾以助脾之运化，使气血充足。

【处方】上方加三棱15g、莪术15g、鸡内金15g。7剂，水煎，早晚分服。

六诊：2018年12月12日。服药4剂后月经来潮，量较多，色暗红，有血块，腰腹部痛甚，经血7天净。皮肤光滑，黑棘皮症全消，面色转红润，舌红，苔薄白，脉弦滑。

【辨证分析】从皮肤、面色及舌脉可知瘀痰已散，应仍以补肾调经为主。

【处方】熟地黄20g、山茱萸20g、山药20g、菟丝子20g、枸杞子20g、五味子20g、桑葚20g、当归20g、川芎20g、茯苓15g、紫石英20g、淫羊藿20g、补骨脂20g、鹿角霜15g。7剂，水煎，早晚分服。

【方药分析】方中熟地黄、山茱萸、菟丝子、枸杞子、五味子、桑葚补肝肾；茯苓、山药健脾止泻；当归、川芎活血调经；淫羊藿、补骨脂、鹿角霜、紫石英温补肾阳，暖宫助孕。

七诊：2019年1月28日。月经已50天未行，饮食、二便如常，脉动滑利，舌质淡红，苔薄白。尿妊娠试验阳性，于外院查超声见胎囊、胎心。

【辨证分析】助孕成功，但仍须防前车之失。胎气全赖肾以系之，脾以载之，气以护之，血以养之。予补肾健脾，益气养血之剂以固胎元。在滋肾汤的基础上加党参、白术健脾安胎，竹茹除烦止呕，缓解孕吐。

【处方】熟地黄20g、山茱萸20g、山药20g、杜仲20g、菟丝子20g、枸杞子20g、桑寄生20g、党参20g、白术20g、当归20g、竹茹15g。10剂，水煎，早晚分服。

嘱定期检查。

后随访，患者于2019年9月足月顺产一女婴，体重3.8kg，体健。

二、诊疗品析

多囊卵巢综合征和异常子宫出血（中医可归属于"崩漏"的范畴）是常见的妇科内分泌疾病，均会影响排卵功能。两者在青春期及育龄期患者中可同时存在，临床表现为月经提前、经量多、势急如崩，或月经停闭一段时间后突然大量出血，或出血量少但淋漓不尽如漏，经期延长，月经周期和经期长短不一、经量或多或少，毫无规律，且病情容易反复，若不及时干预，可能造成生殖障碍，以及内分泌、代谢紊乱等疾病，这属于多囊卵巢综合征合并无排卵性异常子宫出血。

"中国多囊卵巢综合征诊断标准"的制定于2011年完成，该标准首次提出"疑似多囊卵巢综合征"的概念。中国多囊卵巢综合征诊断标准提出：月经稀发、闭经或不规则子宫出血是诊断的必要条件，符合高雄激素的临床表现或高雄激素血症，超声表现为卵巢多囊样改变，这2项中的1项即可诊断为"疑似多囊卵巢综合征"。而确诊为多囊卵巢综合征还需排除其他可能引起高雄激素的疾病和引起排卵异常的疾病。

无排卵性异常子宫出血的诊断：

（1）具有典型症状，月经无规律，时而经闭不行，时而出血不止，或量多如崩，或量少如漏，崩漏交替。

（2）妇科检查：子宫稍大而软，无器质性病变。

（3）基础体温单相。

（4）宫颈黏液结晶为羊齿状结晶，无椭圆体。

（5）激素测定：FSH、LH的测定可了解"下丘脑-垂体-卵巢轴"功能状态；雌孕激素测定可了解卵巢功能状态和有无排卵。

（6）诊断性刮宫：子宫内膜病理检查出现不同程度的增殖期子宫内膜：如增殖期、增生期、增生过长、囊腺性增生过长、腺瘤性增生过长或非典型增生。

（7）妇科超声检查盆腔正常，监测排卵虽有卵泡发育，但无优势卵泡形成，无排卵征象。

多囊卵巢综合征患者伴发异常子宫出血时治疗的首要目的是快速止血以避免严重并发症的发生，其次是通过调整月经周期预防再次出血，并降低LH和睾酮，改善高雄体征，保持或减轻体重。因此，认识多囊卵巢综合征的发病特点，有助于对本病的及时诊断和治疗，以防治其近期和远期的并发症，提高这一人群的生活质量。

【小结】韩延华认为本病的发生与肝、脾、肾三脏密切相关，尤责之于肝、肾，故提出"肝肾阴虚证""肾虚肝郁证""脾肾两虚证""肾虚血瘀证"四种证型。治疗中将"塞流澄源""澄源复旧"贯穿始终，立足于滋肾阴，固冲任，促进肾之阴平阳秘，"肾-天癸-冲任-胞宫"调节功能平衡，达到月经病止血、调整月经周期、改善伴随症状、促排卵的治疗目的。月经来潮和受孕都与"肾"关系密切，《素问·上古天真论》言："女子……二七而天癸至，任脉通，太冲脉盛，月事以时下，故有子。"即说明女性发育到一定的年龄，在肾气旺盛的情况下，体内"天癸"物质的出现，促使了女性月经初潮、周期建立、出现排卵而可以妊娠。《素问·阴阳应象大论》有"肾生骨髓，髓生肝"的论述，《辨证奇闻》中提到"脑气不足治在肝"，说明肝、肾与脑密切相连，与西医学中多囊卵巢综合征的成因中"下丘脑－垂体－卵巢轴"功能异常相符合。另外，肝、肾两脏在妇女崩漏的发生、发展过程中同样占有重要的地位。肾藏精，为先天之本，元气之根，是人体生长、发育、生殖的根本，与冲任二脉、胞宫密切相连，月经的正常与否皆依赖于"肾气－天癸－冲任－胞宫"生殖轴的稳定与平衡。肝主藏血，主疏泄，肝之经脉通过冲、任、督三脉与胞宫互相联系。因此，肝肾阴虚或肾虚肝郁均会影响月经，出现初潮晚、周期不规律、经血淋漓不尽等症状。韩延华在治疗本病时，以补虚为主，尤以补肾为重，常以育阴止崩汤或育阴汤结合补肝疏肝药物加减治疗，临床疗效显著。《医宗金鉴·妇科心法要诀》云："更有忧思伤脾，脾虚不能摄血者；有中气下陷不能固血者。"血为肝之所藏，肾精之所化，脾之统摄，故脾虚也可致血失统摄，非时而下，导致崩漏；脾虚运化失司，水谷精微转化不足，影响气血生成，冲任气血不充，导致月经不能按时来潮，出现月经后期、闭经等，因此，脾肾两虚也是本病的发病原因，治疗以益肾健脾，固冲止血为法，方用育阴止崩汤酌加健脾养血药物，在病程后期，注重"复旧"配合补肾健脾中成药以巩固治疗，收效良好。在青春期和更年期群体中，本病亦高发，韩延华将其发病机制归为肾虚血瘀。发于青春期者，或先天肾气未充，或少女肾气稚弱，天癸未充；发于更年期者，或七七之年肾气渐衰，天癸欲竭，或房劳多产，或惊恐伤肾。无论是先天肾气未充还是后天肾气的损伤，都会导致崩漏的发生，病情日久，必然会有瘀血停滞，瘀阻脉道，血不归经，导致崩漏反复不愈。正如唐容川在《血证论》中所言："女子胞中之血，每月一换，除旧生新，旧血即是瘀血，此血不去，便阻化机，……然既是离经之血，虽清血、鲜血，亦是瘀血。"《傅青主女科》也提出"闪跌血崩"一说，认为"此证乃瘀血作祟"。病案均为崩漏、多囊卵巢综合征两病相互影响，互为病因，故治疗上以滋肾治本为主，用滋肾汤、逐瘀止崩汤加减，补中逐瘀，使瘀血祛，新血生，肾中阴阳平衡，储藏精微，月经恢复正常。《傅青主女科·女科上卷》

曰："妇人有一时血崩，两目黑暗，魂晕在地……世人一见血崩，往往用止涩之品，虽亦能取效于一时，但不用补阴之药，则虚火易于冲击，恐随止随发，以致经年累月不能全愈者有之。是止崩之药，不可独用，必须于补阴之中行止崩之法。"韩延华所用治崩方剂育阴止崩汤即为补阴之中行止崩之法，将"塞流、澄源、复旧"贯彻始终，在治崩同时改善脏腑功能，使冲任调和，肾精充足，"肾-天癸-冲任-胞宫轴"恢复正常，月经如常，亦可排卵孕育，诸病自愈。

（刘　丽　韩延华）

第三节　月经先后不定期

一、病案实录

❧ **病案一：月经先后不定期（肝郁气滞证）**

张某某，女，34岁。已婚。2018年9月21日初诊。

【主诉】经期或提前或错后2年余。

【现病史】13岁月经初潮，既往月经规律，近2年出现月经周期紊乱，或提前或错后，15~45天一行，经期4~5天，经量时多时少，经血色暗红，伴有血块，经行不畅，轻度痛经，常伴胸胁、乳房、少腹胀痛，胸闷不舒，喜叹息，经前加重。孕3产2流1。LMP：2018年8月15日。平素性情急躁，心烦易怒，嗳气食少，睡眠不宁，二便调。

【体格检查】体型中等，面色晦暗。舌质红，苔黄，脉弦而有力。

【妇科检查】外阴发育正常。阴道通畅，分泌物量中等，色、质正常。宫颈肥大，表面光滑。子宫体前位，活动度尚可，触痛（－）。双侧附件区未触及异常。

【辅助检查】2018年9月21日查。

①妇科超声：子宫大小约39mm×35mm×41mm；内膜厚约10.5mm；左侧卵巢未见异常；右侧卵巢内可见卵泡数量约12个，卵泡直径2~3mm。提示

右侧卵巢呈多囊改变。

②性激素检查：FSH 4.36mIU/ml；LH 15.54mIU/ml；PRL 11.94ng/ml；E_2 36.56pg/ml；P 1.10ng/ml；T 100.04ng/dl。（LH/FSH＞3）

③尿妊娠试验：阴性。

【中医诊断】月经先后不定期（肝郁气滞证）。

【西医诊断】多囊卵巢综合征；月经失调。

【辨证分析】《傅青主女科》曰："妇人有经来断续，或前或后无定期……。谁知是肝气之郁结乎！"患者为中年女子，工作生活压力大，情绪焦虑，肝郁日久，气机逆乱，冲任失司，血海蓄溢失常，而致月经或前或后，经量或多或少；肝气郁滞，经脉不利，故经行不畅，色暗有块；肝气郁结，不能帅血而行，气滞血瘀，故痛经；肝失疏泄，气机不畅，故胸胁、乳房、少腹胀痛，胸闷不舒；肝郁气滞，气机不利，故善太息，性情急躁，心烦易怒；肝郁克脾，脾气不舒，故嗳气食少；肝郁化火，扰乱心神，故睡眠不宁。舌红，苔黄，脉弦涩有力属肝郁化火之征。治宜疏肝解郁，肝肾之郁既开，气血调和，则经自调，方用百灵调肝汤加减。

【治法】疏肝理气，和血调经。

【处方】百灵调肝汤（《百灵妇科》）加减。

当归15g、白芍20g、枳实15g、川楝子15g、柴胡15g、茯苓15g、王不留行15g、通草10g、皂角刺10g、牡丹皮15g、栀子15g、合欢皮15g、甘草10g。7剂，水煎，早晚分服。

【方药分析】方中当归补血活血，调经止痛，"补中有动，行中有补，诚血中之气药，亦血中之圣药也"；白芍养血调经，平肝止痛，既可养肝血以补阴之不足，又可柔肝止痛，泻肝之余。当归、白芍合用，共达和血养血，柔肝止痛之功。柴胡长于疏肝解郁，使肝郁得以条达；川楝子行气止痛；枳实破气除热。合用达疏肝理气，通气行血之效。茯苓、甘草益气健脾，取《金匮要略》"见肝之病，知肝传脾，当先实脾"之意，实土以防木乘，又因"脾胃为气血生化之源"，补脾胃以助营血生化，再则借合欢皮解郁安神，茯苓宁心安神之功以助眠。妙用王不留行以活血通经，行血脉；通草清热通气；皂角刺通气开闭，除乳胀。三药下达血海，走而不守，通郁散结。牡丹皮清热凉血，以清血中伏火；栀子泻火除烦并能导热下行，两者合用以平其火热。全方共奏疏肝理气，和血调经之功。

二诊：2018年9月28日。服药后胸胁、乳房及少腹胀痛减轻；服药第6日，月经来潮。LMP：2018年9月27日，经血量少，色红。舌质红，苔微黄，脉弦滑而有力。

【辨证分析】古人云："气为百病之长，胀由乎气"，故以疏肝理气为核心大法，遵气为血之帅、气行则血行之理，使体内气血通调，病则减轻。现正值经期，因经血量较少，故加用活血化瘀调经之红花、益母草，顺势而为，引血下行。

【处方】首诊方加红花10g、益母草15g。15剂，水煎，早晚分服。

三诊：2018年10月15日。胸胁、乳房及少腹胀痛消失。因近日过食冷饮，出现大便次数增多，每日2~3次，稀不成形。舌质红，苔白，脉弦。

【辨证分析】过食生冷，伤及脾阳，脾虚运化失职，故便稀不成形，加炒白术、炒山药健脾，渗湿止泻。乳胀、腹痛消失，胸闷减轻，故去王不留行、通草。

【处方】上方去王不留行、通草，加炒白术15g、炒山药15g。15剂，水煎，早晚分服。

四诊：2018年11月2日。LMP：2018年10月30日。现月经周期第4天。大便已成形，睡眠质量变好，烦躁消除。舌质正常，苔薄，脉弦略滑。

【辨证分析】服药后肝气得以舒缓，气机通畅，气血下达冲任，故月经能够按期而至。诸症缓解，治疗有效，故上方去栀子、炒白术继服。

【处方】上方去栀子、炒白术。15剂，水煎，早晚分服。

五诊：2018年11月20日。乳房略胀，余无不适。舌质淡红，苔白，脉略弦。

【辨证分析】连续治疗2个月，月经来潮2次，不适症状基本消除。效不更方，守方继进。

【处方】上方。15剂，水煎，早晚分服。

后随访，患者于2018年12月1日月经来潮，经期6天，经量、经色、经质均正常，余无不适。嘱其畅情志，不适随诊。

病案二：月经先后不定期（肾虚肝郁证）

徐某，女，39岁。已婚。2018年7月31日初诊。

【主诉】月经或提前或错后半年余。

【现病史】12岁月经初潮，既往月经规律，近半年来出现月经紊乱，20~70天一行，经期4~5天。LMP：2018年6月20日，经量少，色暗红，夹有血块。平素腰酸，倦怠乏力，畏寒肢冷，经前乳房及小腹胀痛，情志抑郁，心烦易怒，喜太息。婚后孕2产2。

【体格检查】体型中等，面色少华。舌暗淡，苔白，脉沉弦细。

【妇科检查】外阴发育正常。阴道通畅，分泌物量稍多，色、质正常。宫颈柱状，表面光滑。

【辅助检查】2018年7月31日查。

①妇科超声：子宫大小约38mm×29mm×39mm；内膜厚约8.7mm；左侧卵巢内可见卵泡数量约13个，卵泡直径2~3mm；右侧卵巢未见异常。提示左侧卵巢呈多囊改变。

②性激素检查：FSH 4.36mIU/ml；LH 7.59mIU/ml；PRL 7.72ng/ml；E_2 39.00pg/ml；P 0.20ng/ml；T 71.49ng/dl。

【中医诊断】月经先后不定期（肾虚肝郁证）。

【西医诊断】多囊卵巢综合征；月经失调。

【辨证分析】腰酸，倦怠乏力，畏寒肢冷为肾阳不足之征象。乙癸同源，肾中精气不充则肝血亦不足，血虚肝的疏泄功能失常，气机不宣，则情志抑郁、胸闷，喜太息；肝之经络布胸胁，通乳，肝失于条达，则乳房胀痛；肝肾亏虚，精血不足，冲任失司，血海蓄溢失常，致月经或前或后；气滞阻碍精血运行，故月经量少，经色暗红，有血块，小腹疼痛；郁而化火，火热上扰心神，故心烦易怒；肾主骨，腰为肾之府，肾虚则腰酸痛、倦怠乏力；肾阳虚不能温煦肌肤，故畏寒肢冷。舌脉均属肾虚肝郁之征。

【治法】补肾疏肝，养血调经。

【处方】补肾活血调冲汤（《韩氏女科》）加减。

熟地黄15g、山药15g、山茱萸15g、枸杞子15g、当归20g、川芎15g、丹参15g、益母草15g、白芍15g、香附15g、怀牛膝20g、狗脊15g、川楝子15g、皂角刺15g、王不留行15g、通草10g、甘草10g。15剂，水煎，早晚分服。

嘱患者调畅情志，规律作息，适度运动。

【方药分析】方中山药、山茱萸、枸杞子滋补肝肾，补血填精；熟地黄、当归、白芍、川芎取四物汤之意，补血养血，活血调经；怀牛膝、狗脊补肝肾，强筋骨，活血通经；益母草、丹参活血调经，散瘀止痛；香附、川楝子疏肝解郁、行气止痛；皂角刺、王不留行、通草化瘀通络，活血调经；甘草益气和中，调和药性。

二诊：2018年8月14日。月经仍未至。心烦，倦怠乏力稍好转。舌暗苔白，脉弦细。

【辨证分析】用药后气机得以通畅，故烦躁减轻。肝肾同源，精血互生，肾精不足，肝血亦虚，精血亏虚，冲任失调，血海不满，故月经迟迟不行，加鸡血藤增活血调经之力。继以滋肾水养肝血，精血充盈，月水方可有期。

【处方】上方加鸡血藤15g。15剂，水煎，早晚分服。

三诊：2018年8月30日。LMP：2018年8月16日。经量较前增多，经血中有少许血块。胸胁、乳房胀痛显著减轻，精神状态和心情较前改善，腰痛消失。因近日工作繁忙，睡眠不佳。舌淡红，苔白，脉弦细。

【辨证分析】月经来潮，经量增多，血块减少，经前乳房、胸胁胀痛明显改善，效不更方。上方去川楝子、皂角刺、狗脊、鸡血藤，加首乌藤、合欢皮补肾养血、解郁安神。

【处方】

上方去川楝子、皂角刺、狗脊、鸡血藤，加首乌藤20g、合欢皮15g。10剂，水煎，早晚分服。

四诊：2018年9月17日。LMP：2018年9月16日。月经周期31天，经量正常，伴少许血块，小腹轻微不适。舌淡红，苔白，脉滑。

【辨证分析】"气为百病之长"，"气行则血行"，气机通畅，则月经如期而至。经量正常，故去活血之丹参、益母草。

【处方】上方去丹参、益母草。15剂，水煎，早晚分服。

五诊：2018年10月4日。诸症基本消失，面色红润，睡眠转好。舌质正常，苔白，脉和缓。

【辨证分析】补益肝肾，滋水涵木，肝郁得解，气机调畅，诸症得除，守方继进，巩固疗效。

【处方】上方。15剂，水煎，早晚分服。

嘱患者下次月经第2天复查性激素及妇科超声。

六诊：2018年10月14日。LMP：2018年10月13日。经量、经色、经质均无异常。余无不适。

【辅助检查】2018年10月14日查。

①妇科超声：子宫大小约42mm×32mm×39mm；内膜厚约7.6mm。

②性激素检查：FSH 5.23mIU/ml；LH 5.91mIU/ml；PRL 9.88ng/ml；E_2 102.33pg/ml；P 0.3ng/ml；T 42.14ng/dl。

【辨证分析】经治疗，两次月经周期均在28~31天，经量、经色、经质均无异常。诸症消失，遂停服汤药，改服育阴丸巩固疗效。

【中成药】育阴丸：1丸/次，3次/日。连服1个月。

嘱患者畅情志，慎起居。

❀ 病案三：月经先后不定期（肾气虚证）

李某，女，33岁。已婚。2019年5月21日初诊。

【主诉】月经或提前或错后1年余。

【现病史】15岁月经初潮，既往月经规律，30天一行。婚后孕4产1流3。近1年来，出现月经或提前或错后，周期18~40天，经期正常。PMP：2019年5月1日。LMP：2019年5月20日。月经量少，色暗淡，伴腰骶酸痛，头晕耳鸣，倦怠乏力，小便频数。

【体格检查】身高156cm，体重55kg。面色无华。舌淡润，苔薄白，脉沉细弱。

【辅助检查】2019年5月21日查。

①妇科超声：子宫大小约44mm×43mm×41mm；内膜厚约7.3mm；左侧卵巢内可见卵泡数量约15个，卵泡直径2~7mm；右侧卵巢内可见卵泡数量约12个，卵泡直径2~7mm。提示双侧卵巢呈多囊改变。

②性激素检查：FSH 4.28mIU/ml；LH 5.95mIU/ml；PRL 21.93ng/ml；E_2 29.81pg/ml；P 2.16ng/ml；T 61.21ng/dl。

【中医诊断】月经先后不定期（肾气虚证）。

【西医诊断】多囊卵巢综合征；月经失调。

【辨证分析】肾为先天之本，主封藏，若纵肆不甚，伤及冲任，而致肾气不守，遂发为月经先后不定期。多产房劳伤肾，肾气亏损，藏泻失司，冲任失调，血海蓄溢失常，应藏不藏则经水先期而至，当泻不泻则经水后期而来，以致月经先后无定期。肾为水火之脏，藏精主髓，肾气虚弱，水火两亏，精血虚少，则髓海不足，四肢失养，故经量少，色淡暗，头晕耳鸣，倦怠乏力；腰为肾之外府，肾虚失养，则腰骶酸痛；肾虚则气化失司，故小便频数。舌暗淡，苔薄白，脉沉细弱是肾虚之象。

【治法】补肾固冲，养血调经。

【处方】百灵育阴汤（《韩氏女科》）加减。

熟地黄15g、白芍15g、山茱萸15g、枸杞子15g、巴戟天15g、覆盆子15g、山药15g、川续断20g、桑寄生15g、杜仲20g、阿胶珠15g、海螵蛸15g、龟甲20g、狗脊20g、甘草5g。15剂，水煎，早晚分服。

【方药分析】方中熟地黄、山茱萸、枸杞子、山药滋补肝肾，填精益髓；熟地黄补肝血、滋肾阴，且质润多液，补而不燥，为补血滋阴之要药，《本草纲目》云其"填骨髓，长肌肉，生精血，补五脏内伤不足……女子伤中胞漏，经候不调，胎产百病"；山药既能健脾以补先天，又能益肾而助后天，《药性论》中言其"止月水不定，补肾气……添精髓"；龟甲、海螵蛸为血肉有情之品，《本草纲目》云龟甲"补心、补肾、补血，皆以养阴也……观龟甲所主诸病，皆属阴虚血弱。"二药合用，滋补肝肾，填精益髓；续断、桑寄生、杜仲补益肝肾，强筋骨，益精血；阿胶血肉有情之品，化于精血，养血补血；白芍柔肝养血敛阴；狗脊滋补肝肾，强腰膝；巴戟天、覆盆子补肾益气，固精缩尿；生甘草补虚，调和诸药。全方共达补肾固冲，养血调经之功。

二诊：2019年6月7日。腰酸缓解，仍觉乏力、头晕。舌淡，苔白，脉沉细无力。

【辨证分析】腰酸缓解，治疗有效，继方继进。

【处方】首诊方。15剂，水煎，早晚分服。

三诊：2019年6月22日。腰骶酸痛、头晕、耳鸣、尿频等症状明显好转。现小腹微不适。舌淡，苔白，脉沉细略滑。

【辨证分析】前方以补肾、填精、养血为要，肾精充足，腰府、髓海得以濡养，故肾虚症状好转。现脉见滑象，考虑经期将近，故去收敛止血之海螵蛸；加行气活血之益母草、香附，因势利导，以期经水来潮。

【处方】上方去海螵蛸，加益母草15g、香附15g。15剂，水煎，早晚分服。

四诊：2019年7月7日。LMP：2019年6月25日。6天净，经量、经色正常，无腰痛、小便频数。舌淡红，苔略白，脉沉。

【辨证分析】腰痛及小便频数症状消失，故去益肾固精缩泉之狗脊、覆盆子。现为经后期，血海空虚，胞宫、胞脉相对空虚，阴血不足，故重在补肾调气血，以助阴长，使经血有源，疏泄有常，加女贞子补肾填精，旨在建立正常月经周期。

【处方】上方去狗脊、覆盆子，加女贞子15g。15剂，水煎，早晚分服。

五诊：2019年7月23日。今早月经来潮，周期28天，腰骶酸痛、头晕耳鸣等症状全部消失，余无不适。舌淡红，苔白，脉滑。

【辨证分析】治疗2个月，患者月经周期28~34天，基本规律，不适症状全部消失，继续巩固治疗。

【处方】上方。15剂，水煎，隔日服1剂。

嘱患者下次月经来潮第2天复查妇科超声及性激素检查。

六诊：2019年8月25日。LMP：2019年8月24日。

【辅助检查】

①妇科超声：子宫大小约44mm×45mm×43mm；内膜厚约6.2mm；右侧卵巢内可见卵泡数量约10个，卵泡直径2~9mm。提示右侧卵巢呈多囊改变。

②性激素检查：FSH 5.08mIU/ml；LH 6.78mIU/ml；PRL 8.77ng/ml；E_2 93.25pg/ml；P 0.2ng/ml；T 50.71ng/dl。

【辨证分析】近3个月月经基本规律，经量、经色、经质正常。性激素水平也恢复正常，故停药观察。

后随访，月经一直如期而至，无明显不适。

❁ **病案四：月经先后不定期（脾虚证）**

李某，女，19岁。2019年8月24日初诊。

【主诉】近半年月经20~60天一行。

【现病史】14岁月经初潮起周期即不规律，45~180天一行，经期3~7天。LMP：2019年8月18日。外院诊断为多囊卵巢综合征，曾服用达英-35半年余，服药期间月经规律来潮。半年前，因节食减肥，1个月减重7.5kg后出现月经20~60天一行，或提前或错后，经量少、经色淡、经质稀。现神疲肢倦，气短懒言，偶小腹空坠，脘腹胀满，食少纳呆，大便溏薄。

【体格检查】面色淡黄，有痤疮。舌淡有齿痕，苔薄白，脉缓无力。

【辅助检查】2019年8月11日查。

①妇科超声：子宫大小约39mm×27mm×33mm；内膜厚约6.9mm；左侧卵巢内可见直径2~6mm的卵泡约13个；右侧卵巢内可见直径3~7mm的卵泡约15个。提示双侧卵巢呈多囊改变。

②性激素检查：FSH 3.87mIU/ml；LH 8.25mIU/ml；PRL 19.85ng/ml；E_2 32.15pg/ml，P 0.1ng/ml，T 54.45ng/dl。（LH/FSH＞2）

【中医诊断】月经先后不定期（脾虚证）。

【西医诊断】多囊卵巢综合征；月经失调。

【辨证分析】患者自月经初潮起周期即错后，45~180天一行，系气血不足，血海空虚，无血可下所致。过度节食，损伤脾气，脾虚统血无权，冲任不固，故月经提前；脾虚生化无力则乏源，冲任气血不足，血海不能满溢，故月经错后，甚则半年不行；气虚则火衰，血失温煦，则经色淡，质清稀；脾主四肢，脾虚中气不足，故神疲肢倦，气短懒言，面色淡黄；气虚失于升提，故小腹空坠；脾虚运化失职，湿浊内生而渐盛，故食少纳呆，脘腹胀满，大便溏薄。舌淡有齿痕，苔薄白，脉缓无力均为脾虚之征。《万氏妇人科》云："经行或前或后，悉从虚治"，故以补脾益气，摄血调经为治疗大法，方用人参养荣汤加减。

【治法】补脾益气，摄血调经。

【处方】人参养荣汤（《太平惠民和剂局方》）加减。

人参10g、黄芪25g、白术15g、茯苓15g、熟地黄15g、白芍15g、当归15g、香附15g、菟丝子30g、炒山药15g、陈皮15g、砂仁15g、薏苡仁15g、炙甘草10g、紫河车5g。15剂，水煎，早晚分服。

嘱患者规律饮食，勿节食，多吃优质蛋白质等；规律作息；调畅情志。

【方药分析】方中人参、白术、黄芪、茯苓健脾益气，脾气健旺，则气血生化有源；熟地黄、白芍、当归滋补肝肾，养血调经；炒山药补脾健胃，益肾固精止泻；砂仁开胃醒脾，化湿行气，以助脾胃健运，陈皮理气健脾，燥湿化痰，二药配伍使气机调畅，升降有序；菟丝子补肾温阳，填精益髓，调理冲任，促进子宫生长发育；香附疏肝解郁调经，改善子宫卵巢微环境及局部营养状态；薏苡仁利水渗湿，健脾止泻；紫河车为血肉有情之品，益精血，补充雌孕激素；炙甘草调和诸药。

二诊：2019年9月10日。服药后疲倦感减轻，食欲好转，现小腹空坠，面色淡白。舌色淡，苔白，脉细略滑。

【辨证分析】该患之病源于先后二天，先天之精难以速生，故重在调补后天脾胃，使气血得以生化，则疲倦、食欲差等症状好转。诊其脉滑，恐为经水欲行之兆，故加海螵蛸、牡蛎等固涩之品。

【处方】首诊方加海螵蛸20g、牡蛎20g。10剂，水煎，早晚分服。

三诊：2019年9月21日。LMP：2019年9月14日。5天净，经量基本正常，经色淡红。经后复见乏力，偶有小腹隐痛，食少尚可，大便正常，舌淡红，苔薄白，脉沉细。

【辨证分析】月经周期26天，经量及经色明显改善，现正处于经后期。经血下泻后，气血不足，则乏力；胞脉失养，故小腹隐痛。继以健脾益气，补血调经为主，酌加阿胶珠补血养血，去海螵蛸、牡蛎等固涩之药。

【处方】上方去海螵蛸、牡蛎，加阿胶珠15g。15剂，水煎，早晚分服。

四诊：2019年10月6日。患者自述服药后精神、食欲佳，脘腹胀满、小腹隐痛、大便溏薄消失。舌淡红，苔薄白，脉沉缓。

【辨证分析】患者既往经期先后不定，若按正常经期推算，再有1周经期将至，故加丹参、益母草活血调经，促进经血泻下。现脾胃功能已恢复，故去健脾之砂仁、陈皮、薏苡仁。

【处方】上方去砂仁、陈皮、薏苡仁，加丹参20g、益母草15g。15剂，水煎，早晚分服。

五诊：2019年10月22日。LMP：2019年10月15日。6天净，周期31天，经量、经色、经质均正常。未出现腹痛、乏力等症状。舌红，苔白，脉缓。

【辨证分析】患者系脾胃虚弱，冲任损伤，气血不足导致的月经前后不定期，予以2个月人参养荣汤加减补气养血，使气血旺盛，同时兼顾补肾调经，改善卵巢功能，现两次月经分别间隔26天和31天，经量、经色、经质也恢复正常，说明方证相应。仍治以健脾益肾，养血调经，并观察第三个周期的月经状态。

【处方】上方。20剂，水煎，早晚分服。

嘱患者下次月经第2天复查妇科超声及性激素检查。

六诊：2019年11月14日。LMP：2019年11月12日，无任何不适。

【辅助检查】

①妇科超声：子宫大小约42mm×32mm×41mm；内膜厚约8.3mm。

②性激素检查：FSH 5.64mIU/ml；LH 5.78mIU/ml；PRL 13.02ng/ml；E_2 102.49pg/ml，P 0.3ng/ml，T 37.55ng/dl。

【辨证分析】患者月经如期来潮，经量、经色、经质均无异常。停服汤药，改用中成药巩固治疗1个月。

【处方】

①阿胶当归胶囊：4粒/次，3次/日，口服。

②育阴丸：1丸/次，3次/日，口服。

嘱患者合理膳食，不可节食减肥，适量运动。

二、诊疗品析

虽然多囊卵巢综合征患者的临床表现差异比较大，但是最主要的表现均以稀发排卵或无排卵为主，同时会合并雄激素水平增高，并伴随糖、脂等内分泌代谢障碍。据统计，约75%~85%的多囊卵巢综合征患者表现为月经异常，大多表现为月经后期、闭经，亦可表现为月经先后不定期、经漏不止。临证时，首先应明确诊断，通过性激素和妇科超声等检查，排除子宫、卵巢器质性病变，排除妊娠，结合病史、体格检查确定是否是因多囊卵巢综合征引起的内分泌失调导致的月经异常。

"月经先后不定期"是指月经周期或提前或错后1周以上，连续出现3个周期。本病名首见于唐代《备急千金要方·月经不调》"妇人月经一月再来或隔月不来"。宋代《圣济总录·杂疗门·妇人血气门》将其称为"经水不定"。《景岳全书·妇人规·经脉类》对病因病机进行了详细的论述，分为"血虚经乱"和"肾虚经乱"。明代万全所著《万泉妇人科·调经章》指出本病的治疗"悉从虚治，加减八物汤主之"。月经先后不定主要与肾虚、脾虚、肝郁有关。《景岳全书·妇人规》曰"妇人因情欲房事，以致经脉不调者，其病皆在肾精，此证最多所当辨而治之。凡欲念不遂，沉思积郁，心脾气虚结致伤冲任之源，而肾气日消，轻则或早或迟，重则渐成枯闭……"。中医认为肾藏精，为冲任之本，气血之根，肾与胞宫相系，故肾是月经的本源，对月经产生起着重要的作用。肝藏血，主疏泄，喜通顺畅达，对月经是否通畅及经期的长短等起着重要作用。此外，脾脏为后天气血生化之源，对月经的产生及月经量也起着重要的作用。因此，肾、肝、脾三脏发挥正常生理作用，则气血调和，使月经有生化之源，月经可规律。韩延华认为多囊卵巢综合征月经先后不定期的主要病机为肾虚，亦有肝的疏泄失司和脾的生化乏源。女子以血为本，精血同源，肾精旺盛，肝血充盈，冲任气血调畅，胞宫藏泄有序，蓄溢有度，月事方能正常。若先天禀赋不足，或房劳多产，大病久病伤于肾，致肾中精气匮乏，肝血亦亏，肝之枢机不利，肝郁克脾，脾虚运化失常，气血化源不足，均可影响冲任，导致血海蓄溢失常，出现月经失调，或提前或错后。

韩延华在多囊卵巢综合征的诊疗中尤重肝肾，常以滋阴补肾、疏肝解郁、调理冲任、养血调经为治则。在用药方面，重用补益肝肾之品，兼顾疏肝行气，体现出"补肾填精以注水行舟，疏肝养血以调经"的治疗理念，常用百灵调肝汤或补肾活血调冲汤为主方进行加减治疗。百灵调肝汤以疏肝理气，行血调经为核心。"妇人以血用事，气行则无病"，故古人治妇人病多用香附、砂仁、木香、青皮、枳壳者，行气故也。凡妇人病，多是气血郁结，故治以开郁行气为主。郁开气行，而月候自调，诸病自瘥矣。补肾活血调冲汤补肾健脾，养血活血，适用于肾虚为主兼血郁之证。

【小结】多囊卵巢综合征表现为月经先后不定期者，中医学认为多是脏腑功能失调，气血失和，冲任失序，导致血海蓄溢失常。现代医学认为是内分泌失调所致。引起内分泌失调的原因较多，除生理因素，体内内分泌平衡被打破和遗传之外，还包括营养因素、环境因素、情绪因素等。

四例病案虽均为多囊卵巢综合征导致的月经先后无定期，但病因不同，临床症状各异。病案一系肝气不舒，气滞血瘀，影响冲任，血海藏泻失度所致。治以疏肝理气，和血调经，另配合情志疏导而获全功。病案二为肾虚肝郁所致，症见肾虚水不涵木肝郁之象，治以补肾疏肝，养血调经。精血旺盛，肾精充盈，肝血充足，从而发挥肝肾主宰月经，调畅冲任的作用，使月经恢复常态。病案三系多次孕产损伤肾中精气，冲任失调而致胞宫藏泻失职。方选肾气丸、百灵育阴汤加减化裁，使肾气旺盛，肾精充盈，则经水自调。病案四系未婚女子，原本月经正常，后因过度节食减肥，导致脾胃失调，气血生化无源，血虚无血可下而致月经过期不至。使用人参养荣汤加减补益脾胃，调养气血治疗，而获痊愈。

韩延华在诊疗中注重病证相参，多采用补肾滋阴、疏肝解郁、健脾和胃，理血调冲等法。用药方面，多以补益肝肾之品，顾护气血，调畅气机，平衡阴阳，体现了"补肾填精以行舟，理血调经"的治疗理念。对于偏肾阳虚者，多加覆盆子、紫石英、肉桂等温补肾阳，暖宫散寒；对于子宫发育不良者，常加淫羊藿、紫河车、龟甲等血肉有情之品益肾填精。

此外，韩延华认为对于多囊卵巢综合征患者，生活调适尤为重要。在日常生活中，应注意合理饮食、规律锻炼、保持良好的心态。

（常　惠　韩延华）

第四节　月经稀发

一、病案实录

🌸 **病案一：月经稀发（肾虚血瘀证）**

李某某，女，17岁。未婚。2017年7月11日初诊。

【主诉】近1年月经错后，2~4个月一行。

【现病史】14岁月经初潮，周期30~50天，经期3~5天，经量少，经色紫暗，有血块，痛经严重。未规范诊治，仅痛经时自行服用布洛芬胶囊缓解疼痛。现因学业紧张，压力较大，月经4月余未行。LMP：2017年4月15日。平素精神欠佳，偶有头晕，经前乳房胀痛，腰膝酸软，睡眠差。

【体格检查】形体偏瘦，身高165cm，体重50kg。BMI：18.36kg/m^2。舌质暗红，有瘀斑，苔薄白，脉沉涩。

【辅助检查】2017年7月11日查。

①妇科超声：子宫大小约43mm×32mm×41mm；内膜厚约5.6mm；双侧卵巢内均可见14~16个小卵泡，直径2~5mm。提示双侧卵巢呈多囊改变。

②性激素检查：FSH 5.18mIU/ml；LH 16.85mIU/ml；T 67.74ng/dl。（LH/

FSH > 2）

【中医诊断】月经稀发；痛经（肾虚血瘀证）。

【西医诊断】多囊卵巢综合征；原发性痛经。

【辨证分析】月经的正常与否，受"肾-天癸-冲任-胞宫生殖轴"调控，肾居主导地位，肾藏精，主生殖，肾气充盛，则月事以时下。青春期月经初潮即稀发，属先天肾气发育不足，肾精亏虚所致。《医学正传》中记载"经水全赖肾水施化"，《傅青主女科》记载"肾水本虚，何能盈满而化经水外泄"，说明肾在月经的产生和藏泻中发挥着主导作用。《黄帝内经·上古天真论》云"肾气盛，天癸至，月事以时下"，若肾之精气不足，经水无以化生，冲任血海不能按时满溢，故月经稀发，月经过少；肾精亏虚，髓海不充，腰府失养，故头晕、腰膝酸软；精血不足，心神失养，则眠差；肾虚肝血亦少，水不涵木，致肝气不疏，气机不畅，故乳房胀痛；肝气郁结，血运不畅，瘀阻脉络，故经行腹痛，色暗有块。舌暗红，苔白，脉沉涩均系肾虚血瘀之征。

【治法】补肾填精，活血调经。

【处方】补肾活血调冲汤加减（《韩氏女科》）。

熟地黄 15g、巴戟天 15g、山茱萸 20g、枸杞子 15g、女贞子 15g、菟丝子 40g、香附 15g、怀牛膝 15g、丹参 20g、当归 15g、鳖甲 25g、刺五加 15g、生甘草 5g、紫河车 5g。15 剂，水煎，早晚分服。

嘱患者规律作息，勿熬夜，畅情志，禁寒凉。

【方药分析】方中熟地黄、山茱萸、巴戟天、菟丝子既滋肾水之不足，又兼顾肾阳，经云："善补阳者，必于阴中求阳，则阳得阴助而生化无穷；善补阴者，必于阳中求阴，则阴得阳升而泉源不竭。"四药补肝肾阴阳，以增化源。鳖甲、紫河车血肉有情之品，益精血，滋阴潜阳，软坚散结；枸杞子、女贞子养肝肾之阴；怀牛膝补肝肾，强筋骨，性善下行，长于治疗肝肾不足之腰膝酸软；丹参、当归为妇科调经常用药。刺五加补中益气，镇静安神，甘草调和诸药。

二诊：2017 年 7 月 28 日。服药后便稀，自觉腰膝酸软减轻，精神渐佳。现月经仍未来潮，近日乳房胀痛明显。脉沉弦。

【辨证分析】症状有所缓解，治疗有效。乳房胀痛加重，考虑月经将至，守方加减。服药后便稀，故去滋腻润肠之熟地黄，加炒白术健脾燥湿止泻。乳房胀痛，加夏枯草清泄肝火，散结消肿；王不留行、通草活血通经络；延胡索活血化瘀，行气止痛。考虑患者既往严重痛经，故给予吲哚美辛肠溶片备用，痛经甚时服用。

【处方】首诊方去熟地黄，加炒白术20g、夏枯草15g、王不留行15g、通草9g、延胡索15g。15剂，水煎，早晚分服。

嘱患者经期血量过多时停服汤药。

三诊：2017年8月14日。LMP：2017年8月1日。6天净，经量较前增多，经色紫暗，血块多，痛经不甚。乳房胀痛消失，便稀、睡眠均好转。月经后出现腰痛，乏力。舌红，苔薄白，脉沉细。

【辨证分析】服药后月经来潮，本次经期未出现乳房胀痛，痛经不甚，睡眠改善，唯腰痛明显。肾虚精气不足，再逢行经，必致气血更虚，精血亏乏，不能濡养腰府，则出现腰痛，故加烫狗脊补肝肾，强筋骨；加党参、黄芪健脾益气养血，助后天气血生化以资先天。

【处方】上方去夏枯草、王不留行、延胡索，加狗脊20g、党参15g、黄芪20g。15剂，水煎，早晚分服。

四诊：2017年9月4日。腰痛减轻，神疲乏力改善，睡眠正常，现无明显不适。舌暗红，苔薄白，脉沉细。

【辨证分析】不适症状明显改善，效不更方。

【处方】上方。5剂，水煎，早晚分服。

五诊：2017年9月8日。2天前出现乳房、小腹轻微胀痛，余无不适。舌淡红，苔薄白，脉沉略滑。

【辨证分析】按照正常月经周期推算，出现乳房、小腹胀痛，脉沉略滑，考虑系月经将至之象，宜因势利导，助经水下行。

【处方】二诊方。10剂，水煎，早晚分服。

嘱患者经期血量过多时停药。

六诊：2017年9月22日。LMP：2017年9月7日。6天净，经量适中，经色暗红，少量血块。服药后乳房、小腹胀痛已除，现无明显不适。舌暗红，苔薄白，脉沉。

【辨证分析】月经改善明显，其余症状皆消失，现为经后期，故守三诊方继服。

【处方】三诊方。15剂，水煎，早晚分服。

七诊：2017年10月12日。LMP：2017年10月11日。现月经第2天，经量、经色、经质均正常，余无明显不适。舌淡红，苔薄白，脉细滑。

【辅助检查】2017年10月12日查。

①妇科超声：子宫大小约46mm×39mm×43mm；内膜厚约6.1mm；子宫直肠窝少许液性暗区。

②性激素检查：FSH 6.88mIU/ml；LH 9.65mIU/ml；T 45.74ng/dl。（LH/FSH≈1.4）

【辨证分析】治疗期间月经来潮3次，周期基本规律，经期30~36天。诸症消除，辅助检查无明显异常，停服汤药，改服中成药定坤丹、育阴丸巩固治疗。

【处方】

①定坤丹：1丸/次，3次/日，口服。

②育阴丸：1丸/次，3次/日，口服。

后随访，月经规律，无不适症状。

❀ **病案二：月经稀发（痰湿内盛证）**

乔某，女，22岁。未婚。2016年5月13日初诊。

【主诉】经水2~3个月一行5年余。

【现病史】15岁月经初潮，周期30天左右，经期3~6天。喜食冷饮，偏嗜甜腻，正常行经1年后出现月经错后，2~3个月一行。3年前诊断为多囊卵巢综合征，当地医院给予达英–35和盐酸二甲双胍治疗6个月。服药期间月经正常，但停药后月经继续错后，数月一行，且经量少，经血夹黏液。平素自觉神疲乏力，胸闷脘痞，全身困重，时有头晕，喉中有痰，白带量多质稀，纳食不馨，大便溏薄。LMP：2016年3月26日。

【体格检查】体型微胖，颈部黑棘皮症，面部及背部痤疮，身高165cm，体重70kg。BMI：25.71kg/m²。舌体胖大，有齿痕，苔白腻，脉滑缓。

【辅助检查】2016年5月14日查。

①妇科超声：子宫大小约37mm×29mm×36mm；内膜厚约0.7cm；双侧卵巢内均可见12~13个小卵泡，直径2~5mm。超声提示双侧卵巢呈多囊改变。

②性激素检查：FSH 5.28mIU/ml；LH 13.63mIU/ml；PRL 19.7ng/ml；

E_2 35pg/ml；P 5.6ng/ml；T 62.7ng/dl。（LH/FSH＞2）

【中医诊断】月经后期（痰湿内盛证）。

【西医诊断】多囊卵巢综合征；月经稀发。

【辨证分析】喜冷饮，嗜肥甘，损伤脾胃，水湿不运，湿邪阻于胸膈，则见胸闷脘痞。《景岳全书》云："脾胃受伤，则水反为湿，谷反为滞。"脾失健运，湿邪流注于经脉，则全身困重、倦怠乏力。湿邪凝聚成痰，痰湿阻遏，停滞上焦，则喉中有痰；湿邪困阻清阳，则时有头晕；痰湿为阴邪，重浊趋下，下注冲任，致胞脉壅滞，血海不能按时满溢，遂致月经稀发、量少黏稠；痰湿壅阻中焦，运化水谷功能减弱，故纳差、腹满便溏；痰湿流注下焦，损伤带脉，则带脉失约，故带下量多。舌脉均为脾肾亏虚，痰湿壅盛之象。

【治法】燥湿祛痰，健脾调冲。

【处方】苍附导痰丸（《叶天士女科诊治秘方》）加减。

苍术15g、香附15g、姜半夏10g、陈皮15g、茯苓15g、胆南星10g、枳壳10g、炒山药20g、芡实15g、神曲10g、益母草20g、丹参20g、川芎15g、巴戟天20g、淫羊藿15g、白芷10g、甘草10g。15剂，水煎，早晚分服。

嘱患者运动减重，合理膳食，忌食生冷。

【方药分析】苍附导痰丸具有燥湿化痰散结、行气解郁之功效，适用于痰湿内盛证。方中苍术健脾利湿以截生痰之源；香附、陈皮疏肝理气，配合半夏、茯苓燥湿化痰，神曲消食化积；胆南星清热化痰；枳壳理气行痰；山药、芡实健脾涩肠，燥湿止带；川芎、益母草、丹参活血调经，助月经来潮；"病痰饮者，当以温药和之"，巴戟天、淫羊藿温补肾阳，以助脾阳运化；白芷祛斑，清热散风，可淡化黑棘皮，治疗痤疮，兼能燥湿止带，甘草调和诸药。

二诊：2016年5月28日。今晨阴道分泌物见少量褐色膜状物，伴小腹坠胀，夜寐不安。服药后乏力、头身困重、胸闷脘痞减轻，头晕次数减少，白带量、食欲、排便有所改善。舌暗淡，舌体胖大，苔白，脉滑。

【辨证分析】服药后，诸症虽明显改善，但尚未消除。阴道分泌物见少量褐色膜状物，伴小腹坠胀，考虑系月经来潮，故加蒲黄、五灵脂，取失笑散之意，以活血化瘀止痛；加酸枣仁养血安神。

【处方】首诊方去芡实，加蒲黄15g、五灵脂10g、酸枣仁15g。15剂，水煎，早晚分服。

嘱患者经量较多时停服，待经净再服。

三诊：2016年6月16日。睡眠佳，面部、背部痤疮减少，喉中痰较前减少。近日自觉腰膝酸软、乏力。舌暗淡，舌体胖大，苔薄白，脉沉缓。

【辨证分析】服药后，经量得到改善，带下量正常，喉中痰少，腹痛消失，睡眠好转。由于肾中精气尚未复旧，腰府经脉失养，故见腰膝酸软、乏力，加黄芪益气温阳补虚，加烫狗脊补益肝肾，强腰膝。

【处方】上方去蒲黄、五灵脂、胆南星，加黄芪25g、狗脊20g。15剂，水煎，早晚分服。

四诊：2016年7月3日。腰膝酸软、乏力明显改善，颈部黑棘皮变浅。近日工作压力大，常熬夜，时觉心烦，胸中郁闷，善太息。舌质正常，苔薄白，脉弦滑。

【辨证分析】服药后，诸症明显好转，部分症状已消除，但又因工作压力大情志不畅、熬夜，导致胸中郁闷，善太息，故去方中补虚之黄芪，加疏肝解郁，清心除烦，行气活血之郁金、淡豆豉。脉滑考虑系经水欲来之兆。

【处方】上方去黄芪，加郁金15g、淡豆豉15g。15剂，水煎，早晚分服。

嘱患者减轻压力，注意休息，调畅情志。

五诊：2016年7月20日。LMP：2016年7月6日，5天净，经量适中，经色红。2个月体重减轻10kg，心烦减轻，无明显不适。舌质正常，苔薄白，脉弦缓。

【辨证分析】治疗期间患者月经来潮2次，两次月经相隔39天。仍有心烦，故加柴胡以增疏肝解郁除烦之效。

【处方】上方加柴胡10g。15剂，水煎，早晚分服。

六诊：2016年8月9日。LMP：2016年8月8日。无明显不适。

【实验室检查】2016年8月9日查。

①妇科超声：子宫大小约40mm×31mm×37mm；内膜厚约0.6cm；双侧卵巢均未见明显异常。

②性激素检查：FSH 6.36mIU/ml；LH 8.95mIU/ml；PRL 14.9ng/ml；E_2 89.65pg/ml；P 0.2ng/ml；T 43.89ng/dl。

【辨证分析】周期基本恢复正常，超声及实验室检查均提示正常，故守方巩固。患者因家中有事，要求带1个月的药物。

【处方】上方。30剂，水煎，早晚分服。

后随访，月经规律，无不适。

 病案三：月经稀发（气滞证）

王某某，女，39岁。已婚。2017年3月15日初诊。

【主诉】月经3月余未行。

【现病史】14岁月经初潮，既往月经规律，周期28~30天，经期3~5天，月经量少，经色暗红，少量血块，伴经前乳房胀痛，小腹坠胀不适。2016年4月因琐事和家人争执，此后感觉胸闷气短，善太息，乳房胀痛，经前加重，不可近手，继而出现月经2~3个月一行，且逐渐延长至3~5个月一行，体重下降。曾自行服用逍遥丸，未见明显改善。平素精神抑郁，胸闷不舒，烦躁易怒，不欲饮食，失眠多梦，二便正常。

【既往史】6年前确诊高血压，每天服用硝苯地平缓释片20mg，血压控制尚可。

【体格检查】形瘦，身高165cm，体重51kg。舌稍红，苔薄白，脉弦。

【妇科检查】外阴发育正常，阴道通畅，阴道壁偏薄，分泌物量少，色微黄，宫颈口轻度糜烂样改变，双侧附件区稍增厚，触压痛（＋）。

【辅助检查】2017年3月15日查。

①妇科超声：子宫大小约43mm×38mm×35mm；内膜厚约8mm，回声欠均匀；左侧卵巢内可见卵泡数量约12个，卵泡直径3~6mm；右侧卵巢内可见卵泡数量超过12个，卵泡直径2~7mm。

②性激素检查：FSH 3.15mIU/ml；LH 6.35mIU/ml；PRL 24.35ng/ml；E_2 46.57pg/dl；P 11.23ng/dl；T 26.9ng/dl。（LH/FSH＞2）

【中医诊断】月经后期（气滞血瘀证）。

【西医诊断】多囊卵巢综合征；月经稀发。

【辨证分析】发病于郁怒之后，情志不畅，肝失疏泄，气机郁结，冲任失调，气血运行不畅，则月经稀发，量少、色暗红，有少量血块。《丹溪心法》曰"气血冲和，百病不生，一有怫郁，诸病生焉"。女子以肝为先天，肝藏血，主疏泄，肝的疏泄功能是全身气之枢纽，气血运行之关键。肝气郁滞，气机不畅，故精神抑郁，胸闷气短，善太息；肝之经脉上贯膈，布胁肋，环阴器，抵小腹，肝脉壅阻不通，则出现小腹、乳房胀痛；肝气犯脾，脾气不运，则不欲饮食；肝郁日久化火，火热上扰，故烦躁易怒，失眠多梦。舌稍红，脉弦是肝郁气滞之征。

【治法】疏肝行气，活血调经。

【处方】百灵调肝汤（《百灵妇科》）加减。

当归15g、赤芍20g、延胡索10g、川芎15g、王不留行15g、通草15g、皂角刺15g、枳实15g、瓜蒌15g、川楝子15g、怀牛膝15g、香附15g、丹参20g、焦三仙各15g、甘草5g。15剂，水煎，早晚分服。

嘱患者调畅情志，规律饮食。

【方药分析】方中当归具有补血活血，调经止痛之效，补而不滞，质润不伤，为"调经圣药"；赤芍清热凉血，活血祛瘀；川芎、丹参行气活血，化瘀止痛。川楝子长于清肝泻火，延胡索长于行气止痛，香附疏肝解郁，三药相伍增强疏肝行气，清热解郁，调经止痛之力。瓜蒌、枳实利气开郁，宽胸散结。王不留行、通草、皂角刺，三药下达血海，走而不守，取通郁散结之功。怀牛膝活血通经，引血、引火下行，推动经血下泄；焦三仙健脾和胃，消食导滞；甘草缓肝之急，调和诸药。全方共奏疏肝行气，活血化瘀之功。

二诊：2017年3月30日。LMP：2017年3月29日。现月经第2天，经量少，经色暗，有血块。自觉胸闷不舒、善太息明显减轻，纳食情况改善，乳房、小腹胀痛稍减，仍有眠差。舌稍红，苔薄白，脉弦滑。

【辨证分析】正值月经初期，经量少，经色暗，有血块，呈现瘀血之象，宜和血调气，引血下行。将怀牛膝改为川牛膝；加红花以增活血祛瘀通经之力，加刺五加养心安神。

【处方】首诊方去怀牛膝，加川牛膝15g、红花10g、刺五加15g。15剂，水煎，早晚分服。

三诊：2017年4月15日。心情明显好转，食欲正常，睡眠佳，乳胀、腹痛消失。舌淡红，苔薄，脉弦细。

【辨证分析】诸症得以改善，守方继进。食欲正常，睡眠佳，乳胀、腹痛消失，故去焦三仙、酸枣仁、皂角刺、枳实。易赤芍为白芍，养血柔肝；加益母草以增活血调经之力。

【处方】上方去焦三仙、赤芍、枳实、酸枣仁、皂角刺，加白芍20g、益母草15g。15剂，水煎，早晚分服。

四诊：2017年5月2日。近2日自觉稍有心烦，余无不适。舌稍红，苔薄白，脉弦滑。

【辨证分析】脉滑，考虑经水欲来。经前阴血下注，冲任不畅，肝血一时欠充，肝气相对有余，故心烦，加郁金解郁除烦。

【处方】上方加郁金15g。15剂，水煎，早晚分服。

五诊：2017年5月19日。LMP：2023年5月3日。5天净，无明显不适。

【辨证分析】经治2月余，患者月经已恢复正常，无不适症状。守方继进，巩固疗效，观察下次月经情况。

【处方】上方。15剂，水煎，早晚分服。

后随访，月经规律，无其他不适。

病案四：月经稀发（寒凝血瘀证）

程某，女，28岁。已婚。2019年4月2日初诊。

【主诉】月经2~3个月一行，伴经行腹痛2年余。

【现病史】13岁初潮，既往月经规律。2年前值经期下海玩水，经水即净，此后月经周期便开始错后2~3个月一行，经量减少，色暗，伴经期腹痛。孕4产2流2。PMP：2019年1月26日。现经期第1天，小腹冷痛，经色紫暗，有血块，得热痛减，伴恶心、腹泻，畏寒肢冷，面色青白，小便频数。

【体格检查】身高165cm，体重58kg。舌紫暗，苔白，脉沉紧。

【辅助检查】2017年4月2日查。

①妇科超声：子宫大小约45mm×38mm×40mm；内膜厚约7.6mm；双侧卵巢内均可见12个左右的小卵泡。提示双侧卵巢呈多囊改变。

②性激素检查：FSH 5.11mIU/ml；LH 16.9mIU/ml；PRL 9.43ng/ml；E_2 122.36pg/ml；P 0.20ng/ml；T 25.48ng/dl。（LH/FSH＞3）

【中医诊断】月经后期；痛经（寒凝血瘀证）。

【西医诊断】多囊卵巢综合症；月经稀发；继发性痛经。

【辨证分析】《景岳全书·妇人规·上卷》曰："凡血寒者，经必后期而至。然血何以寒？亦惟阳气不足，则寒从内生……至若阴寒由外而入……"患者曾经期涉水，感受寒邪，邪客于冲任，血为寒凝，瘀阻冲任，血行不畅，故月经稀发、量少。寒凝血滞，故经色紫暗，有血块；寒邪客于胞中，气血运行不畅，不通则痛，故经期小腹冷痛；寒性凝滞，且为阴邪，易伤阳气，脾肾阳气不足，运化失司，值经期血气下注冲任，脾肾益虚而发生泄泻；阳气不布，不能上荣于面，通达四肢，故面色青白，畏寒肢冷。舌紫暗，苔薄白，脉沉紧均是寒凝血瘀之象。此时治疗当以痛经为主，采取急则治标的原则，首当止痛。

【治法】温经散寒，活血调经止痛。

【处方】温胞止痛饮（《韩氏女科》）加减。

小茴香15g、高良姜15g、桂枝10g、香附15g、川芎15g、当归15g、白芍20g、延胡索15g、怀牛膝20g、蒲黄10g、五灵脂10g、紫石英20g、炒山药20g、甘草10g。7剂，水煎，早晚分服。

【西药】吲哚美辛肠溶片：1片/次，1次/日，痛经剧烈时用。

嘱患者禁食寒凉之品，注意保暖。

【方药分析】小茴香、高良姜、桂枝温经散寒止痛；香附疏肝理气，调经止痛，善治妇科血脉病，为气中之血药；蒲黄生用长于化瘀止痛，五灵脂专入肝经，生用善于活血化瘀止痛，为治疗瘀滞疼痛之要药，二药合用，通利血脉，祛瘀止痛；川芎、当归、白芍补血养血，活血调经；延胡索理气调经止痛；怀牛膝活血调经，引药下行；紫石英温肾暖宫；炒山药健脾燥湿止泻；甘草调和诸药。全方共达温经散寒、活血调经止痛之功。

二诊：2017年4月10日。服药后小腹疼痛缓解，经量较前增加，月经6天净，恶心、便溏症状消失，仍畏寒肢冷，小便频数。舌脉同前。

【辨证分析】《诸病源候论·卷之三十七》言："妇人月水来腹痛者……受风冷之气，客于胞络，损伤冲任之脉……风冷与血气相击，故令痛也。"故予以温经散寒之法后，寒得热化，瘀滞得通，则疼痛缓解。血得热则行，故经量较前增多。恶心、便稀系疼痛所致，故痛止则恶心、便稀即随之而去。现经期已过，需以调经为要，改用补肾活血调冲汤活血调经，以恢复正常月经周期。

【处方】补肾活血调冲汤（《韩氏女科》）加减。

熟地黄15g、山茱萸15g、菟丝子30g、巴戟天20g、淫羊藿15g、覆盆子15g、炒山药20g、当归15g、枸杞子15g、女贞子15g、川芎10g、丹参25g、红花15g、益母草20g、赤芍15g、怀牛膝20g。15剂，水煎，早晚分服。

【方药分析】方中熟地黄、山药、枸杞子、女贞子滋补肝肾、补血填精；熟地黄滋养肾水，养益真阴，合山茱萸之酸性，以滋养精血而助元阴之不足；菟丝子、巴戟天、淫羊藿强筋壮骨，菟丝子补肾填精、温肾阳，巴戟天入肾经，为鼓舞阳气之用，二药同用有阳中求阴之意；覆盆子益肾固精、养肝明目、缩泉止尿；当归、川芎、红花、赤芍、丹参、益母草活血化瘀，调经止痛；怀牛膝补益肝肾、引血下行，使诸药下达胞宫。全方在补肾基础上活血调冲。

三诊：2017年4月29日。面色红润，畏寒肢冷、尿频大有改观。舌稍暗，苔薄白，脉沉。

【辨证分析】从面色、畏寒肢冷及舌象的改善，可知阴寒之气减轻。治疗有效，守方继进。

【处方】上方。15剂，水煎，早晚分服。

四诊：2017年5月13日。昨晚出现少量褐色分泌物，小腹隐痛，腰酸。舌暗红，苔白，脉滑。

【辨证分析】综合舌脉及症状，考虑为经水欲来之候，故改用首诊方温经散寒，活血调经。腰酸，加烫狗脊强腰膝，止痛。

【处方】首诊方加烫狗脊20g。10剂，水煎，早晚分服。

五诊：2017年5月25日。LMP：2017年5月13日。6天净，经量适中。初期经色暗红，第2天转为正常，有少许血块。月经第1天轻微腹痛，余无不适。

【辨证分析】月经周期41天，经量基本正常，仅有轻微腹痛，说明痛经基本向愈。继用补肾温阳，活血调经之法，改用二诊方。

【处方】二诊方。15剂，水煎服，早晚分服。

六诊：2017年6月22日。自行停药1周余。LMP：2017年6月13日。月经周期32日，6天净，经量、经色正常，未见任何不适。舌淡红，苔薄白，脉沉细。

【辨证分析】服药2月余，月经周期已基本正常，痛经解除，诸症基本消除。停服汤药，改服中成药至下次月经结束，以巩固疗效。

【中成药】
①丹黄祛瘀胶囊：4粒/次，3次/日，口服。
②妇科再造胶囊：4粒/次，3次/日，口服。

嘱患者避风寒，勿受凉，少食生冷食物，预防疾病复发。

二、诊疗品析

现代医学认为，月经稀发可能是精神压力过大、过度节食、受到寒凉刺激等原因，导致机体内分泌紊乱，影响到激素水平，子宫内膜生长速度异常所造成。此外，也有可能是多囊卵巢综合征、卵巢早衰等疾病导致卵巢功能逐渐衰退，影响到子宫内膜周期性脱落，出现月经稀发的现象。多囊卵巢综合征中医古籍中无此病名，可归属于"经期错后""月经过少""闭经""崩漏""不孕"等范畴。多囊卵巢综合征所引起的内分泌紊乱导致月经稀发，一般月经周期大于35天小于4个月。月经稀发常常是闭经的征兆，可导致生殖功能受到影响，造成不孕，因此需予以重视。

中医学认为，作息无度、情志失调、饮食失宜均是月经稀发的重要诱因。在人体寤寐机制中，卫气白天行于阳，则人寤；夜晚进入阴，则人寐。如果作息紊乱，则会导致阴阳失衡，脏腑功能失调。肾为五脏之首，阴阳失调可引起肾虚，肾虚天癸不能按期而至，冲任不盛，血海不充，胞宫、胞脉失于濡养，可发生月经后期、量少、闭经等。肝藏血，主疏泄，妇人以血为本，以血为用，但经云："妇人之生，有余于气，不足于血。"加之诸如工作、家庭等各方面影响，常常情绪不佳，致肝气失于疏泄，气机郁结，影响冲任气血运行，可发生月经先后无定期、月经稀发，甚至闭经等。脾主运化，为气血生化之源，嗜食肥甘厚味易损伤脾胃，脾胃运化功能失衡，水湿停滞聚而化痰，痰湿壅滞冲任，可导致月经稀发、闭经、不孕等。正如《金匮钩玄·妇人科·子嗣》所言："肥盛妇人……以其身中脂膜闭塞子宫，而致经事不能行……"。此外，感受寒邪、经期冒雨涉水等，以致寒邪由阴户上客，与血相搏结，使胞脉阻滞，而发生月经后期、月经过少、闭经等。

病虚者，多因精亏血少，冲任气血不足，精血乏源，血海不能按时满溢所致，正如《丹溪心法》云："过期而来，乃是血虚。"《医学正传》云："经水全借肾水施化"。病实者，多为气滞、痰湿、瘀血等邪气阻滞，冲任气血不畅，血海不能按时满盈，"凡月水不利，有因风冷伤于经络，血气得冷则涩而不利者；有因心气抑滞，血气郁结，不能宣流者。"临床以肾虚血瘀证、痰湿内阻证、肝郁气滞证、寒凝血瘀证最为常见。临证中应重视个体，深究病因，病证结合，以补肾、活血、扶脾、疏肝、散寒为治疗原则，通过发挥中药多系统、多靶点的调节作用，调节激素水平，改善"下丘脑-垂体-卵巢轴"功能，以遏制疾病进一步发展，使人体趋于阴阳平衡，疾病得愈。

【小结】月经稀发常见于多囊卵巢综合征、卵巢早衰、高泌乳素血症等内分泌疾病。约70%的多囊卵巢综合征患者都会出现月经稀发。多囊卵巢综合征导致的月经稀发可通过病史、妇科超声，以及内分泌激素检查等协助诊断。现代医学认为，多囊卵巢综合征导致的月经稀发主要与"下丘脑-垂体-卵巢轴"调节功能异常、环境及心理因素相关，卵巢内卵泡发育迟滞，难以按期达到成熟状态，引起稀发排卵，临床中该类患者通常仅表现为月经周期的异常，经期与经量一般仍在正常水平。

确定病因，针对性处理和治疗是月经稀发的常见临床诊治策略。多囊卵巢综合征导致的月经稀发的治疗原则是重点调节月经周期，兼顾并发症的处理。中医药通过多系统、多环节、多靶点的调节作用，标本同治，多项研究证实中医药治疗月经稀发有显著优势。

韩延华认为多囊卵巢综合征导致的月经稀发主要涉及肾、脾、肝三脏。其中，肾虚为本，痰湿、血瘀为标，肝郁是重要病机。治疗时，以辨证论治思想为主导，强调根据患者病情、体质和环境等因素具体分析，制定个体化的治疗方案。肾虚血瘀证治以补肾填精，活血调经，方选补肾活血调冲汤加减，同时嘱患者起居有常，勿熬夜；痰湿证治以化痰祛湿，补肾健脾，方选苍附导痰汤加减，同时嘱患者调整饮食习惯，运动减重；气滞证治以疏肝解郁，活血调经，方选百灵调肝汤加减，同时嘱患者调畅情志，注重身心同调；寒凝血瘀证治以温经散寒，活血调经，方选温胞止痛饮加减，同时嘱患者勿食寒凉，注意保暖。临证中，根据兼症灵活加减。若经前乳房胀痛、心烦易怒，加香附、郁金、夏枯草等疏肝行气，清心解郁；若经后期出现腰痛，加狗脊、杜仲、续断补肝肾，强腰膝；若睡眠差，加酸枣仁、首乌藤养血安神，改善睡眠；若面部、背部痤疮，黑棘皮症明显，加白鲜皮、蒺藜、白芷燥湿祛风，解毒祛斑消痤，淡化黑棘皮。

（韩亚光　张诗笛）

第五节 月经过少

一、病案实录

✿ 病案一：月经过少（气血两虚证）

张某，女，34岁。已婚。2017年6月11日初诊。

【主诉】近半年无明显诱因出现月经量逐渐减少，经水1天即净，甚或点滴即净。

【现病史】14岁月经初潮，既往月经周期规律，周期28~35天，经期3~6天，经量正常。LMP：2017年5月26日。2015年5月，因月经错后近40余日于当地医院就诊，被诊断为多囊卵巢综合征。经治疗，月经复律。后未进行系统治疗。1年前，因节食减肥，出现月经量减少，近半年经量少之更甚，经血色淡，质稀，伴面色萎黄，头晕眼花，乏力倦怠，气短懒言，身形消瘦，食少纳呆。

【体格检查】身高165cm，体重49kg。BMI：18.0kg/m^2。舌淡，苔薄白，脉沉细无力。

【妇科检查】外阴发育正常，阴道通畅，分泌物量可，宫颈柱状，表面光滑，余未查。

【辅助检查】2017年6月11日查。

①超声检查：子宫大小约35mm×44mm×31mm，内膜厚约6mm。左侧卵巢大小约35mm×30mm×18mm，内可见13个直径＜10mm的卵泡；右侧卵巢大小约34mm×20mm×20mm，内可见12个直径＜10mm的卵泡。提示双侧卵巢呈多囊改变。

②性激素检查：FSH 3.54mIU/ml；LH 8.36mIU/ml；PRL 7.68ng/ml；E$_2$ 113.56pg/ml；P 1.69ng/ml；T 63.04ng/dl（LH/FSH＞2）。

【中医诊断】月经过少（气血两虚证）。

【西医诊断】多囊卵巢综合征；月经过少。

【辨证分析】明代万全《万氏女科》指出："瘦人经水来少者，责其血虚且少也"。患者由于过度减肥而发病，根据临床表现，病变脏腑责之于脾，脾胃为后天之本，气血生化之源，由于过度节食减肥，体重大幅下降，故身形消瘦。精血不可化生，精血乏源，冲任虚损，胞宫无血可下，故发为月经过少，甚则点滴即止，经血色淡，质稀。脾胃运化功能减弱，导致食少纳呆。气血不足，不能上荣清窍，不能濡养四肢百骸，故出现头晕眼花、倦怠乏力、气短懒言、面色萎黄。舌淡苔薄、脉沉细无力为气血不足之征，故本病系气血两虚，冲任失养所致。气血亏虚是本病的核心病机，培补后天是治疗的关键，而过度减肥是导致本病发生的主要因素。根据精血互生互化理论，在培补后天的同时不忘补益先天，脾肾同治先后二天同调。

【治法】健脾益气，养血调经。

【处方】人参养荣汤加减（《太平惠民和剂局方》）。

人参10g、黄芪25g、白术15g、茯苓15g、熟地黄15g、白芍15g、当归15g、香附20g、菟丝子20g、山药15g、陈皮15g、砂仁15g、炙甘草10g、紫河车5g。15剂，水煎，早晚分服。

嘱患者规律饮食，勿节食减肥，规律作息，调畅情志。

【方药分析】方中人参、白术、黄芪、茯苓健脾益气，脾气健旺，则气血生化有源；熟地黄、白芍、当归、山药滋补肝肾，养血调经；砂仁、陈皮行气和中、理气健脾，使气机调畅，升降有序；菟丝子补肾温阳，填精益髓，调理冲任，促进子宫生长发育；香附疏肝解郁调经，改善子宫卵巢微环境及局部营养状态；紫河车为血肉有情之品，益精血，补充雌孕激素；炙甘草调和诸药。全方以补脾益肾填精为主，酌加疏肝理血调经之品，使补而不滞，滋而不腻，行而不破。

二诊：2017年6月26日。服药后头晕眼花、乏力倦怠有所缓解，面部较前有光泽，食欲好转，现乳房及小腹微胀。舌淡，苔薄白，脉沉细略滑。

【辨证分析】服药之后部分症状改善，治疗有效，守方继用。患者脾胃受损，血海空虚，经量少的问题需缓图，欲速则不达。韩延华主张"经满则自以溢"，当以助水行舟，非破血也。乳房及小腹微胀，脉滑，提示经期将近，故加活血通经之丹参、王不留行、通草。

【处方】上方加丹参20g、王不留行15g、通草10g。10剂，水煎，早晚分服。

三诊：2017年7月7日。患者自述月经于2017年6月29日来潮，量较之前稍多，有少量血块。乳胀消失，现小腹隐痛，失眠多梦，易惊醒，舌淡红，苔薄白，脉沉细。

【辨证分析】患者服药后月经量增多，伴随症状好转，但机体尚未恢复常态，又遇经期阴血下注胞宫，体内气血两虚，胞脉失于濡养，故腹部隐痛，加阿胶、白芍补血养血，缓急止痛；心失所养，致神不守舍，出现失眠多梦，易惊醒，加珍珠母、首乌藤镇静、养血安神。乳胀消失，去王不留行、通草。仍以益气健脾，养血调经为基本大法，守方继用。

【处方】上方去砂仁、王不留行、通草，加阿胶15g、珍珠母20g、首乌藤15g。15剂，水煎，早晚分服。

四诊：2017年7月22日。患者服药后，头晕眼花、乏力倦怠、气短懒言症状基本消失，现精神佳，面颊泛红，食欲正常。体重增加3kg。舌红，苔白，脉缓。

【辨证分析】诸症基本消失，精神佳。体重增加及食欲好转表明脾胃运化功能好转，气血生化有源。但经量变化仍不大，当以补肾养血，活血调经为重，改用补肾活血调冲汤加减。

【处方】熟地黄15g、山茱萸15g、山药15g、枸杞子15g、菟丝子25g、巴戟天15g、怀牛膝15g、当归15g、赤芍15g、川芎15g、茯苓15g、益母草15g、丹参20g、香附15g。15剂，水煎，早晚分服。

【方药分析】方中熟地黄补血滋阴，填精益髓，当归味甘而重，专能补血，又能行血，补中有动，行中有补，二药配伍滋阴补肾，补血养血；山茱萸、山药、枸杞子补益肝肾，益精养血；菟丝子补肾填精，温补肾阳，巴戟天入肾，为鼓舞阳气之药，赤芍、川芎、益母草、丹参、香附、牛膝具有理气行滞，活血化瘀之效；茯苓健脾益气，兼顾后天。全方配伍，阴阳相济，阳中求阴，阴中求阳，共奏补肾填精，养血调经之功。

五诊：2017年8月8日。LMP：2017年7月26日。本次月经经量明显增多，有少许血块。舌红，苔白，脉略滑。

【辨证分析】脾为气血生化之源，脾气健旺，肾精充足则月事如常。《傅青主女科》言"经水出诸肾"。经调治，脾肾之气得以恢复，气血得以生化，精血旺盛，血海充盈，故经量恢复正常。

【处方】上方，20剂，水煎，早晚分服。

六诊：2017年8月30日。LMP：2017年8月28日，经量、经色、经质均正常，现无明显不适症状。

【辅助检查】2017年8月27日查。

①性激素检查：4.23mIU/ml；LH 6.65mIU/ml；PRL 9.38ng/ml；E_2 102.33pg/ml；P 0.3ng/ml；T 41.97ng/dl。

②妇科超声：子宫大小约40mm×45mm×35mm，内膜厚约5.1mm，双侧卵巢呈多囊改变。

【辨证分析】患者近2个月经量明显增多，已达常量，不适症状皆已消失。治疗有效，守方继用。经后初期为阴血恢复期，以补阴为要，故去益母草、香附、川芎活血辛燥，走而不守之药；易赤芍为白芍以增强滋阴养血之力。

【处方】上方去益母草、香附、川芎、赤芍，加白芍15g。20剂，水煎，早晚分服。

嘱患者规律饮食，适度锻炼，调畅情志。

病案二：月经过少（肝郁气滞证）

艾某，女，35岁。已婚。2016年6月13日初诊。

【主诉】近半年月经量减少，2天即净。

【现病史】13岁月经初潮，周期28~32天，经期4天左右，孕3产2流1。半年前，正值经期与人吵架，遂出现月经量明显变少，少于以往一半，2天即净，经色暗。LMP：2018年5月29日。平时性格急躁，胸中烦闷善太息，时有小腹、乳房胀痛，腰酸，倦怠乏力，眠差。

【体格检查】身高156cm，体重48kg。面部色素斑，额头及下颌部痤疮，舌红，脉弦细。

【妇科检查】外阴发育正常；阴道通畅；分泌物量多、质稠、色微黄；宫颈肥大；双侧附件区稍增厚，触压痛（+）。

【辅助检查】2016年6月13日查。

①超声检查：子宫大小约46mm×39mm×46mm；内膜厚约7mm；左侧卵巢内可见直径3~4mm的卵泡约12个，右侧卵巢内可见直径2~3mm的卵泡约14个；直肠窝液性暗区约11mm。提示双侧卵巢呈多囊改变，盆腔少量积液。

②性激素检查：FSH 6.33mIU/ml；LH 20.16mIU/ml；PRL 23.56ng/ml；E$_2$ 95.16pg/ml；P 0.10ng/ml；T 45.27ng/dl。LH/FSH＞3。

【中医诊断】月经过少（肝郁气滞证）。

【西医诊断】多囊卵巢综合征；月经过少。

【辨证分析】经期遇怒致肝气郁结，气机不畅，冲任受阻，故月经过少，甚则点滴即净。足厥阴肝之经脉，循股阴，入毛中，过阴器，抵小腹……布胁肋，且肝为刚脏，将军之官，喜调达，恶抑郁。患者平素急躁易怒，肝气不舒而出现善太息，乳房、小腹胀痛，肝郁日久化火，灼伤阴血以致气血失和而出现面部色素斑、痤疮等。火热上扰心神，则夜寐不宁。舌红、脉弦细均为肝郁之征，故本病系肝郁气滞，冲任壅塞所致。韩延华认为，肝气不舒，气滞血瘀是发病的重要原因，应从"肝主冲任"的理论认识本病，治疗从肝脏入手，采用疏肝养肝调冲的治疗原则，配合活血调经的药物，则可使月经疏泄通畅。

【治法】疏肝解郁，活血调经。

【处方】百灵调肝汤加减（《百灵妇科》）。

当归20g、赤芍15g、香附15g、丹参20g、枳实15g、川楝子10g、青皮10g、王不留行15g、通草10g、皂角刺10g、怀牛膝15g、枸杞子15g、女贞子15g、白蒺藜15g、甘草5g。15剂，水煎，早晚分服。

嘱患者调畅情志，勿过于劳累。

【方药分析】方中当归、赤芍为君药，当归既能补血，又能活血和血，为"调经圣药"；赤芍化瘀止痛。枳实、川楝子为臣药，枳实泄热散结，善于下行；川楝子苦寒降泄，善清肝火、泄郁热，行气止痛；丹参、香附活血调经；青皮疏肝破气，散结消积，《本草纲目》曰：青皮"治胸膈气逆，胁痛……消乳肿，疏肝胆"。妙用王不留行、通草、皂角刺，取其三药下达血海，走而不守，通郁散结之功，枸杞子、女贞子、怀牛膝滋补肝肾，生精益髓，共为佐药。白蒺藜散风明目，下气行血；甘草调和诸药，共为使药。全方配伍，共达疏肝解郁，理血养血之效。

二诊：2016年6月28日。患者服药后，胸中烦闷减轻，善太息缓解，仍有乏力、眠差、小腹胀痛，舌红苔白，脉弦滑，自觉经水将至。

【辨证分析】服药后症状有所减轻，治疗有效，恰逢经期欲临，加红花、益母草活血化瘀调经；经前血海充盈，气机不畅，则小腹胀痛，加行血中气滞，气中血滞，专治一身上下之痛的延胡索。

【处方】上方加益母草15g、红花15g、延胡索15g。10剂，水煎，早晚分服。

三诊：2016年7月10日。患者月经来潮。LMP：2016年7月3日。经量较之前增多，有血块，5天净。患者面部色素斑变淡，仍有睡眠困难，舌红，苔白，脉弦。

【辨证分析】服药后经量增加，经期变长。现经期已过，去红花、益母草；加疏肝解郁，镇静安神之合欢皮、刺五加改善睡眠。

【处方】上方去红花、益母草，加合欢皮20g、刺五加15g。15剂，水煎，早晚分服。

四诊：2016年7月26日。服药后，睡眠质量变好，胸中烦闷、善太息消除，乏力减轻，余症缓解。舌淡红，苔薄，脉弦缓。

【辨证分析】经治疗，经量增多，诸症明显改善，心情愉悦，神清梦稳，知其肝气得以抒发，冲任调畅，血海蓄溢有常，守方继进，巩固疗效。

【处方】上方。15剂，水煎，早晚分服。

五诊：2016年8月12日。LMP：2016年8月1日，经量正常，经色红，6日净。无腹胀，睡眠良好，面部色斑明显变淡，痤疮明显缓解，仍有轻微乳胀。舌稍红，苔薄白，脉和缓。

【辨证分析】不适症状基本消失，守方巩固。乳胀，加夏枯草清肝火，散郁结，消痈散结。

【处方】上方加夏枯草15g。15剂，水煎，早晚分服。

六诊：2016年9月5日。患者自行停药1周，2016年9月2日月经来潮，经量、经色正常。无乳胀，无腹痛，心情愉悦。舌稍红，苔薄白，脉滑缓。

【辅助检查】2016年9月3日查。

性激素检查：FSH 5.02mIU/ml；LH 8.68mIU/ml；PRL 15.51ng/ml；E_2 102.33pg/ml；P 0.30ng/ml；T 39.81ng/dl。

【辨证分析】现月经正常，无任何不适。停服汤剂。

嘱患者继续观察月经情况，不适随诊。

病案三：月经过少（痰湿证）

刘某，女，28岁。已婚。2019年5月31日初诊。

【主诉】月经量逐渐减少1年余。

【现病史】14岁月经初潮，周期正常，经期5天。1年前，无明显诱因出现月经量减少，经期缩短，不足3天，经色淡。带下量多，色白质黏。LMP：2019年5月26日。平素喜食肥甘厚味及冷饮，经常熬夜。现自觉全身困重，倦怠乏力，嗜睡，纳差，腰酸痛，大便溏薄。

【体格检查】形体肥胖，身高158cm，体重90kg。BMI：36.1kg/m^2，颈部黑棘皮。舌体胖大，苔白腻，脉滑。

【妇科检查】外阴发育正常；阴道通畅，分泌物量多，色白，质稠；宫颈肥大。

【辅助检查】2019年5月31日查。

①妇科超声：子宫大小约40mm×33mm×39mm；内膜厚约6mm；双侧卵巢内均可见直径＜9mm的卵泡12个左右，呈项链状分布。提示双侧卵巢呈多囊改变。

②口服葡萄糖耐量试验：空腹血糖7.64mmol/L；120分钟血糖8.26mmol/L。

③胰岛素释放试验：空腹胰岛素12.16mU/L；120分钟胰岛素30.73mU/L。

④性激素检查：FSH 3.87mIU/ml；LH 8.35mIU/ml；PRL 16.7ng/ml；E$_2$ 46.18pg/ml；P 0.52ng/ml；T 38.94ng/dl。（LH/FSH＞2）

【中医诊断】月经过少（痰湿证）。

【西医诊断】多囊卵巢综合征；月经过少。

【辨证分析】《医学入门》言："痰源于肾，动于脾"，五脏之病，虽俱能生痰，然无由乎脾肾，脾主运化，主中气而统血，脾之健运，全赖脾阳维系，肾阳为一身元阳之原机，故脾阳根于肾阳。患者喜食肥甘厚味，贪食生冷，加之长期熬夜，损伤脾肾，肾阳鼓动乏力，脾土无以温煦，脾虚运化失常，水湿凝聚成痰，痰湿壅阻经遂，阻遏冲任气血运行，故出现月经量少。脾虚运化无力，则纳差，大便溏薄；湿邪困阻气机，重浊黏滞之气困于脾肾，影响脏腑升清降浊，则全身困重，倦怠乏力，嗜睡。湿邪损伤任带二脉，则致带下量多，色白。湿邪溢于肌肤，则体型肥胖。本病系痰湿阻滞冲任所致，治宜调达气机，宣通脉络，蠲化痰浊，浊邪化则经自调。

【治法】豁痰除湿，活血调经。

【处方】苍附导痰汤加减（《叶天士女科全书》）。

苍术20g、枳壳15g、陈皮15g、茯苓15g、半夏10g、胆南星15g、香附20g、当归15g、巴戟天15g、红花15g、黄连10g、葛根15g、甘草10g。15剂，水煎，早晚分服。

嘱患者少食膏粱厚味，清淡饮食，锻炼减肥，调畅情志。

【方药分析】肥人经水来少者，责其痰凝经隧也，方中用二陈汤燥湿化痰，健脾和胃，以绝生痰之源；苍术、胆南星助二陈汤健脾燥湿化痰之力；枳壳宽中理气；香附芳香辛散，通行气分，散解六郁，兼入血分，疏通经络，行气活血；巴戟天鼓动肾阳以温煦脾土；黄连、葛根清热泻火化浊，改善胰岛素敏感性；当归、红花活血化瘀通经，甘草调和诸药。

二诊：2019年6月15日。患者减重2kg，白带量减少，乏力、全身困重缓解，仍食欲不振。苔腻，脉滑缓。

【辨证分析】古人云"肥人多痰"，患者脾虚运化无力，以健脾豁痰除湿之法，使脾气得运，湿痰得除，故困重、乏力减轻。食欲不振，加焦三仙健脾化湿，开胃消食。

【处方】上方加焦三仙各15g。15剂，水煎，早晚分服。

三诊：2019年7月9日。LMP：2019年6月29日。少腹冷痛，经量少，经色如前。自述经前曾食冷饮。舌淡红，苔白腻，脉沉。

【辨证分析】经前食冷饮，致寒客胞脉，影响气血运行，故少腹冷痛；经行不畅，经量少，故去黄连清热苦寒之品，加紫石英、小茴香温经散寒，调经止痛。

【处方】上方去黄连，加紫石英15g、小茴香15g。15剂，水煎，早晚分服。

四诊：2019年7月23日。食欲好转，少腹冷痛消失，大便成形，精神渐转佳，体重减少4kg，黑棘皮如故。

【辨证分析】《灵枢·脉度》曰："脾气通于口，脾和则口能知五谷矣"。用药后脾气得以恢复，则纳食正常。脾气健运，湿浊得化，气机得畅，则大便成形，精神渐转佳，体重减少。少腹冷痛消失，故去紫石英、小茴香。黑棘皮如故，加白鲜皮、刺蒺藜燥湿消痤。

【处方】上方去紫石英、小茴香，加白鲜皮15g、刺蒺藜15g。15剂，水煎，早晚分服。

嘱患者忌食生冷。

五诊：2019年8月10日。LMP：2019年8月1日，经量正常，经色淡红，5天净。经后期稍感乏力。舌淡红，苔薄白，脉缓。

【辨证分析】月经按时来潮，经后期稍感乏力系经血下泄，经脉失养所致，故加党参、黄芪益气养血扶正。

【处方】上方加党参20g、黄芪20g。15剂，水煎，早晚分服。

嘱患者下次月经来潮第2天复查性激素、空腹血糖、胰岛素释放试验。

六诊：2019年9月2日。LMP：2019年9月1日。经量、经色、经质均正常。乏力消失，精神良好，饮食及二便无异常。

【辅助检查】2019年9月2日查。

①性激素检查：FSH 4.68mIU/ml；LH 6.26mIU/ml；PRL 20.48ng/ml；E_2 67.12pg/ml；P 0.30ng/ml；T 24.15ng/dl。

②口服葡萄糖耐量试验：空腹血糖5.32mmol/L；120分钟血糖7.23mmol/L。

③胰岛素释放试验：空腹胰岛素9.46mU/L；120分钟胰岛素18.87mU/L。

【辨证分析】服药后症状基本消失，考虑湿邪致病，病程缠绵，且仍肥胖，故守方继用，巩固疗效，改早晚分服为每晚服一次。另加服中成药苍附导痰丸化湿。

【处方】上方。15剂，水煎，每晚服。

【中成药】苍附导痰丸：5克/次，2次/日，温开水送服。

七诊：2019年11月10日。患者自述月经过期1周未行，近日自觉厌食、恶心。体重78kg，舌红，脉滑。

【辅助检查】尿妊娠试验：（+）。

【辨证分析】尿妊娠试验阳性提示早孕。

嘱患者2周后查超声，确定是否宫内妊娠。不适随诊。

后随访，患者于2020年8月顺产一女。

病案四：月经过少（肾虚血瘀证）

李某，女，30岁。已婚。2020年9月12日初诊。

【主诉】月经量少2年余。

【现病史】16岁月经初潮，既往月经规律，周期28~33天，经期3~6天。孕4产2流2。近2年出现月经量少，甚至点滴即净，曾于当地医院就诊，医师给予黄体酮治疗，服药期间经量尚正常，停药即少。LMP：2017年8月20日。平素经期小腹痛，经色暗，有血块，块下痛减。现腰膝酸软，倦怠，耳鸣，乳房胀痛，烦躁易怒，眠差。

【体格检查】身高160cm，体重56kg。舌暗红，舌边尖有瘀点，苔白，脉沉涩。

【妇科检查】外阴发育正常；阴道通畅，分泌物量少，色白；宫颈柱状，表面光滑。

【辅助检查】2020年9月12日查。

①妇科超声：子宫大小约37mm×43mm×30mm；内膜厚约9mm；双侧卵巢内均可见直径2~6mm的卵泡约12个。提示双侧卵巢呈多囊改变。

②性激素检查：FSH 4.87mIU/ml；LH 10.04mIU/ml；PRL 12.56ng/ml；E_2 43.16pg/ml；P 11.26ng/ml；T 65.21ng/dl。（LH/FSH＞2）

【中医诊断】月经过少（肾虚血瘀证）。

【西医诊断】多囊卵巢综合征；月经过少。

【辨证分析】经量逐年减少，甚至点滴即净，考虑与房劳多产有关。肾为元气之根，肾气的贮存和施泄为月经和胎孕提供物质基础，肾中精气亏虚，冲任气血不充，血海空虚，不能按时满盈，故月经过少；肾虚不能化生精血，髓海、腰府失养，故倦怠，耳鸣，腰膝酸软；气虚运血无力，瘀血阻滞于胞脉，致月经量少、有血块；瘀血停滞，气机受阻，引起经期小腹痛，血块下后，气机得以畅通，故块下痛减；肾水虚，不能滋养肝木，致肝失疏泄，气机不畅，故乳房胀痛；肝郁化火，上扰心神，故心烦易怒，眠差。舌暗红，舌边尖有瘀点，苔白，脉沉涩为肾虚血瘀之象。本病系肾虚血瘀，冲任失调所致，肾虚是重要病理基础，瘀血阻滞为导致发病的重要环节，故治以补肾活血之法，补肾填精，活血调经，经血自来。

【治法】补肾活血调经。

【处方】补肾活血调冲汤加减（《韩氏女科》）。

熟地黄15g、山药15g、菟丝子30g、枸杞子15g、丹参20g、红花15g、益母草15g、当归15g、川芎15g、白芍15g、怀牛膝15g、鳖甲15g、淡豆豉15g、生甘草5g、狗脊15g、王不留行15g。15剂，水煎，早晚分服。

嘱患者适量食用一些豆制品及蜂王浆，合理运动，调畅情志。

【方药分析】方中熟地黄、山药、枸杞子滋补肝肾，补血填精；菟丝子补肾填精，强筋壮骨；当归、白芍补血养血，柔肝止痛；川芎活血行气，祛风止痛。当归、川芎互补为用，活血、养血、行气并举，且润燥相济，当归之润可制约川芎之燥，川芎之燥又可制当归之腻，从而起到活血祛瘀，养血和血的功效。怀牛膝补肝肾，强筋骨，引血下行，《医学衷中参西录》曰："牛膝，原为补益之品，而善引气血下注，是以用药欲其行下者，恒以之为引经。"丹参、红花、益母草活血调经，散瘀止痛；鳖甲滋阴潜阳，填精益髓；淡豆豉清心除烦；狗脊补肝肾，强腰膝；王不留行清肝散结，活血通经；甘草调和诸药。全方补中有疏，滋而不腻，活血不伤身。

二诊：2020年9月25日。LMP：2020年9月22日，经量较之前稍多，经色暗红，有大血块。倦怠好转，仍心烦，眠差。舌暗红，仍有瘀点。苔白，脉弦滑。

【辨证分析】经量增多，倦怠好转，药对其症，守方继用。经血正行，减活血之王不留行。心烦、眠差未减，加柴胡疏肝解郁，合欢皮解郁安神。

【处方】上方去王不留行，加柴胡15g、合欢皮15g。15剂，水煎，早晚分服。

嘱患者规律作息，调畅情志。

三诊：2020年10月8日。睡眠好转，烦躁减轻，腰酸倦怠缓解。舌红，苔薄白，脉沉细。

【辨证分析】诸症改善，治疗有效，守方继进。

【处方】上方。15剂，水煎，早晚分服。

四诊：2020年10月24日。LMP：2020年10月21日。经色稍暗，有少许血块。睡眠平稳，偶有腰酸，小腹微痛。

【辨证分析】肝郁已疏，去柴胡、淡豆豉、合欢皮。现正值经期，经色稍暗，小腹微痛，加延胡索理气活血止痛。

【处方】上方去柴胡、淡豆豉、合欢皮，加延胡索15g。15剂，水煎，早晚分服。

五诊：2020年11月12日。LMP：2020年10月21日。经量显著增加，6天净。现无明显不适。

【辨证分析】经治疗，月经基本恢复正常，其他不适均已缓解。效不更方，继服巩固疗效。患者因需出差1个月，要求带30天的药量。

【处方】上方。30剂，水煎，早晚分服。

六诊：2020年12月20日。LMP：2020年12月19日。经量、经色均正常，无任何不适。

【实验室检查】2020年12月20日查。

①性激素检查：FSH 5.5mIU/ml；LH 6.45mIU/ml；PRL 10.93ng/ml；E_2 37.85pg/ml；P 0.42ng/ml；T 32.57ng/dl。

②妇科超声：子宫大小约41mm×43mm×37mm；内膜厚约7mm。

【辨证分析】月经正常，余无不适，停服中药，改服中成药巩固治疗。

【中成药】丹黄祛瘀胶囊：6粒/日，3次/日，口服，连用30日。

二、诊疗品析

韩延华认为月经过少的发病机制或虚或实。虚者可因精亏血少，冲任气血不足，或经血乏源所致。《万氏妇科》曰"瘦人经水来少者，责其血虚也"。《血证论·经血》说"经行太少，以及干枯淡薄，诸虚证犹杂出难言，审系肾中天癸之水不足者"。实者则是肝郁气阻、瘀血内停、痰湿阻络致胞脉不畅，而出现经血量少涩滞。《证治准绳·女科》曰"经水涩少，为虚为涩"。《万氏妇人科》言："肥人经水来少者，责其痰碍经隧也"。月经过少多见于虚实两端，或虚，或实，或虚实夹杂。

月经过少与肝、脾、肾三脏息息相关。脾为后天之本，气血生化之源，脾运化水谷精微，为化生精、津、气、血提供物质基础；胃为水谷之海，是多气多血之腑，且足阳明胃经与冲脉会于气街，胃中水谷盛，则冲脉之血盛，月事以时下。若脾失健运，胃失受纳，则气血生化乏源亦可致月经过少。万密斋在《万氏妇人科·调经》中阐述："女子经病……胃……乃水谷之海，血气之母也……故脾胃虚弱，饮食减少，气日渐耗，血日渐少。斯有……血少、色淡……数月一行之病"，强调了脾的重要性。女子以肝为先天，"肝乃血之府库"，以血为本，肝所藏之血下注冲脉，故月事以时下；肝主疏泄，喜条达而恶抑郁，气畅而血行，若肝失疏泄，气机郁结，升降失常，使得血行不畅，发为月经过少。"肾藏精，精者，血之所成也"。藏于肾中之精为藏于胞宫之血的物质基础，血的化生，有赖于肾中精气的气化，肾中精气的充盛，亦有赖于血液的滋养。古有"乙癸同源""精血同源"之说，因此，精血相互滋生、相互转化。

在月经过少的治疗中，亦应重视脾主运化理论的应用。根据"虚则补之""损者益之"的治疗原则，立疏肝益肾、化瘀调经之法，首辨脏腑，再辨虚、实、寒、热，同时结合患者证候特征及年龄特点选方用药，随证加减。常用方剂有补肾活血调冲汤、百灵调肝汤、加味育阴汤、苍附导痰汤等，用药多以疏肝健脾、调肝益肾、养肝调冲、补肾填精、燥湿化痰、活血调经为主。此外，在临床中，应以先后天同治为妙。尽早的诊治对维持女性生理特性、延缓女性机能衰退、提升生活质量有至关重要的现实意义。

【小结】四则病案均为多囊卵巢综合征导致的月经过少，虽西医病名相同，但中医的病因病机各有不同。病案一系气血不足所致，症见经行量少，色淡质稀，头晕目眩，心悸失眠，皮肤干燥，倦怠乏力，舌淡苔白，脉虚或沉细。病案二系肝郁气滞所致，症见经行量少，色暗，质稠，夹瘀块，小腹坠胀，胸胁胀满，乳房胀痛，烦躁易怒，舌暗红，苔白，脉弦。病案三系痰湿所致，症见经行量少，色暗，质稠，形体肥胖，胸脘满闷，带下量多，舌淡红或暗红，苔厚腻，脉弦滑。病案四系血瘀所致，症见经行量少，经色瘀暗，有血块，经行腹痛，舌暗红，有瘀斑、瘀点，脉沉涩。证型不同，则临床表现各异。

月经过少之虚证临床常见肾精亏虚证、气血两虚证、脾肾两虚证；实证临床常见肝郁气滞证、痰湿内盛证、血瘀证。虚证的治疗当以补肾填精，滋养肝肾，温肾助阳，健脾益气为主；实证的治疗当以疏肝理气，活血化瘀，祛湿化痰为主；虚实夹杂之证的治疗则应辨清标本虚实，随证处之。总的来说，月经过少以肾虚、肝郁、脾虚为本，气滞、血瘀、痰湿为标，临床以本虚标实者多见。治疗应以"虚则补之，实则泻之"为基本原则，但不可见虚则妄投补药，亦不可滥用攻伐，应做到扶正祛邪，攻补有度。

肾精血不足者，选用熟地、山萸肉、枸杞子、女贞子等益肾填精养血之品；肝郁者，选用柴胡、白芍、陈皮、香附、枳壳、郁金等行气疏肝之品；脾虚者，选用黄芪、白术、山药、党参等健脾益气养血之品；痰湿者，选用法半夏、制南星、苍术、茯苓等燥湿祛痰之品；血瘀者，选用丹参、当归、川芎、鸡血藤等活血化瘀之品。"善补阴者，必于阳中求阴，则阴得阳升而泉源不竭"，经满则自溢。韩延华认为妇科病的辨治应法于阴阳，和于术数，以求阴阳动态平衡。女性月经周期有阴阳周期性的消长变化，如月之圆缺，藏泄有时。因此，临床应根据胞宫的周期性和阴阳消长规律进行调治，以使胞中精血充沛，藏泄有序，经水自愈。根据患者就诊时所处的不同月经期，当补则补，当泄则泄。行经期经血外泄，予行气活血通络之品，因势利导，引血下行；经后期血海空虚，胞宫、胞脉相对空虚，阴血不足，则宜补宜藏，以助阴长；经间期阴精充沛，气血充盛，重阴必阳，加用行血活血之品改善血运，促进内膜丰盈；经前期阳长阴消，阳气逐渐达到高峰"重阳"状态，则应注意阴阳平衡关系。临证时，还应根据患者的体质，辨病与辨证相结合，因人、因时、因地制宜，以补肾、疏肝、扶脾、活血、燥湿为月经过少的治疗大法，充分体现中医辨证施治的特点，发挥中医药的独特优势和作用。

（朱小琳　张诗笛）

第六节　闭　经

一、病案实录

❀病案一：闭经（肾虚肝郁证）

任某，女，23岁。未婚。2011年11月28日初诊。

【主诉】月经8个月未行。

【现病史】16岁月经初潮，既往月经周期40~45天，经期5~6天。自高中始，因学习压力过大而出现月经2~3个月一行，甚则长达半年一行。LMP：2011年3月21日。现经水已8个月未行。为求系统诊治，故来我院就诊。平素自觉腰痛，头晕，倦怠乏力，心烦易怒，经前乳胀，二便正常，睡眠尚可。

【体格检查】面部及背部痤疮，颈部黑棘皮症状明显，体型肥胖，身高158cm，体重85kg。BMI：34.05kg/m^2。舌体略大，暗淡，苔白，脉弦细。

【辅助检查】2011年11月7日查。

①性激素检查：FSH 3.86mIU/ml；LH 20.02mIU/ml；PRL 0.29ng/ml；E_2 46.06pg/ml；P 0.51ng/ml；T 54.31ng/dl（LH/FSH＞5）。

②性腺激素测定：DHEAS 180.00μg/dl；AND 3.66ng/ml；SHBG 14.6nmol/L。

③妇科超声：子宫大小约27mm×23mm×30mm；内膜厚约10mm；双侧卵巢内均可见直径＜9mm的卵泡12个以上，呈项链状分布。提示子宫小，双侧卵巢呈多囊改变。

④甲状腺功能及抗体测定：未见明显异常。

⑤口服葡萄糖耐量试验：空腹血糖6.2mmol/L；180分钟血糖7.2mmol/L。

⑥胰岛素释放试验：180分钟胰岛素26mU/L。

【中医诊断】闭经（肾虚肝郁证）。

【西医诊断】多囊卵巢综合征；闭经。

【辨证分析】发病于青春期，系先天发育不足，精血未充，血海不能按时满溢，故发为月经后期，40~45天一行。平素腰痛、倦怠乏力、头晕、子宫发育稍小，均为肾虚所致。肾水不足，水不涵木致肝气不疏，气机不畅，故心烦易怒，乳房胀痛。高中学业压力增大，肝气更为郁滞，血海不能满溢，则经闭不行。脉弦细提示为肾虚肝郁。故本病系肾虚肝郁，冲任失调所致。考虑久病肝气郁结，气机阻滞，气为血之帅，气滞则血亦滞，冲任血海涩滞，则舌质暗淡，故于充养之品中，加入调肝、活血调经之品，使血海充盛，血液流通。因此治宜益肾调肝，活血调经，方选补肾活血调冲汤加减。

【治法】益肾疏肝，活血调经。

【处方】补肾活血调冲汤（《韩氏女科》）加减。

生地20g、山茱萸15g、杜仲15g、菟丝子15g、巴戟天15g、香附15g、柴胡10g、丹参20g、当归15g、赤芍15g、龟甲20g、怀牛膝15g、山药15g、甘草5g。10剂，水煎，早晚分服。

嘱患者增加运动，控制饮食，减轻体重。

【方药分析】方中重用菟丝子补肾益精；生地填精益髓、滋养肾水；肾水非得酸不能生，故合山茱萸之酸性，以成既济之功，能补益肝肾以滋养精血而助元阴之不足；杜仲、巴戟天、怀牛膝补肝肾，强筋骨，怀牛膝又可活血调经、引血下行；当归补血调经，活血止痛；柴胡、香附、丹参、赤芍疏肝理气，活血调经，在补肾基础上调理冲任，使经水自调；龟甲滋阴潜阳，填精益髓；山药健脾以补先天、益肾而助后天；甘草补虚并调和诸药。全方补中有疏，滋而不腻，标本同治。

二诊：2011年12月10日。LMP：2011年12月7日。现值经期第4天，经血色暗，质黏，夹杂少许血块。腰痛，倦怠乏力减轻。大便略稀，2次/日。舌质偏暗淡，苔薄白，脉沉弦细。

【辨证分析】服药后经水来潮，症状有所缓解，治疗有效，故守上方进行加减。患者素体肾虚，经行之时经水下泄，肾气益虚，脾土失于温煦，运化失职，湿邪下注，故见经血质黏、大便稀溏。正值经行之际，恐过用活血化瘀之品致经血量多如崩或淋漓不尽，故去滋腻润肠之当归、药性微寒之丹参，加炒白术健脾益气、燥湿止泻。

【处方】上方去当归、丹参，加炒白术15g。10剂，水煎，早晚分服。

三诊：2012年1月5日。患者头晕症状消失，其他症状明显减轻，体重降至81.8kg。舌质淡红，苔薄白，脉略滑。

【辨证分析】服药后症状明显减轻，此方行之有效，故守方加减。脉略滑，考虑经期将近，经前血海充盈，宜通利以助经水下行，故加益母草活血调经，促进月经通畅，并嘱患者经量多时停服。

【处方】上方加益母草15g。15剂，水煎，早晚分服。

四诊：2012年1月20日。现月经干净3天，自觉腰酸、黑棘皮症明显改善。舌体正常大小，苔薄，脉和缓。

【辨证分析】患者服药后月经如期而至，症状明显改善。虽月经已如期而至，但其先天禀赋不足，肾虚已久，不可能一蹴而就，应继续予以调理。经后血海空虚，肾虚更为明显，故见经后腰酸。明·张介宾在《景岳全书·妇人规》中说："调经之要，贵在补脾胃以资血之源，养肾气以安血之室，知斯二者，则尽善矣。"改用加味育阴汤加减进行治疗，旨在建立正常的自主月经周期。

【处方】熟地黄20g、山茱萸15g、山药15g、杜仲15g、菟丝子15g、巴戟天15g、香附15g、丹参20g、白芍15g、鳖甲20g、怀牛膝15g、苍术15g、狗脊15g。15剂，水煎，早晚分服。

【方药分析】方中熟地黄、山药、山茱萸滋补肝肾，填精益髓，取肾气丸三补之义。其中，熟地黄性温，归心、肝、肾经，重在滋肾水，补益真阴，是为君药；山茱萸主入肝肾二经，补益肝肾；山药入肝、脾、肾经，益气养阴，三药共补肝、脾、肾之精，重在滋肝肾、补精血。杜仲、怀牛膝补益肝肾，善于治疗肝肾之虚引起的腰膝酸软；菟丝子、巴戟天辛甘微温，温补肾阳，温而不燥。丹参活血调经，白芍养肝柔肝，苍术燥湿健脾，香附疏肝理气解郁。患者腰酸，系肾虚所致，故用狗脊补肝肾，强腰膝，鳖甲滋阴潜阳。

五诊：2012年5月27日。近2个月经水基本如期而至，诸症明显改善，体重降至75.5kg。

【辨证分析】考虑月经将近，处方调整为补肾活血调冲汤加减，因势利导促进月经排出。

【处方】补肾活血调冲汤加减。

熟地黄20g、山茱萸15g、山药15g、菟丝子40g、巴戟天15g、丹参20g、川芎15g、当归15g、赤芍15g、怀牛膝15g、益母草15g、龟甲20g、生甘草5g。10剂，水煎，早晚分服。

【方药分析】方中菟丝子补肾益精，有研究表明，菟丝子可以增加大鼠子宫的重量，故增加菟丝子的用药剂量，促进子宫和子宫内膜的发育；熟地黄补血滋阴，填精益髓；巴戟天温补肾阳，强筋骨；当归补血调经，活血止痛；益母草、丹参、赤芍活血散瘀，调经止痛，在补肾基础上调理冲任，使经水自调；山药补肾脾；山茱萸滋补肝肾，使精血充盛，满而自溢；龟甲滋阴潜阳，益肾强骨；川芎活血行气止痛，与当归相须为用，当归以其润制约川芎之燥，而川芎以其燥又可制约当归之腻，祛瘀的同时而不致损伤气血，而补血过程中又不致气滞血瘀，两药互补为用，起到补血、养血、活血之功；怀牛膝具有活血调经、补肝肾、强筋骨的作用，且可引血下行，使血汇聚于冲任二脉，为月经来潮做准备。甘草调和诸药。全方使肾虚得补，肝郁得疏，兼顾活血化瘀，补益脾气，气血兼顾，共达"益肾调肝，活血调经"之效。

六诊：2012年6月10日。LMP：2012年6月8日。诸症明显改善，体重降至73.5kg。

【辅助检查】2012年6月9日查。

①性激素检查：FSH 4.42mIU/ml；LH 11.26mIU/ml；PRL 0.25ng/ml；E_2 45.31pg/ml；P 0.61ng/dl（LH/FSH＞2）。

②口服葡萄糖耐量试验：空腹血糖6.0mmol/L；180分钟血糖6.2mmol/L。

③胰岛素释放试验：180分钟胰岛素15.7mU/L。

【辨证分析】经治疗后，患者经期基本正常，嘱患者停服汤剂，改用补气、养血、填精的胎宝胶囊，以及滋补肝肾的育阴丸巩固治疗，并坚持控制饮食、增加运动以减轻体重，且避免精神过度紧张。

【中成药】

①胎宝胶囊：3粒/次，3次/日，口服。

②育阴丸：1丸/次，3次/日，口服。

遵照此法治疗近10个月，患者月经周期恢复正常。

❀ 病案二：闭经（肾虚痰湿，冲任阻滞证）

李某，女，19岁。未婚。2019年7月29日初诊。

【主诉】自18岁月经初潮后，经水至今未行。

【现病史】患者2018年10月月经初潮后，经水至今未行。初潮有痛经。为求系统诊治，故来我院就诊。平素自觉腰酸、倦怠乏力，烦躁易怒，二便正常，睡眠尚可。

【体格检查】形体肥胖，体毛重，颈部黑棘皮征（＋）。身高174cm，体重103kg。BMI：34.02kg/m^2。腰围117cm，臀围111cm，腰臀比1.05。舌体胖大，有齿痕，舌质正常，苔微腻，脉沉滑。

【辅助检查】2019年7月29日查。

①妇科超声：子宫大小约40mm×30mm×43mm；内膜厚约6.6mm，回声均匀；左侧卵巢大小约30mm×26mm×34mm，体积为14.6cm^3，卵泡数量约14个，卵泡直径2~5mm，右侧卵巢大小约33mm×26mm×34mm，体积为14.0m^3，卵泡数量约15个，卵泡直径2~5mm。提示子宫稍小，双侧卵巢呈多囊改变。

②消化超声：肝脏轻度弥漫性改变，提示脂肪肝改变。

③胰岛素释放试验：空腹胰岛素20.9mU/L。

④血糖：空腹血糖7mmol/L，180分钟血糖10mmol/L。

⑤性腺激素测定：雄烯二酮11.6nmol/L。

【中医诊断】闭经（肾虚痰湿，冲任阻滞证）。

【西医诊断】多囊卵巢综合征；闭经。

【辨证分析】患者发病于青春期，为先天禀赋不足，肾气未充所致。该患者初潮来迟，子宫发育稍小，闭经，腰酸皆为肾虚的表现。肾水不足，水不涵木，致肝气不疏，故烦躁易怒；肾虚日久影响脾之运化，导致气化不利，水湿不化，痰饮内停则见形体肥胖。舌体胖大，边有齿痕，舌苔微腻，脉沉滑，皆为湿浊壅滞之征。本病主因肾气不足，精亏血少所致，治宜补肾填精、养血调冲，方选补肾活血调冲汤加减。并选用黄连素（盐酸小檗碱）来辅助治疗胰岛素抵抗，降低血糖；地塞米松降低雄激素。

【治法】补肾填精，养血调冲。

【处方】补肾活血调冲汤（《韩氏女科》）加减。

熟地黄15g、枸杞子15g、女贞子15g、菟丝子30g、巴戟肉20g、赤芍15g、益母草20g、丹参20g、怀牛膝20g、当归20g、川芎20g、炒山药20g、红花15g、黄连15g、葛根20g、狗脊20g、川楝子20g、白鲜皮15g、紫河车粉3g。7剂，水煎，早晚分服。

【西药】

①黄连素（盐酸小檗碱）：0.1g/次，3次/日，连服3个月。

②地塞米松：0.25mg/次，1次/日，睡前服，连服30天。

嘱患者运动减重；控制饮食；调畅情志。

【方药分析】方中以菟丝子为君，平补肾之阴阳；以熟地黄、枸杞子、女贞子、紫河车粉补肾填精养肾阴，其中，紫河车为血肉有情之品，可促进子宫发育；巴戟肉、狗脊温补肾阳，强筋骨；当归补血活血，川芎活血行气止痛，与当归相须为用，当归以其润制约川芎之燥，而川芎以其燥又可制约当归之腻，祛瘀的同时而不致损伤气血，而补血过程中又防气滞血瘀，两药互补为用，起到补血养血、活血之效；益母草、丹参、赤芍、红花活血散瘀，在补肾基础上调理冲任，使经水自调；葛根味甘辛性凉，乃阳明经药，兼入脾经升阳止泻，患者素有脾虚，葛根有防止用药后滞碍脾胃而导致便溏之用，现代医学研究表明葛根具有一定的降低血糖的作用；炒山药健脾除湿，川楝子疏肝行气，黄连、白鲜皮清热燥湿，助益全身气机升降；怀牛膝具有活血调经、补肝肾、强筋骨的作用，且可引血下行，使血汇聚于冲任二脉，为月经来潮做准备。全方使肾虚得补，气机得利，气血兼顾，共达补肾填精，养血调冲之效。

二诊：2019年8月5日。服药后无不适，月经未来潮。

【辨证分析】服药后无不适症状，因月经仍未来潮，故首诊方加鸡血藤补血兼行血，促进月经通畅。

【处方】上方加鸡血藤20g。10剂，水煎，早晚分服。

三诊：2019年8月15日。服药后便溏，2次/日。腰酸乏力好转，月经未来潮。

【辨证分析】患者服药后，腰酸乏力好转，系肾虚症状有所改善，效不更方。患者素体脾虚，痰湿内盛，熟地味厚滋腻，易滞碍脾胃，久服之后，脾失运化，水湿走于大肠，则大便稀溏，故加炒白术健脾益气、燥湿止泻。

【处方】上方加炒白术20g。15剂，水煎，早晚分服。

四诊：2019年9月1日。服药后月经于2019年8月30日来潮，今日净，仍腹泻。

【辨证分析】患者服药1个月后月经来潮，各种症状明显改善。经后血海空虚，治疗应以补肾填精为主，佐以调经使冲任血海逐渐盈满。经后以补益为主，故去活血通经之鸡血藤。经水外泄，脾肾更为虚弱，虽已给予炒白术健脾止泻，但腹泻仍未去，故加用诃子涩肠止泻。

【处方】上方去鸡血藤，加诃子10g。15剂，水煎，早晚分服。

五诊：2019年9月15日。服药后便溏情况好转，无不适。

【辨证分析】经治疗后，患者现无不适症状。方症相应，肾虚痰湿均明显缓解。守方继进，嘱患者继服汤剂巩固治疗，并坚持控制饮食、增加运动以减轻体重，避免精神过度紧张。

【处方】上方。15剂，水煎，早晚分服。

❀ **病案三：闭经（肾虚肝郁，冲任失调证）**

徐某，女，24岁。未婚。2022年3月7日初诊。

【主诉】月经半年未行。

【现病史】13岁月经初潮，既往月经规律，周期30天左右，经期5~6天。2018年夏季着凉后出现月经量少，经期逐渐错后，2~3个月一行，偶尔半年余一行，LMP：2021年9月，现月经已半年未至，为求系统诊治，故来我院就诊。平素自觉腰痛，头晕，记忆力减退，烦躁易怒，乏力，二便正常，睡眠良好。

【体格检查】形体肥胖，面部及背部痤疮较重，颈部黑棘皮征（+）。身高158cm，体重73kg。BMI：29.24kg/m²。舌质淡暗，苔薄，脉沉弦。

【辅助检查】2022年3月7日查。

①妇科超声：子宫内膜厚约5.8mm，回声均匀；双侧卵巢内均可见直径＜9mm的卵泡12个以上，呈项链状分布。提示双侧卵巢呈多囊改变。

②性激素检查：FSH 4.06mIU/ml；LH 11.70mIU/ml；PRL 11.30ng/ml；E_2 42.00pg/ml；P 0.20ng/ml；T 70.95ng/dl（LH/FSH＞2）。

③AMH：25.36ng/ml↑。

【中医诊断】闭经（肾虚肝郁，冲任失调证）。

【西医诊断】多囊卵巢综合征；闭经。

【辨证分析】患者素有肾气不足，精血亏虚，故平素即有腰痛、头晕、记忆力减退、脉沉等肾虚之症，但尚可勉力维持，平素月经能如期而至。肾为五脏之根，突感外邪，易伤肾气、肾精，肾虚冲任血海不足，不能满溢，遂致月经停闭，半年未至。肾虚日久，不能濡养肝木，肝失条达，气机不畅，故心烦易怒。本病系肾虚肝郁，冲任失调所致。治宜益肾调肝，活血调经。方选补肾活血调冲汤加减。同时建议患者口服达英-35，连续3个月经周期，调整月经，治疗多囊卵巢综合征。

【治法】益肾调肝，活血调经。

【处方】补肾活血调冲汤（《韩氏女科》）加减。

熟地黄20g、山茱萸20g、山药20g、当归20g、枸杞子20g、女贞子20g、川芎15g、丹参25g、红花20g、益母草20g、赤芍20g、怀牛膝20g、淫羊藿15g、菟丝子40g、巴戟天20g、紫河车5g、烫狗脊20g、鳖甲15g。15剂，水煎，早晚分服。

【西药】炔雌醇环丙孕酮片（达英-35）：1片/次，1次/日，从3月14日开始，连服21天后停药，待月经来潮，于月经见血第1天重复此周期，若月经未潮，于停药第8天重复此周期，连用3个周期。

另查血糖、胰岛素释放试验、甲状腺功能。

【方药分析】方中熟地黄、山药、枸杞子、女贞子滋补肝肾、补血填精，熟地黄滋养肾水，养益真阴，合山茱萸之酸性，以滋养精血而补元阴之不足；山药健脾以补先天、益肾而助后天；菟丝子、巴戟天、淫羊藿强筋壮骨，菟丝子补肾填精温肾阳，巴戟天入肾经，为鼓舞阳气之用，二药同用即有阳中求阴之意，且药理研究表明菟丝子黄酮提取物可以表现出雌激素样活性，能够促进卵泡的发育；又配以大量的活血调经药物当归、川芎、红花、赤芍、丹参、益母草，诸补之中加入活血调经之药，利于促进血行，使补肾之药更好地发挥疗效，川芎入血海，能引诸滋阴养血之品下达血海；怀牛膝补益肝肾、引血下行，全方借怀牛膝之力使诸药下达胞宫；紫河车、鳖甲为血肉有情之品，有厚味填精疗虚之效，鳖甲既能促进卵泡生长发育，又能制约阳药之温热，且借助鳖甲之软坚散结能促进卵子的排出；患者自觉腰痛，加烫狗脊通关利窍，强筋壮骨。全方在补肾基础上活血调冲，而使经水自调。全方使肾虚得补，肝郁得疏，兼顾活血化瘀，补益脾气，气血兼顾，共达"益肾调肝，活血调经"之效。

二诊：2022年3月26日。服药后自觉症状有所缓解，腰痛减轻，经水仍未行。

【辨证分析】症状有所缓解，故守方进行加减。在原方基础上加泽兰以增强活血调经之力；加郁金以活血行气，气行则血行，促进月经来潮。方中补肾药物居多，故去鳖甲以防太过滋腻。同时，继服炔雌醇环丙孕酮片（达英-35），调整月经周期。

【处方】上方去鳖甲，加泽兰15g、郁金15g。14剂，水煎，早晚分服。

【西药】炔雌醇环丙孕酮片（达英-35）：1次/日，1片/次，连服21天停药，待月经来潮，于月经见血第1天重复此周期，若月经未潮，于停药第8天重复此周期，连用3个周期。

三诊：2022年4月12日。LMP：2022年4月8日。患者自述此次月经量少，经色淡暗，质稀，有血块，腰痛，周身酸楚，脉沉。

【辨证分析】患者服药1个月后月经来潮。肾虚精血不足，冲任血海满溢不多，故月经量少，经色淡暗，质稀；肾虚血海不充，推动无力，血行迟滞，则经血中有血块。精血同源，肾精不足，气血亏虚，四肢百骸失于濡养，故周身酸楚。治以补肾填精为主，兼以活血调经，改为滋肾汤加减。

【处方】滋肾汤（《韩氏女科》）加减。

熟地黄20g、山茱萸20g、山药20g、白芍20g、杜仲20g、桑寄生20g、续断20g、女贞子20g、牡蛎20g、怀牛膝20g、菟丝子40g、巴戟天20g、甘草10g、鳖甲20g、海龙3g、紫河车5g、烫狗脊20g、丹参20g、益母草15g、郁金15g。15剂，水煎，早晚分服。

【方药分析】方中熟地黄大补肾之真阴，能疗百虚之疾；菟丝子、桑寄生、巴戟天、山茱萸、续断、杜仲补肝肾、益精气；女贞子滋补肾阴；白芍滋阴补血，柔肝敛阴；紫河车、鳖甲、牡蛎均为血肉有情之品，能大补虚损，且滋阴力强；海龙温肾壮阳、理气活血；丹参、益母草、郁金、怀牛膝活血通经，且怀牛膝能引血下行，引药下行；烫狗脊坚筋骨，强腰膝，缓解腰酸之症；山药平补三焦，顾护脾胃；甘草补益中气，调和药性。诸药合用，令肾精得充，血海得养。

二、诊疗品析

由多囊卵巢综合征引起的闭经是临床常见疾病，病程较长，治疗棘手，临床医师应予以重视。闭经的发病原因极其复杂，其中由多囊卵巢综合征所引起的闭经可能是患者体内高水平LH促进卵巢分泌雄激素，低水平FSH持续刺激，使卵巢内小卵泡停止发育，无优势卵泡形成，从而形成雄激素过多、持续无排卵的恶性循环状态。多囊卵巢综合征患者体内的高雄激素水平会对雌激素产生拮抗作用，使子宫内膜长期处于增生前期，并导致无优势卵泡的排出，遂月经黄体无法形成，子宫内膜无法在月经黄体分泌的孕激素影响下由增生期向分泌期转化，也无法在黄体退化后完成雌孕激素撤退性出血，失去了正常的月经周期，从而导致月经稀发，甚至闭经的出现。就临证而言，对闭经的诊断相对容易，国际上关于多囊卵巢综合征先后制定了NIH、鹿特丹、AES等多个诊断标准。目前多采用鹿特丹标准进行诊断：若女子年龄超过16岁，月经尚未来潮；或月经来潮后按自身原有月经周期计算停止3个周期以上者，则诊断为闭经。但是治愈多囊卵巢综合征导致的闭经往往比较困难，现代医学对本病的治疗多以药物为首选方式。例如对年轻女性进行性激素补充治疗，来促进和维持月经及第二性征发育；对于有生育要求的妇女可使用氯米芬、来曲唑等药物诱发排卵，提高妊娠率；对于肥胖型患者，应注重调整生活方式、控制饮食及体重、降低胰岛素及睾酮水平，从而恢复排卵与生育功能。但是现代医学对多囊卵巢综合征所致闭经的治疗效果尚不令人满意，如何进一步提高临床疗效成为众多学者持续关注的焦点。

在中医范畴，多囊卵巢综合征导致的闭经按其临床症状应与月经后期、闭经相对应。关于闭经的记载最早见于《内经》。《素问·阴阳别论篇》云："二阳之病发心脾，有不得隐曲，女子不月。"秦汉以后，又衍生出诸多称谓。至明代，其命名趋于统一，谓"经闭"。唐宋金元时期，历代医籍对闭经的认识日益完善。明清时期，形成了完备的闭经辨治理论体系。各医家认为闭经的病因病机不外乎虚实两个方面，常由肾虚、脾虚、血虚、气滞血瘀、寒凝血瘀、痰湿阻滞等导致。历代名医效方更是不胜枚举，例如大补元煎、六味地黄丸、参苓白术散、膈下逐瘀汤、温经汤、苍附导痰丸、丹溪治湿痰方等中医经典方剂，至今临床用之多验。当代名医大家，师于古而不泥于古，结合自身临床经验所创方剂也广为流传，如国医大师夏桂成的补肾促排卵汤、柴嵩岩的菊兰清热益肾汤、聂惠民的柴胡四物汤、徐升阳的调经助孕汤等。目前，由多囊卵巢综合征所致闭经的临床分型尚无既定标准，各医家常将传统中医理论与个人临床经验相结合，注重从补肾、健脾、疏肝、化瘀和祛痰等方面入手，采用个体化方案、人工周期疗法和针灸穴位埋线等多种治疗方式，都取得了不错的临床疗效。中医药治疗本病在改善临床症状、调整代谢和恢复月经节律方面显示出卓越的临床疗效，且不良反应较小，因此被越来越多的患者所接受。

　　韩延华在韩氏妇科"肝肾学说"的基础上，结合多年临床实践，提出"肝主冲任"的理论，认为多囊卵巢综合征导致闭经的原因与肝、脾、肾三脏密切相关，尤其责之于肝肾。肾虚为本病的致病之本，肝郁为基本病机。若肾精亏虚，化血无源，则胞宫血脉空虚，月水无所以下。若肝木郁陷，欺克脾土，脾失健运，则水饮代谢失司，易聚生痰湿，痰湿流注，瘀阻冲任、胞宫，阻碍经血满盈，可致月经稀发、闭经。气血失调、痰瘀互结等病理因素与脏腑功能异常相互影响，常表现为本虚标实、寒热错杂、虚实夹杂等复杂情况。临床常见证型有肾虚肝郁证，肾虚血瘀证，肝郁脾虚证及脾肾两虚证。韩延华在多囊卵巢综合征所致闭经的治法方面，强调益肾调肝的作用，若有兼挟他证时，辨证佐以活血调经、祛痰除湿之法，拟方因人制宜，灵活施治。

　　对于多囊卵巢综合征导致的闭经，韩延华认为应按月经的不同时期采取不同的治疗原则，达到恢复排卵、建立正常月经周期之目的。对于肾虚肝郁证，应采取调周疗法，于经前因势利导选用补肾活血调冲汤，使肾虚得补，肝郁得疏，兼顾活血化瘀、补益脾气，气血兼顾，共达"益肾调肝，活血调经"之效。月经来潮后以补益为主，佐以调经，选用加味育阴汤或滋肾汤加减，行补肝肾、养精血、调冲任之效,意在"经满则自溢",有利于恢复肾-天癸-冲任-胞宫之间的平衡,达到重建月经周期的效果。临床所见多囊卵巢综合征患者大多月经停闭数月,已无周期可言。针对这一情况,韩延华主张脉证合参,并结合西医检查结果,确定处于月经哪一阶段。患者闭经日久,若脉象沉细,毫无经水欲来之兆,需以补肾填精为治疗原则;若脉象滑疾,见小腹坠胀、乳房胀痛等经水欲行之象,或超声提示子宫内膜偏厚的患者,可使用调肝汤或补肾活血方等行气活血调经之品。对闭经患者切不可一味猛攻峻伐,要注重滋其化源,使冲任血海充盛,血满则经自溢,故补肾的药物贯穿于多囊卵巢综合征所致闭经治疗过程的始终。此外,对于多囊卵巢综合征引起的闭经患者,韩延华强调注重患者生活方式的调整,在使用药物治疗的同时,要求患者积极锻炼,调整饮食结构,缓解精神紧张因素以达到减轻体重,调畅情志之目的,以便促进疾病更快地向愈。

【小结】闭经是常见的妇科疾病,表现为无月经或月经停止。按生殖轴病变和功能失调的部位分类,闭经可分为下丘脑性闭经、垂体性闭经、卵巢性闭经、子宫性闭经,以及下生殖道发育异常导致的闭经。多囊卵巢综合征作为卵巢性闭经的常见原因,以长期无排卵及高雄激素血症为特征,是20~40岁育龄期妇女最易发生的一种内分泌疾病,发病率高达5%~10%。韩氏妇科在传统中医学理论基础上对多囊卵巢综合征所导致的闭经进行了积极的探索,认为尽管多囊卵巢综合征的发病机制复杂,但总不外乎虚、实两端,虚者多以肾虚、脾虚为本,实者常见肝郁、血瘀、痰湿阻滞,由于该病难以速愈,因此多出现虚实夹杂之证。临证主要根据患者的临床表现,结合体态、舌脉进行辨治。从脏腑而论,多囊卵巢综合征的发生与肝、脾、肾三脏密切相关,尤其责之于肝肾。《素问·阴阳应象大论》有"肾生骨髓,髓生肝"的论述;钱镜湖在《辨证奇闻》中提出"脑气不足治在肝"的观点,说明肝肾与脑密切相连。韩延华创新性地提出"肝主冲任"的理论,并将其运用于指导多囊卵巢综合征的治疗。肝血充盈,疏泄有度,冲任才能调畅,经血才能有时、有序、有度地输送至胞宫,胞宫藏泻有期,从而维持女子经、孕、产、乳的正常功能。韩延华在以肝为核心的基础上,亦重视肾藏精,主生殖以及脾主运化理论,临证时采用病证结合,中西相参的诊治思路,首辨脏腑,再辨虚、实、寒、热。治疗以疏肝益肾,化瘀调经为大法,盖全身气机调畅,精血运行流畅,冲任气血条达，则月事有序。针对多囊卵巢综合征导致的闭经，韩延华主张以补肾活血调经为治法，于经前10天予以补肾活血方加减。经后以补益为主，佐以调经，方用加味育阴汤加减，意在建立正常的月经周期。妇科超声提示子宫、卵巢发育不良者，加紫河车、菟丝子、巴戟天填精益髓，调理冲任。多囊卵巢综合征的患者常无月经周期可言，常须脉证合参，参考必要的检查结果，根据经验给予用药。在具体治疗中，要根据患者的临床表现进行辨证论治，采用疏肝养肝、补肾填精、健脾燥湿、活血化瘀等治法。同时结合患者的年龄特点和就诊目的选方用药，随证加减，因人因证治之，体现中医药治疗的独特优势。通过中医药治疗多囊卵巢综合征的同时，可以有效解决闭经的问题，月经按时来潮对多囊卵巢综合征的治疗和转归也起到积极的作用。

（胥风华　韩延华）

第七章
多囊卵巢综合征不孕症

一、病案实录

🪷 **病案一：不孕症（肾虚血瘀证）**

张某，女，27岁。已婚。2021年1月12日初诊。

【主诉】欲求子，要求孕前检查。

【现病史】16岁月经初潮，既往月经不规律，经水时有错后，35~55天一行，带血4~5天，月经量时多时少。2016年2月因胎停育行人工流产术，2018年7月自然流产1次。此前曾于当地医院就诊，诊断为"多囊卵巢综合征"，给予达英-35和盐酸二甲双胍治疗，6个月为一个疗程。患者已服药二个疗程，服药期间月经周期正常，但停药后月经仍推迟。为求系统诊治，故来我院就诊。LMP：2020年12月13日，带血5天，经色紫暗，有血块，经行小腹刺痛。平素易感腰膝酸软、倦怠乏力，经期加重，近一个月体重增重5kg。饮食尚可，二便正常，睡眠欠安。

【体格检查】中度黑棘皮症，多毛，面部及背部散在痤疮。身高165cm，体重73kg。BMI：26.81kg/m²。舌体稍大，舌质暗淡，苔薄腻，脉弦小涩。

【妇科检查】外阴已婚型；阴道通畅，分泌物量中等，色、质正常；宫颈柱状，表面光滑；子宫体前位，宫体稍小，正常硬度，活动度良好，触压痛（++）；双附件区增厚。

【辅助检查】2020年12月20日查。

①性激素检查：FSH 3.26mIU/ml；LH 11.84mIU/ml；PRL 7.31ng/ml，E_2 89pg/ml；P 0.1ng/ml；T 67.72ng/dl（LH/FSH＞2）。

②性腺激素测定：雄烯二酮10.71nmol/L。

③口服葡萄糖耐量试验：空腹血糖6.3mmol/L，180分钟血糖6.2mmol/L。

④胰岛素释放试验：180分钟胰岛素23.6mU/L。

⑤妇科超声：子宫大小约39mm×32mm×40mm；内膜厚约7mm；双侧卵巢内均可见13~14个小卵泡。提示双侧卵巢呈多囊改变，子宫稍小。

【中医诊断】不孕症；月经后期（肾虚血瘀证）。

【西医诊断】多囊卵巢综合征；不孕症；月经稀发。

【辨证分析】先天肾精不足，故月经初潮时间稍迟，且经行时有错后。腰为肾之府，肾亏则平素腰膝酸软、倦怠乏力。肾藏精，肝藏血，经期精血下注胞宫、胞脉，肝肾两脏愈加亏虚，故经期腰酸乏力更甚于平时。因先天发育不足，加之后期两次流产，瘀血涩滞胞宫络脉，故经量时多时少。经行腹痛，经色紫暗，且有血块亦提示瘀血为患。舌暗淡，脉弦涩，均为肾虚血瘀阻滞的表现。瘀血为阴邪，夜晚阳气入于阴，人体正气虚，瘀血趁虚扰心，故睡眠欠安。瘀血色暗，结聚于颈项部，黑棘皮症状由而此生。形胖，舌稍大，苔薄腻，兼见脾虚有湿。故本病系肝肾亏虚，瘀阻冲任所致。韩延华认为肝肾与冲任关系极为密切，肝主冲任，肾为冲任之本，冲脉为血海，汇聚脏腑之血，使子宫满盈；任脉为阴脉之海，使所司精、血、津液充沛。任通冲盛，月事以时下，而冲任的通盛以肾气盛为前提。肝主藏血，冲为血海，二者共同藏蓄血液不可分割。

【治法】补益肝肾，活血调冲。

【处方】补肾活血调冲汤（《韩氏女科》）加减。

熟地黄15g、枸杞子15g、女贞子15g、怀牛膝15g、菟丝子25g、巴戟天20g、山药20g、赤芍15g、益母草20g、丹参20g、当归20g、川芎20g、红花15g、鸡血藤20g、狗脊20g、紫河车粉5g。14剂，水煎，早晚分服。

【西药】

①炔雌醇环丙孕酮片（达英-35）：1片/次，1次/日，连服21天停药，待月经来潮，于月经见血第1天重复此周期，若月经未潮，于停药第8天重复此周期，连用3个周期。

②地塞米松：0.25mg/次，1次/每晚，连服30天。

【方药分析】方中熟地黄入肝肾经，是壮水之主药，味甘、微苦，能大补真阴，治疗肾阴亏虚。枸杞子、女贞子皆入肝、肾经，相伍为用，共奏滋肾养肝、调理冲任之功。怀牛膝、菟丝子、巴戟天、狗脊温补肝肾，山药平补肺脾肾三焦，气阴双补，作用和缓不滋腻。当归养血活血，味辛散，乃气中血药，配伍红花、益母草、鸡血藤能增活血通经之效，佐川芎可增行气活血之力，使血行通畅；赤芍、丹参活血化瘀，凉血不留瘀，活血不动血。紫河车补肾益精，益气养血。全方配伍，肾虚得补，血瘀得下，兼顾健脾益气，气血兼治，共达补益肝肾，活血调冲之效。

嘱患者多食蜂王浆及豆制品，控制饮食，运动瘦身。

二诊：2021年3月1日。患者因个人原因停药1月余。LMP：2021年2月15日，5天净。服药后自觉症状有所缓解，经行腹痛减轻，睡眠改善。但服药后大便稀溏，日2~3行，痤疮不见好转。舌体稍大，舌质暗淡，苔薄腻，脉弦小涩。

【辨证分析】症状有所缓解，故守上方进行加减。服药后大便稀溏，日2~3行，故去山药，加炒山药、炒白术增强健脾益气、燥湿止泻之效；痤疮未见好转，加蒺藜消痤疮。

【处方】上方去山药，加炒山药20g、炒白术15g、蒺藜15g。14剂，水煎，早晚分服。

三诊：2021年3月23日。LMP：2021年3月20日，现月经周期第4日，经量多，有血块。患者自述服药后大便如常，新生痤疮减少，腰酸乏力明显好转，其余症状相应减轻。舌暗淡，苔薄白，右脉大，左脉弦细小涩。

【辨证分析】效不更方，守方继进。考虑患者处于月经期，且月经量大，恐诸活血药加大出血量，故去活血之丹参、红花、益母草、鸡血藤，加山茱萸、续断、桑寄生、盐杜仲增强补肝肾，益精血，调冲任之效。

【处方】上方去丹参、红花、益母草、鸡血藤，加山茱萸20g、续断20g、桑寄生20g、盐杜仲15g。14剂，水煎，早晚分服。

四诊：2021年4月6日。服药后，月经量转为正常，其余诸症均减轻，无其他不适感。舌稍暗淡，苔薄白，脉弦细小涩。

【辨证分析】近2个月月经周期基本正常，痤疮、黑棘皮改善，故停服达英-35。未诉其他不适，故守上方继服，巩固疗效，为下次月经奠定基础。

【处方】上方。14剂，水煎，早晚分服。

嘱患者于月经第2天复查性激素、性腺激素、糖耐量、胰岛素。经净后复查妇科超声。

五诊：2021年4月27日。LMP：2021年4月19日，5天净。体重减至64kg。舌稍暗淡，苔薄白，脉弦细。

【辅助检查】

①性激素检查：FSH 3.12mIU/ml；LH 5.66mIU/ml；PRL 15.28ng/ml；E_2 189pg/ml；P 0.1ng/ml；T 58.57ng/dl（LH/FSH＜2）。

②性腺激素测定：雄烯二酮8.75nmol/L。

③口服葡萄糖耐量试验：空腹血糖6.1mmol/L，180分钟血糖6.2mmol/L。

④胰岛素释放试验：180分钟胰岛素15.0mU/L。

⑤妇科超声：子宫大小约40mm×32mm×40mm；内膜厚约7mm；双侧卵巢内均可见直径2~3mm的卵泡10~12个。超声提示：双侧卵巢呈多囊改变。

【辨证分析】患者近3个月月经周期基本正常，诸症改善，各指标均好转，且无其他不适症状，说明方症相应，效不更方。

【处方】上方。14剂，水煎，早晚分服。

后守方巩固治疗3个月。

六诊：2021年7月12日。患者自测尿妊娠试验，结果呈阳性。LMP：2021年5月20日。患者稍有恶心呕吐，余未诉明显不适。舌红稍暗，苔薄白，脉弦滑。

【辅助检查】妇科超声（2021年7月14日）：子宫内可见妊娠囊、胎芽、胎心搏动，盆腔积液34mm。提示宫内早孕，妊娠7周[+]。

【辨证分析】超声提示患者孕早期。安胎为宜。

嘱患者禁性生活，禁登高持重，饮食清淡，注意休息，出现腹痛、流血等不适随诊。

2021年9月18日来院行妇科超声检查，提示妊娠16周。

病案二：不孕症（肝郁脾虚证）

郑某，女，29岁。已婚。2016年5月23日初诊。

【主诉】婚后4年未避孕未孕。

【现病史】14岁月经初潮，既往月经规律，周期28~32天，经期5~7天。工作后因压力过大，开始出现月经错后，40~50天一行，甚至3~4个月一行。LMP：2016年2月25日。现经水已3个月未行。此前曾于当地医院就诊，诊断为"多囊卵巢综合征""月经后期"，予以炔雌醇环丙孕酮片（达英-35）、盐酸二甲双胍、中药汤剂治疗（具体药物不详），效果不甚显著。为求系统诊治，故来我院就诊。平素经常因工作熬夜，情绪不佳，精神抑郁，烦躁易怒，经前乳房胀痛，小腹坠胀疼痛，时感头晕，神疲乏力，四肢倦怠，怕冷，纳食不馨。大便2~3天一行，不成形，小便偏黄，入睡困难。

【体格检查】中度黑棘皮征，多毛，面部及背部散在痤疮。身高165cm，体重50kg。BMI：18.37kg/m²。舌体胖大，边有齿痕，舌稍红，苔薄黄，脉弦细。

【妇科检查】外阴已婚型；阴道通畅，分泌物量中等，色、质正常；宫颈柱状，表面光滑；子宫体前位，正常大小，正常硬度，活动度良好，触压痛（+）；双附件区稍增厚。

【辅助检查】2016年5月16日查。

①性激素检查：FSH 4.03mIU/ml；LH 15.24mIU/ml；PRL 10.32ng/ml；E₂ 51pg/ml；P 1.9ng/ml；T 64.94ng/dl（LH/FSH > 2）。

②口服葡萄糖耐量试验：空腹血糖6.8mmol/L；180分钟血糖7.2mmol/L。

③胰岛素释放试验：180分钟胰岛素25mU/L。

④妇科超声：子宫大小约52mm×42mm×34mm；内膜厚约10mm；双侧卵巢内均可见小卵泡12~13个。提示双侧卵巢呈多囊改变。

【中医诊断】不孕症（肝郁脾虚证）。

【西医诊断】多囊卵巢综合征；不孕症。

【辨证分析】该患者因工作压力过大，夜间入睡困难而致月经迟发，究其原因为肝疏泄失司，肝气郁滞，经血不能按时而下，故发为月经后期甚至闭经。平素情绪不佳，精神抑郁，烦躁易怒，脉弦为肝郁所致。乳房、小腹为肝经循行所过路径，故经前出现乳房胀痛、小腹胀痛，亦为肝气不舒，肝气郁滞所致。肝气偏亢，横逆犯脾，致胃纳不佳，影响脾胃正常生理，运化功能下降，脾胃气虚，温煦推动作用减弱，故怕冷，大便2~3天一行。脾气虚，难以运化水液，水湿停聚，故大便不成形，舌体胖大，边有齿痕。时感头晕，神疲乏力为脾之清阳不升所致。脾主四肢肌肉，脾虚纳食不馨，则水谷精微化源不足，影响气血生成，四肢肌肉不得养，故见四肢倦怠乏力，脉细。面部及背部痤疮，小便偏黄，入睡困难，舌稍红，苔薄黄均为肝郁化火的表现。故本病系肝郁脾虚，气血不足所致。从五行来看，木旺克土，肝气横逆犯脾，可出现胃纳差以及一系列脾胃运化不良的表现。患者刻下月经不调，调经必先疏肝，肝气条达，诸经通畅，冲任气血调达，则胎孕可成。

【治法】疏肝健脾，养血调经，佐以温补肾阳。

【处方】调肝汤（《韩氏女科》）加减。

当归15g、白芍20g、生地15g、巴戟天10g、柴胡15g、川芎10g、通草10g、皂角刺6g、炒枳壳15g、酸枣仁15g、怀牛膝20g、制香附15g、丹参20g、焦山栀9g、川楝子10g、党参20g、茯苓15g、炒山药15g、生甘草5g。14剂，水煎，早晚分服。

【西药】

①炔雌醇环丙孕酮片（达英-35）：1片/次，1次/日，连服21天停药，待月经来潮，于月经见血第1天重复此周期，若月经未潮，于停药第8天重复此周期，连用3个周期。

②盐酸二甲双胍：按说明服用，连续服用3个周期。

嘱患者调节情志，按时休息，适量运动。

【方药分析】方中当归、白芍为君药，当归既能补血，又能活血和血，为"调经圣药"；白芍养血柔肝，缓急止痛。生地甘、寒，为滋肾水良药，取滋肾阴上济肝阴之意，以制约偏亢的肝气。柴胡为开郁散结之要药，通草长于通气，下达血海，走而不守；制香附入肝经，为妇科调经要药，功善行气活血，配伍川芎、皂角刺解郁行气活血之力尤甚，上五味，共促肝气条达。巴戟天温补肝肾；怀牛膝活血调经，引火下行，促进经血正常排出，并可补肝肾。丹参活血化瘀，凉血不留瘀，活血不动血，合苦寒降泄的川楝子，清泄肝经郁热。酸枣仁养血安神，焦山栀清心泻火，两药相伍，调节睡眠。炒枳壳理气宽中，合健脾益气之党参、茯苓、炒山药、甘草，改善纳差、脾胃运化不佳的情况。全方配伍，肝郁得舒，脾虚得补，兼顾活血调经，虚实兼治，共达疏肝理脾，养血调经之效。

二诊：2016年6月6日。服药后自觉症状有所缓解，唯入睡困难、痤疮未见好转，大便质稀溏，小便黄。舌体胖大，边有齿痕，质稍红，苔白，脉细弦。

【辨证分析】症状有所缓解，治疗有效，故守方加减。患者入睡困难，考虑工作压力过大，思虑过度，阳不入阴，故加生龙骨、生牡蛎滋阴潜阳，重镇安神。大便质稀溏，故易当归为炒当归，因当归甘温质润，可润肠通便，炒之，可减弱其滑肠之力；另加炒白术，增强健脾益气，燥湿止泻之功。外加车前子清热利湿止泻，加蒺藜助消痤疮。

【处方】上方去当归，加炒当归15g、炒白术15g、蒺藜15g、生龙骨15g、生牡蛎15g、车前子9g。14剂，水煎，早晚分服。

三诊：2016年6月20日。患者自述服药后大便如常，纳可，寐安，新生痤疮减少，其他症状相应减轻。刻下症见乳房、小腹微胀。舌质稍红，苔薄白，脉滑。

【辨证分析】服药后症状缓解，守方继进，考虑乳胀、小腹胀，舌稍红，脉滑为经期将至之兆，故去焦山栀、车前子、生牡蛎，恐药性过寒而凉遏，导致经血下行不畅；去白芍，加活血之炒赤芍；去生地，加药性微温，滋阴补血、填精益髓之熟地。

【处方】上方去焦山栀、车前子、生牡蛎、白芍、生地，加炒赤芍15g、熟地15g。14剂，水煎，早晚分服。

四诊：2016年7月4日。LMP：2016年6月22日，6天净，经量正常，色鲜红，少量血块。自觉乏力、倦怠症状有所改善，痤疮、黑棘皮征明显转好，寐尚可，但行经后腰膝酸软，骨蒸潮热，手足心热，盗汗，小便黄。舌尖红，边有齿痕，苔薄，脉细略数。

【辨证分析】服药后月经如期而至，量、色、质基本正常，情绪改善显著，肝郁症状得到明显缓解，但仍有乏力倦怠的表现，寐尚可，行经后腰膝酸软，手足心热，盗汗，考虑当前治疗应以滋阴清热为主，调经为辅，改处方为加味育阴汤加减。

【处方】加味育阴汤（《韩氏女科》）加减。

熟地黄20g、白芍15g、炒当归15g、知母10g、盐黄柏9g、山茱萸15g、山药15g、川续断15g、丹参20g、香附15g、菟丝子15g、枸杞子15g、远志10g、酸枣仁15g、大枣10g、怀牛膝15g、鳖甲15g、茯苓10g、炒白术10g、陈皮9g、炙甘草5g。14剂，水煎，早晚分服。

【方药分析】方中熟地黄为君药，滋阴补肾，填精益髓。臣以山茱萸补肝肾，兼可固涩止汗；山药甘平，气阴双补，脾肾兼治，味涩能收；知母、盐黄柏入肾经，可清虚热、除骨蒸。上五味，寓知柏地黄丸之意，取滋肾阴，清虚火之效。白芍、炒当归养血柔肝，填补血海空虚。川续断、怀牛膝补肝肾，强腰膝，合善于治疗肝肾阴虚所致腰膝酸软的鳖甲、枸杞子、菟丝子。丹参活血调经；香附疏肝行气；茯苓、远志交通心肾；酸枣仁、大枣养血安神；炒白术、陈皮、炙甘草健脾益气。全方共奏滋补肝肾，养血理脾之功。

五诊：2016年7月18日。患者自觉服药后肢倦乏力改善，腰膝酸软、骨蒸潮热、手足心热、盗汗症状明显减轻，无其他明显不适。舌尖稍红，苔薄白，脉滑略数。

【辨证分析】症状改善明显，考虑患者舌尖稍红，脉滑略数为经期将至之兆，故将处方调整为补肾活血调冲汤加减，以促进经血下行，帮助建立正常月经周期。

【处方】补肾活血调冲汤（《韩氏女科》）加减。

熟地黄15g、山药15g、枸杞子15g、菟丝子30g、巴戟天15g、怀牛膝15g、当归15g、赤芍15g、益母草20g、丹参15g、香附15g、川芎15g、鳖甲15g、炙甘草5g。14剂，水煎，早晚分服。

嘱患者经量大时停服，并于月经第2天复查性激素、口服葡萄糖耐量试验、胰岛素释放试验。经净后复查妇科超声。

【方药分析】方中熟地黄滋阴补肾，填精益髓。巴戟天温补肾阳，强筋壮骨。使用大剂量菟丝子，意在提高患者体内雌激素水平。当归甘温质润，养血活血，补而不滞，调经止痛。益母草、丹参、赤芍活血散瘀，调经止痛。香附、川芎行气止痛，合诸活血调经药，增强行血化瘀之力。山药、枸杞子补肝肾。怀牛膝既可补益肝肾，强健腰膝，又可活血调经，引血下行，使血汇聚于冲任二脉，促进月经来潮，经血畅达。鳖甲滋阴潜阳，养血填精。炙甘草调和诸药。全方益肾补肝，兼顾活血化瘀、健脾益气，气血兼顾，阴阳并调，动静相宜，共奏益肾补肝，活血调冲之功。

六诊：2016年8月1日。近两月经水基本如期而至，诸症明显改善，痤疮、黑棘皮征减轻。LMP：2016年7月22日，7天净。

【辅助检查】2016年7月31日查。

①性激素检查：FSH 6.34mIU/ml；LH 11.12mIU/ml；PRL 6.08ng/ml；E₂102pg/ml；P 0.1ng/ml；T 59.23ng/dl（LH/FSH<2）。

②口服葡萄糖耐量试验：空腹血糖 6.1mmol/L，180分钟血糖 6.3mmol/L。

③胰岛素释放试验：180分钟胰岛素 13.2mU/L。

④妇科超声：子宫大小约 52mm×42mm×32mm；内膜厚约 6.8mm；双侧卵巢呈多囊改变。

【辨证分析】经治疗后，患者近2个月月经基本正常，故汤剂改服中成药育阴丸巩固治疗2个月。痤疮、黑棘皮症状减轻，停服达英-35。口服葡萄糖耐量试验检查结果基本正常，停服二甲双胍。

嘱下次月经周期第12天超声监测排卵，平时注意避免精神过度紧张。

【中成药】育阴丸：1丸/次，3次/日，口服，服用2个月。

七诊：2016年8月28日。患者自述月经延后6天未至，自测尿妊娠试验，结果呈阳性。余无明显不适。舌稍红，苔薄白，脉略滑。

【辅助检查】β-HCG 1098.9 IU/L；P 16.03ng/ml。

【辨证分析】患者孕早期，无明显不适，用育阴汤加减保胎至妊娠12周。

【处方】育阴汤（《韩氏女科》）加减。

熟地黄15g、炒白芍15g、山茱萸15g、山药15g、菟丝子20g、续断15g、桑寄生20g、阿胶珠10g、杜仲15g、炒白术15g、炙甘草5g。14剂，水煎，早晚分服。

【方药分析】方中熟地黄、山茱萸、山药滋补肝肾，填精益髓；续断、桑寄生、杜仲补益肝肾、强筋骨；阿胶珠为血肉有情之品，有补益精血之效；炒白芍养肝柔肝；菟丝子、炒白术安固胎元；炙甘草调和诸药。全方共奏滋补肝肾、养精血、调冲任之效。

嘱患者勿过劳，禁性生活，调畅情志，按期复查血β-HCG、孕酮，若出现腹痛、阴道出血及时就诊。

后随访，患者诉孕期平稳。

病案三：不孕症（肝郁血瘀证）

李某，女，32岁。已婚。2017年7月28日初诊。

【主诉】胚胎停育3次，未避孕未孕3年。

【现病史】16岁月经初潮，既往月经规律，周期28~30天，经期6~7天。LMP：2017年7月9日。曾胚胎停育3次（2012年4月，孕7周胚胎停育；2013年7月，孕7周胚胎停育；2014年5月，孕8周胚胎停育，均行清宫术）。此前曾于当地医院就诊，被诊断为多囊卵巢综合征、子宫内膜异位症，予以西药治疗，疗效欠佳。为求系统诊治，故来我院门诊。平素自觉乏力，心烦易怒，情绪不佳，月经量少，色紫暗，有血块，痛经，伴腰酸、腰痛，经前乳房胀痛，偶有小腹坠胀疼痛。饮食尚可，二便正常，睡眠尚可。

【体格检查】面部、背部痤疮散发。身高165cm，体重58kg。BMI：21.30kg/m²。舌质紫暗，边有瘀斑，脉弦涩。

【妇科检查】外阴已婚型，阴道通畅，分泌物量中等，色、质正常，宫颈柱状，表面光滑，子宫体前位，稍大，活动度良好，子宫颈及阴道后穹隆处可触及大小不等的结节，触痛（++），双附件区稍增厚。

【辅助检查】外院行子宫输卵管造影、免疫检查、病毒十项、支原体检查、衣原体检查均未见明显异常。

①性激素检查（2017年7月17日）：FSH 4.56mIU/ml；LH 14.25mIU/ml；PRL 6.05ng/ml；E_2 192pg/ml；P 0.1ng/ml；T 64.98ng/dl（LH/FSH＞2）。

②妇科超声：子宫大小约59mm×48mm×31mm；内膜厚约8mm；左附件区可探及32mm×38mm的低回声区，右卵巢内可见直径2~5mm的卵泡约12个，其余未见明显异常。超声提示：右侧卵巢呈多囊改变。

③甲状腺功能：未见明显异常。

④口服葡萄糖耐量试验：未见明显异常。

⑤男方精液常规：未见明显异常。

【中医诊断】不孕症（肝郁血瘀证）。

【西医诊断】多囊卵巢综合征；不孕症；子宫内膜异位症。

【辨证分析】该患者发病于育龄期，因肾气亏虚，精血不足，致多次自然流产，离经之血阻滞胞宫、胞脉，故发为不孕症。肾藏精，腰为肾之府，故平素乏力，经行腰酸、腰痛，均为肾虚所致。肾水亏虚，不能上滋肝阴，难以涵木，致肝阴相对亏虚，肝气偏亢，气机不畅，疏泄失司，故心烦易怒。乳房、小腹部位为肝经循行所过之处，肝气不舒，失于疏泄，肝经经气循行不利，故经前乳房、小腹胀痛。经行腹痛，经色紫暗，有血块，宫体稍大，子宫附件有低回声区，均提示肝郁血瘀为患。故本病系肝郁肾虚，瘀血阻滞所致。韩延华认为，经、带、胎、产、乳均会耗伤人体阴血，阴不制阳，故烦躁易怒。肝气不舒，肝气郁滞，故乳房、小腹胀痛。肝失疏泄，血行不畅，加之三次胚胎停育，致瘀血阻滞胞宫、胞脉。

【治法】调肝补肾，活血化瘀。

【处方】内异止痛汤（《韩氏女科》）加减。

三棱10g、莪术10g、杜仲15g、川牛膝15g、菟丝子20g、巴戟天15g、丹参15g、桃仁15g、红花15g、醋鳖甲15g、荔枝核10g、延胡索10g、醋香附15g、桂枝10g、白芍20g、茯苓15g、炙甘草10g。14剂，水煎，早晚分服。

嘱患者调畅情志，适量运动。月经量大时停药。

【方药分析】方中三棱、莪术共为君药，既活血又行气，其中三棱长于活血，莪术长于行气，两药合用，为破血行气常用药对，专攻气血之瘀滞，无往不利。川牛膝、丹参、桃仁、红花助君药活血化瘀止痛，且川牛膝为引经药，引药下行，直达胞宫。醋鳖甲味咸，长于软坚散结，消散包块。荔枝核、延胡索、醋香附行气以散血中瘀滞，同时可达止痛之目的。桂枝温通经脉，与诸活血行气药相合，可增强祛瘀的功效；白芍养血柔肝，两药与炙甘草同用，寓桂枝汤辛甘化阳，酸甘化阴之意，平调一身阴阳。杜仲、菟丝子、巴戟天温补肝肾。茯苓、炙甘草健脾益气，补后天之本以资肝肾先天。全方配伍，肝郁得舒，瘀血得下，兼顾补益脾肾，先天、后天平调，共达调肝补肾，活血化瘀之效。

二诊：2017年8月12日。LMP：2017年8月7日，5天净，痛经稍减，月经色暗，有血块。服药后自觉症状有所缓解，但行经前后腰酸乏力同前。舌稍紫暗，脉细弦。

【辨证分析】症状有所缓解，故守方进行加减。患者行经后腰酸乏力，系肾精亏虚，肝血不足所致，故易川牛膝为怀牛膝增强补肝肾、强腰膝之力；加炒当归，合白芍以增强养血柔肝之力；加五灵脂逐瘀止血，调经止痛；去荔枝核、延胡索，恐行气过猛，防诸活血化瘀药致散血之力太强而伤正，避免经后出现崩中漏下之症。

【处方】上方去川牛膝、荔枝核、延胡索，加炒当归15g、怀牛膝20g、五灵脂10g。7剂，水煎，早晚分服。

三诊：2017年8月19日。患者自觉服药后腰酸明显减轻。近日因工作压力大，出现入睡困难，心烦，纳食不馨，脘稍痞，神疲乏力。舌尖稍红，苔白，脉弦细。

【辨证分析】近日工作压力大，出现寐差、心烦、舌尖红，提示心经有热，故去桂枝、巴戟天，因其味辛性温，通行血脉而温阳；加黄连、生地、生牡蛎，增加丹参用量，以清心养阴安神；加炒白术、党参，以健脾益气，增进食欲；加枳壳、山楂，增强理气宽中、行气消积之效；加性辛散而气芳香之藿香叶，以开中焦痞，化湿和中。

【处方】上方去桂枝、巴戟天，丹参增量至20g，加黄连5g、生地10g、生牡蛎15g、炒白术10g、党参10g、枳壳10g、山楂10g、藿香叶6g。14剂，水煎，早晚分服。

四诊：2017年9月3日。服药后饮食、睡眠皆改善。近日自觉乳房胀痛，情绪烦躁，大便不成形。舌稍暗，苔薄白，脉弦滑。

【辨证分析】服药后症状明显减轻，此方行之有效，故守方加减。患者纳寐转好，去黄连、生地、生牡蛎、枳壳、山楂、藿香叶。刻下症提示月经将至，加熟地15g补肾填精血，合炒当归、炒白芍养血柔肝；加延胡索20g增强行气止痛之力。全方多活血药，意在除胞宫瘀血，但恐活血化瘀力过强致出现崩中、漏下之证，故丹参、桃仁、红花减量至各10g，并嘱患者经量大时停服。

【处方】上方去黄连、生地、生牡蛎、枳壳、山楂、藿香叶，丹参、桃仁、红花减量至各10g，加熟地15g、延胡索20g。7剂，水煎，早晚分服。

五诊：2017年9月10日。LMP：2017年9月6日，刻下经行第5天，经行前2日小腹微有胀痛，经色暗红，有少量血块。患者自述服药后乳房胀痛、情绪烦躁皆除，但大便日2~3行，质稀溏。饮食、睡眠尚可，小便调。舌淡红，苔薄白，脉略滑。

【辨证分析】症状改善，故守方加减。行经前因肝气偏旺，横逆犯脾，影响到脾胃功能，出现大便不成形的症状。然服药后大便稀溏，2~3次/日，考虑熟地性质过于滋腻，妨碍脾胃正常运化，故去之。

【处方】上方去熟地。14剂，水煎，早晚分服。

六诊：2017年9月25日。服药后大便如常。近日因进食辛辣，面部少许痤疮，口腔溃疡。心烦，入睡稍困难。饮食尚可，小便正常。舌尖红，苔薄黄，脉弦。

【辨证分析】血瘀症状明显改善，当前治疗应以补益为主，佐以调肝，换育阴汤加减，旨在填补先天不足及后天流产造成的肝肾亏虚之证。

【处方】育阴汤(《韩氏女科》)加减。

生地黄15g、白芍15g、山茱萸20g、山药15g、狗脊20g、桑寄生20g、杜仲20g、怀牛膝15g、阿胶珠15g、龟甲15g、煅龙骨20g、煅牡蛎20g、黄连5g、白术15g、陈皮10g、甘草5g。7剂，水煎，早晚分服。

嘱患者自经行首日始，每日清晨监测基础体温。

【方药分析】方中用生地黄而不用熟地黄，系因熟地黄滋腻润肠，故以生地黄清热凉血，合黄连清心胃之火，治疗痤疮、口腔溃疡。山茱萸性温质润，补而不峻，善补肝肾，阴阳并治。山药气阴双补，脾肾兼治，既补肾之先天，又补脾以助后天生化之源。杜仲、狗脊、桑寄生、怀牛膝补肝肾，强腰膝，益精血，以助受孕。阿胶珠、白芍滋阴补血，柔肝敛阴。龟甲、煅龙骨、煅牡蛎为血肉有情之品，可滋阴潜阳，重镇安神。白术健脾益气，陈皮理气健脾，且可防阿胶珠之滋腻。甘草补益中气并调和药性。

七诊：2017年10月2日。服药后痤疮、口疮、心烦、睡眠皆改善。饮食尚可，二便正常。舌稍红，苔薄，脉滑。

【辨证分析】服药后症状明显好转，效不更方。患者口疮、心烦改善，且刻下舌红，脉滑，考虑经期将至，故去性味寒凉之黄连、生地黄，加用微温的熟地黄滋阴养血，补肾填精。

【处方】上方去黄连、生地黄，加熟地黄15g。14剂，水煎，早晚分服。

八诊：2017年11月6日。现停经61日。恶心干呕，自觉"易上火"。无阴道出血等不适。舌稍红，苔薄白，脉弦滑。

【辅助检查】2017年10月29日查。

① β-HCG：3005.9IU/L。

②P：26ng/ml。

③妇科超声：宫内早期妊娠，约6周，可见心血管搏动。

【辨证分析】患者妊娠6周，除恶心干呕、"易上火"外，无其他明显不适。恶心干呕为妊娠期正常生理表现。故上方去活血通经，引血下行之怀牛膝继进。

【处方】上方去怀牛膝。14剂，水煎，早晚分服。

嘱患者切勿过劳，禁性生活，调畅情志，注意按期复查血β-HCG、孕酮，若出现腹痛、阴道出血及时就诊。

后中药安胎至妊娠12周。

 病案四：不孕症（脾虚湿热证）

张某，女，39岁。已婚。2017年4月2日初诊。

【主诉】婚后11年未避孕未孕。

【现病史】14岁月经初潮，既往月经规律，周期28~32天，经期6~7天，月经量少，色淡质稀，经前偶有乳房胀痛。近2年，月经周期错后，约35~40天左右一行，4~5天净。平素易感倦怠乏力，少气懒言，心悸，失眠健忘，头晕耳鸣，纳食不馨，嗜辣，面色萎黄。曾于2016年11月、2017年3月行IVF-ET，均未成功。为求系统诊治，故来我院就诊。LMP：2017年3月23日。刻下症见腰膝酸软，神疲少言，爪甲色淡白。带下黄稠、有异味；大便2天一行，质黏气臭；小便热，色黄赤。

【体格检查】身高164cm，体重48kg。BMI：$17.85kg/m^2$。舌淡，苔黄腻，脉细滑。

【妇科检查】外阴已婚型；阴道通畅，分泌物量多，色黄质稠；宫颈柱状，表面光滑；子宫体前位，宫体偏大，偏硬，活动度良好，触压痛（－）；双侧附件区未见异常。

【辅助检查】2017年3月31日查。

①优生四项：抗卵巢抗体阳性1.526s/co。

②子宫输卵管造影：未见明显异常。

③性激素检查：FSH 3.03mIU/ml；LH 7.79mIU/ml；PRL 6.52ng/ml；E_2 113.42pg/ml；P 0.1ng/ml；T 60.02ng/dl（LH/FSH＞2）。

④妇科超声：子宫大小约48mm×43mm×31mm；内膜厚约7mm；双侧卵巢内均可见直径2~3mm的卵泡10~12个。超声提示：双侧卵巢呈多囊改变。

⑤甲状腺功能检查：未见明显异常。

⑥口服葡萄糖耐量试验：未见明显异常。

⑦男方精液常规：未见明显异常。

【中医诊断】不孕症；月经错后（脾虚湿热证）。

【西医诊断】多囊卵巢综合征；不孕症。

【辨证分析】该患者为高校教师，因职业需要，平素多思虑，常熬夜。脾在志为思，故长此以往则脾伤。脾主运化，为后天之本，气血生化之源。脾伤则运化之职失司，气血生化乏源，且脾为肺母，故平素倦怠乏力，少气懒言。血虚则心神失养，神无所主，意无所藏，故心悸、失眠、健忘。气血衰少，难以上行濡养清窍，故头晕耳鸣。纳食不馨，面色萎黄亦为脾气虚弱之症。因后天之本不足，难以奉养先天之本，故腰膝酸软，亦为行经后肝肾亏虚的表现。舌淡白，爪甲色淡，月经量少，质稀为血虚所致。脾气虚则湿浊内生，加之患者嗜食辛辣，易转化为湿热。大便质黏气臭，小便黄赤，苔黄腻，脉滑皆为内有湿热的表现。故本病系气血不足，湿热内蕴所致。韩延华认为多囊卵巢综合征合并免疫相关性不孕与正气不足密切相关，人机正气虚时邪气侵袭，疾病由生。基于以上认识，立扶正祛邪大法，自创验方消抗灵Ⅰ号治疗多囊卵巢综合征合并免疫相关性不孕。

【治法】益气养血，清化湿热。

【处方】消抗灵Ⅰ号（《韩氏女科》）加减。

党参20g、黄芪20g、炒白术20g、熟地黄20g、炒山药20g、枸杞子15g、山茱萸15g、杜仲15g、垂盆草20g、当归20g、车前子10g、茯苓15g、远志10g、生甘草10g。14剂，水煎，早晚分服。

【西药】阿司匹林：1片/次，1次/日，口服，服用1个月。

嘱患者注意劳逸结合，饮食有节，按时休息，适量运动。

【方药分析】方中党参、黄芪、炒山药健脾益气，山药兼可平补三焦气阴，合炒白术、茯苓增强健脾祛湿之力。垂盆草清利湿热，利尿解毒，佐以生甘草增强清热解毒之功，车前子清热利湿通淋。熟地黄滋阴补肾；枸杞子、山茱萸、杜仲平补肝肾，祛邪不伤正。"血不利则为水"，故酌加"血中气药"当归，以活血养血行气，增强全方利水湿之效。远志合茯苓交通心肾，安神定志。甘草调和诸药。全方配伍湿热得去，气血得补，扶正祛邪，邪气去而正气不伤，共达益气养血、清化湿热之效。

二诊：2017年4月16日。服药后腰膝酸软，食少体倦，耳鸣情况明显减轻。偶有心悸、耳鸣。仍入睡困难，自觉心烦。饮食，二便较前改善。舌淡，苔薄腻，脉细。

【辨证分析】诸症均有缓解，治疗有效，故守方加减。加酸枣仁、夜交藤养心安神，焦山栀清心火、除烦躁、助睡眠。考虑患者月经周期规律，月事将至，经前偶有乳房胀痛，故酌加益母草活血调经，香附疏肝理气、调经止痛。

【处方】上方加益母草15g、香附10g、酸枣仁15g、夜交藤10g、焦山栀10g。14剂，水煎，早晚分服。

嘱患者经量多时停服。

三诊：2017年5月1日。服药后自述诸症改善。LMP：2017年4月25日，6天净，量正常，色鲜红。刻下腰酸乏力，舌淡，苔薄白，脉细。

【辨证分析】患者心烦、入睡困难消失，其余诸症均有缓解，故守方加减。经期已过，故去益母草、香附、焦山栀，考虑患者行经后血海空虚，血不养心，可致心神不安，入睡困难，故留酸枣仁、夜交藤。腰酸，加续断、菟丝子补肝肾。

【处方】上方去益母草、香附、焦山栀，加续断15g、菟丝子15g。14剂，水煎，早晚分服。

四诊：2017年5月15日。服药后诸症皆好转，纳可，寐尚安，二便调，余无其他明显不适。舌淡红，苔薄白，脉细。

【辨证分析】服药后症状明显改善，方药对症，守方继服。

【处方】上方。15剂，水煎，早晚分服。

后随诊，诸症好转，效不更方，继服2个月。

五诊：2017年7月10日。患者自述服药后诸症皆除，余无其他明显不适。复查优生四项、性激素检查，结果均在正常范围内。舌淡红，苔薄白，脉和缓。

【辨证分析】诸症皆除，各项指标向好，停服汤药。建议择期行IVF-ET。

嘱患者放松心情，调畅情志，饮食有节，按时休息。

六诊：2018年1月12日。患者在外院行IVF-ET治疗后20天，超声提示宫内可见妊娠囊，医师予口服地屈孕酮及肌内注射黄体酮治疗。舌淡红，苔薄白，左脉弦滑，右脉细。

【辅助检查】血β-HCG 1612.58IU/L；P 15.01ng/ml。

【辨证分析】考虑患者为高龄孕妇，且曾有2次试管婴儿术失败史，故保胎治疗。孕前期，当补肾固冲安胎，方选补肾固冲汤加减。

【处方】补肾固冲汤（《韩氏女科》）加减。

黄芪20g、菟丝子15g、覆盆子15g、杜仲15g、川续断20g、桑寄生20g、炒白术15g、白芍15g、阿胶珠15g、党参15g、陈皮10g、炙甘草5g。14剂，水煎，早晚分服。

嘱患者禁性生活，畅情志，慎起居，注意休息。若出现腹痛、阴道出血等不适，及时就诊。

七诊：2018年1月26日。患者自觉服药后无不适，近日恶心、干呕明显，心烦，胃纳不佳。舌淡红，苔薄白，脉弦滑。

【辨证分析】服药后无明显不适。恶心、干呕、食少为妊娠初期正常生理反应，加竹茹除烦止呕，安胎。

【处方】上方加竹茹15g。30剂，水煎，早晚分服。

后随访，患者服药1个月后恶心、干呕、食少症状消失。复查超声提示宫内双活胎。后于2018年9月15日剖宫产下两男婴，母子平安。

❀ **病案五：不孕症（伏邪内结证）**

栾某，女，30岁。已婚。2016年10月5日初诊。

【主诉】婚后4年未避孕而未孕。

【现病史】14岁月经初潮，既往月经规律，周期28~30天，经期5~7天，经量正常，色暗红，有血块，痛经。孕3流3产0（曾于2012年5月、2012年10月、2013年8月于外院行人工流产术）。平素常有小腹坠胀疼痛，腰酸、腰痛，夜寐欠安，阴部瘙痒。带下量多，色黄，质黏稠，气味臭秽。小便热，色黄短赤。LMP：2016年9月23日。刻下症见小腹疼痛拒按，腰酸，自觉发热，乏力，口苦。

【体格检查】身高158cm，体重57kg。BMI：22.83kg/m^2。舌淡红，苔黄腻，脉弦滑。

【妇科检查】外阴已婚型，阴道通畅。分泌物色黄，量多，质稠，有臭味。宫颈柱状，表面少量大小不等的囊泡。子宫体后位，宫体稍小，偏硬，活动度良好，压痛（−）。双附件区增厚，压痛（＋）。

【辅助检查】

①子宫输卵管造影（外院）：单侧输卵管显影，弥散不佳。

②性激素检查（2016年10月2日）：FSH 4.52mIU/ml；LH 12.39mIU/ml；PRL 12.43ng/ml；E$_2$ 79pg/ml；P 0.1ng/ml；T 66.94ng/dl（LH/FSH＞2）。

③妇科超声：子宫大小约48mm×31mm×35mm；内膜厚约7mm，回声不均匀；双侧附件区增厚，双侧卵巢内均可见直径＜9mm的卵泡12个以上；盆

腔积液约16mm×13mm；宫颈纳囊。

④优生四项、病毒十项、甲状腺功能：均未见明显异常。

⑤男方精液常规：未见明显异常。

【中医诊断】不孕症（伏邪内结证）。

【西医诊断】多囊卵巢综合征；不孕症；慢性盆腔炎。

【辨证分析】该患者有反复人工流产手术史，下焦空虚，又感受湿热毒邪，蕴结于血室，致使血行不畅，胞脉受阻，故月经色暗，有血块，痛经。血室位于小腹，临近腰骶，故平素小腹坠胀疼痛，拒按，腰酸腰痛，乏力。湿热毒邪结聚下焦，气血运行通路受阻，难以濡养下腹部，故阴部瘙痒。带下量多，色黄，质黏稠，气味臭秽均为湿热阻滞下焦之征。热邪伏藏于体内，上扰心神，下注膀胱，故夜寐欠安，自觉发热，小便热，色黄短赤，口苦。故本病系湿热毒邪蕴结所致。韩延华认为慢性盆腔炎的病因可归咎于伏邪，病变部位基本局限于女性的内外生殖器及盆腔周围组织。伏邪致病有几大重要特点：其一，伏而后发，发病隐晦。一般伏邪需在体内累积到一定程度，邪气力量足够强大时方才发病，所以在疾病初起时患者往往难以发现，难以及时治疗。该患者盆腔慢性炎症多年，并没有予以关注，不断拖延，未及时进行治疗，直到病情严重，影响生殖后方开始重视。其二，留恋虚人，迁延缠绵。若机体正气充足，外来邪气进入人体时，正气会与邪气激烈交争，但若体虚，正气难以抗邪外出，邪气就会趁机伏藏于体内，蓄力等待爆发，故病程多迁延。

【治法】清热解毒，利湿止带。

【处方】韩氏妇炎汤（《韩氏女科》）加减。

三棱10g、莪术10g、土茯苓15g、金银花10g、连翘15g、延胡索15g、川楝子15g、丹参20g、白芍15g、怀牛膝15g、鳖甲20g、黄芪25g、狗脊15g、垂盆草10g、淡竹叶10g、生甘草10g。14剂，水煎，早晚分服。

嘱患者注意卫生，饮食清淡，按时休息。

【方药分析】方中金银花、土茯苓、连翘清热解毒，佐以垂盆草、淡竹叶、生甘草增强清热利尿解毒之效。三棱、莪术、丹参活血行气，合延胡索、川楝子活血行气止痛，加怀牛膝增强活血调经之功，兼补益肝肾，攻补兼施。狗脊补益肝肾，强筋健骨。黄芪益气健脾祛湿，白芍养血柔肝，两者同用，补益气血，使全方祛邪不伤正。鳖甲软坚散结。全方配伍，湿热得祛，邪毒得解，共达清热解毒，利湿止带之效。

二诊： 2016年10月19日。服药后自述小腹坠痛减轻，腰痛缓解，带下量减少，阴部瘙痒次数减少，其余诸症亦均有好转。但近日感胸胁不舒，胁肋部、双乳疼痛。舌稍红，苔薄黄腻，脉弦滑。

【辨证分析】患者小腹坠痛、腰痛减轻，带下量减少，诸症均有缓解，治疗有效，故守方加减。考虑胁肋不舒，乳房胀痛，舌红，脉弦滑为月经临近的征兆，故加经水同治，活血调经之益母草，以及疏肝行气，调经止痛，理气以助行血，兼顾气血之香附，以缓解经前肝中阴血下注血室，肝经血虚，经脉凝涩，气郁之症。

【处方】上方加益母草15g、香附15g。14剂，水煎，早晚分服。

嘱患者经量多时停服。

三诊： 2016年11月2日。服药后自觉胁肋部不舒、乳房胀痛消失。LMP：2016年10月22日，6天净，色暗，有血块，痛经较前缓解。刻下腰酸、腰痛，目睛酸涩，舌淡红，苔薄黄腻，脉弦滑。

【辨证分析】患者行经后精血相对亏虚，腰为肾府，主藏精，故腰酸、腰痛。肝开窍于目，血不足，目珠失养，故目睛酸涩。去益母草，加杜仲、桑寄生、枸杞子补肝肾，养阴血。

【处方】上方去益母草，加杜仲15g、桑寄生15g、枸杞子10g。14剂，水煎，早晚分服。

嘱患者月经见血第12天复查妇科超声。

四诊： 2016年11月16日。患者自述服药后腰酸、腰痛、目睛酸涩消失，其余诸症皆除，无其他明显不适。舌淡红，苔薄黄，脉滑缓。

【辅助检查】

①妇科超声（2016年11月2日）：内膜厚约10mm；左侧卵巢内可见大小约16mm×18mm的优势卵泡。

②妇科超声（2016年11月10日）：左侧卵巢优势卵泡已排出，盆腔积液11mm×10mm。

【辨证分析】服药后诸症尽除，守方继服2个月，巩固疗效。

【处方】上方。60剂，水煎，早晚分服。

五诊： 2017年2月5日。LMP：2016年12月23日，患者自述月经推迟13

日未至，舌淡红，苔薄白，脉滑缓，未述其他明显不适。

【辅助检查】β–HCG 9205.22IU/L；P 25.92ng/ml。

【辨证分析】查血清绒毛膜促性腺激素提示患者早孕。

嘱患者注意个人卫生，禁性生活，饮食清淡，劳逸结合，不适随诊。

后随访，患者于2017年9月22日剖宫产下一男婴，母子平安。

二、诊疗品析

不孕症是指女子婚后夫妇同居1年以上，配偶生殖功能正常，未避孕而不受孕者；或曾有孕育过，未避孕又1年以上未再受孕者。前者称为"原发性不孕"，古称"全不产"；后者称为"继发性不孕"，古称"断续"，是妇科常见病、多发病，也是疑难病。

不孕症的病因多样而复杂，现代医学将不孕症主要分为输卵管性不孕、排卵障碍性不孕、免疫性不孕等。子宫内膜异位症、高泌乳素血症、子宫内膜容受性不良、生殖道炎症等因素也可导致不孕症的发生。排卵障碍导致的不孕占不孕症的20%~40%。多囊卵巢综合征导致的排卵障碍性不孕症的发病率呈持续升高状态。多囊卵巢综合征作为一种异质性复杂疾病，是育龄期女性常见的内分泌疾病之一，也是不孕症的主要原因之一。西医目前以降雄、调整月经周期、促排卵为主要治法，同时结合患者具体情况给予对症治疗。由于多囊卵巢综合征的病因机制尚不明确，到目前为止，现代医学只能对症治疗以缓解患者内分泌失调出现的一系列症状。由于促排卵药物容易过度刺激卵巢而使得患者机体内分泌不稳定，加之辅助生殖技术存在的有创风险，因而中医药治疗多囊卵巢综合征导致的不孕症颇具临床优势。

本病始见于《素问·骨空论》："督脉者……此生病……其女子不孕。"中医学认为不孕症是由于"肾气–天癸–冲任–胞宫"生殖轴功能失调所致，病位在胞宫，与肝、脾、肾联系密切。

韩延华认为多囊卵巢综合征不孕的主要病变脏腑在肝、肾，以肾为主，主要病机为肾气亏虚，血瘀、痰湿等病理产物阻滞胞宫、胞脉，致冲任二脉气血失调，难以摄精成孕。韩延华强调"种子必先调经"，主张调周法治疗月经失调，基于月经周期的生理特点，洞悉各期阴阳、气血消长变化，结合患者的阴阳、气血情况，矫枉扶正，建立规律的月经周期，达到协调气血阴阳，促进受孕之目的。在临床诊疗中，对于肾虚血瘀证，以补肾活血调冲汤（《韩氏女科》）加减；对于肝郁脾虚证，韩延华强调气血并调，以调肝行气为主，审因论治，从根本上解决问题，健脾养血为辅，以资化源，寓"见肝之病，知肝传脾，当先实脾"之意，肝脾同治，补虚泻实，予调肝汤（《韩氏女科》）加补脾、健脾之品，少佐温补肾阳之药；对于同时患有多囊卵巢综合征与子宫内膜异位症者，韩延华认为肾虚血瘀、痰湿阻滞是导致多囊卵巢综合征不孕的核心病机，瘀血是造成多囊卵巢综合征与子宫内膜异位症的共同病理产物，为致病之标，肾虚为致病的重要病因，肝郁为致病的关键环节，立调肝补肾，活血化瘀之法，予内异止痛汤（《韩氏女科》）加减；对于脾虚湿热型多囊卵巢综合征合并免疫性不孕者，立健脾补肾，清热消抗之法，予消抗灵Ⅰ号（《韩氏女科》）加减；对于多囊卵巢综合征不孕合并慢性盆腔炎、输卵管炎者，给予韩氏妇炎汤（《韩氏女科》）加减。同时，韩延华注重患者的身心治疗，嘱其调整心态，调畅情志，减轻精神压力，增强信心，以促进疾病的康复，同时鼓励患者适当锻炼，增强体质。

【小结】不孕症属于中医学"无子"的范畴，既是妇科常见病、多发病，也是疑难病。不孕症的病因多样而复杂。近年来，随着生活环境和饮食习惯的改变，加上来自工作、生活各方面的压力，多囊卵巢综合征导致不孕者愈发多见，且仍有不断增多的趋势。许多家庭由于不孕的问题，矛盾纷争不断，甚至家庭破裂。显而易见，不孕已经不仅是医学领域需要攻克的课题，其带来的不良影响更是波及万家。

韩延华主张多途径治疗多囊卵巢综合征不孕，针对具体患者又有具体要求，个体化治疗，具有独特优势。多囊卵巢综合征不孕者大多肥胖，且多肾虚血瘀为患，韩延华临证习用祛湿之品合健脾药，如车前子、茯苓、泽泻、山药、白术等，加补肾活血药。药物治疗的同时建议结合运动，一方面可促进阳气生发，加快痰湿的排出，达到减肥之目的，另一方面又可促进血液循环流通。韩延华指出，卵巢脂质化是导致卵泡排出困难的重要原因，提醒患者忌暴饮暴食或饮食偏嗜，应积极控制体重。考虑到该类患者由于雄激素高、胰岛素抵抗会出现多毛、痤疮、脱发、黑棘皮征等表现，加上肥胖，容易有抑郁自卑倾向，经年不孕又往往会承受周围巨大的舆论压力，加重情绪上的负担，因此在方中加入香附、郁金、柴胡等疏肝理气之品，并强调情志疗法的重要性。此外，韩延华要求患者养成良好的作息习惯，少熬夜，调节失衡的H-P-O轴。雄激素高是多囊卵巢综合征不孕的关键，故而嘱咐患者多食用富含雌激素的食品，如豆类、蜂王浆、蚕蛹等，以拮抗雄激素，必要时中西医结合治疗，中药口服联合人工周期雌孕激素替代疗法增强疗效，或行IVF-ET，提高妊娠率。

（韩亚光　张诗笛）

第八章
多囊卵巢综合征肥胖症

一、病案实录

🪷 病案一：肥胖症（肝郁脾虚证）

王某，女，17岁。未婚。2016年9月11日初诊。

【主诉】近1年经水60~90日一行。

【现病史】13岁月经初潮，既往月经规律，周期28~34天，经期4~7天。1年前因压力增大，开始暴饮暴食，体重迅速增加，最高达75kg。随后经水60~90日一行，未予重视及治疗。LMP：2016年7月9日。现经水已2个月未行，今为求系统诊治，故来我院就诊。平素自觉胸闷，心烦易怒，精神抑郁，善太息，动则汗出，经前乳胀。二便正常，睡眠欠佳。

【体格检查】面部痤疮，颈部黑棘皮症状明显，体型肥胖。身高155cm，体重75kg。BMI：$31.2kg/m^2$。舌体胖大，暗淡，苔白，脉弦滑。

【辅助检查】2016年9月11日查。

①妇科超声：子宫大小约45mm×41mm×47mm；内膜厚约11mm；双侧卵巢内均可见12个左右的卵泡，直径2~6mm。提示双侧卵巢呈多囊改变。

②甲状腺功能：未见明显异常。

③口服葡萄糖耐量试验：空腹血糖6.7mmol/L；180分钟血糖7.1mmol/L。

④胰岛素释放试验：空腹胰岛素14.1mU/L；180分钟胰岛素26mU/L。

⑤性激素检查：FSH 2.71mIU/ml；LH 8.36mIU/ml；PRL 21.41ng/ml；E_2 92.00pg/ml；P 0.1ng/dl（LH/FSH＞2）。

⑥性腺激素测定：DHEAS 131.70μg/dl；AND 4.56ng/ml；SHBG 74.8nmol/L。

【中医诊断】月经后期（肝郁脾虚证）。

【西医诊断】多囊卵巢综合征；肥胖症；月经稀发。

【辨证分析】该患者近1年经水60~90日一行，彩超提示双侧卵巢呈多囊改变、LH/FSH＞2，故诊断为月经后期、多囊卵巢综合征（肥胖型）。肝主升发，调畅气机，女子性本善怀多郁，常因压力过大，导致肝失疏泄，郁结难解，碍于胞宫，影响天癸的生发排泄。肝气推动脏腑的气化，维持着气机升降出入的平衡协调，《丹溪心法》有言："气血冲和，百病不生，一有怫郁，诸病生焉。"肝能健运中州，调达三焦气机，肝郁则饮食逆上而不下，加之患者暴饮暴食，导致中焦失司，在体发为肥胖。《灵枢·病传》曰："病先发于肝，三日而之脾，五日而之胃。"肝郁犯脾，木郁土壅，脾运失司，水湿聚而成痰，则肥胖日益加重。《女科切要》云："肥白妇人，经闭而不通者，必是湿痰与脂膜壅塞之故也。"痰瘀结于胞宫，进一步加重疾病的恶性循环，影响胞宫的功能，导致肥胖等症状的发生与加重。肝气郁结于胸，则常可见经前乳房胀痛，胸闷，善太息。脾湿不化，气虚不摄，是以动则汗出。湿性重浊，化湿生痰，痰瘀互结，滞于肌肤，则见面部痤疮，颈部黑棘皮征。

患者因压力过重，饮食不节，而导致肥胖。脾胃为后天之本，患者暴饮暴食以致脾虚失运，压力过重，则肝郁失于疏泄，肝郁克脾，脾之运化功能被削弱，而暴饮暴食却日益加重，如此往复，遂致痰湿内生，痰湿复困脾阳，郁于胞宫，是以经水难行，痰湿不运，困于肌肤腠理之间，则见肥胖。肝气郁结于胸，是以胸闷、善太息；脾虚则精微化气不足，卫气不能固表，则见动则汗出。结合患者舌脉，辨为肝郁脾虚证。治以疏肝健脾，予百灵调肝汤加减。

【治法】疏肝解郁，健脾除湿。

【处方】百灵调肝汤（《韩氏女科》）加减。

当归15g、白芍15g、川芎10g、通草10g、皂角刺6g、炒枳壳15g、怀牛膝15g、香附15g、柴胡15g、合欢皮10g、丹参20g、川楝子15g、炙甘草5g、炒苍术15g、厚朴15g、陈皮15g、炒白术15g、茯苓15g、泽泻10g、远志15g。14剂，水煎，早晚分服。

嘱患者运动减肥，减少碳水化合物摄入。

【方药分析】方中当归、白芍为君，活血和血，养血柔肝。厚朴、陈皮、苍术合为平胃散，取其燥湿运脾之义，其中，陈皮是芸香科药食同源的中药，有理气健脾，燥湿化痰的功效，具有抗肿瘤、降血脂、抗氧、抗菌、抗肿瘤、抗过敏、调节免疫系统的药理作用。炒白术、茯苓、泽泻益气补中，健脾除湿，使痰湿得从水化；香附、柴胡、丹参理气开郁，活血调经；怀牛膝攻补兼具，具有补肝肾、强筋骨、逐瘀通经和引血下行等作用，药理研究证实其具有抗衰老、抗肿瘤与镇痛抗炎的药理作用。川芎辛温香燥，走而不守，既能行散，上行可达巅顶；又入血分，下行可达血海，具有镇痛、抗炎、抗氧化、抗肿瘤、抗凝血、抗抑郁、抗衰老、保护细胞等药理作用。合欢皮解郁安神，可调整睡眠。远志安神益智，交通心肾，祛痰，消肿，可治疗健忘、失眠、心神不安等，现代研究结果表明，远志中主要含有三萜皂苷、叫酮、寡糖酯类成分，具有改善记忆、抗痴呆、脑保护、镇静催眠、镇咳祛痰等作用。通草通利血脉，通经下乳，具有抗炎、抗病毒、降血糖、降血脂的药理作用。炒枳壳、川楝子、皂角刺开郁散结，清肝火、泄郁热，行气止痛，善催瘀阻下行。炙甘草调和诸药。

二诊：2016年9月26日。服药后体重下降1kg，睡眠改善，胸闷频率下降。近期痤疮加重。舌质暗淡、苔薄白、脉弦滑。

【辨证分析】症状有所缓解，故守方加减。因睡眠已经改善，故去远志、合欢皮。痤疮加重，故加白鲜皮、刺蒺藜以助消痤。

【处方】上方去远志、合欢皮，加白鲜皮15g、刺蒺藜15g。14剂，水煎，早晚分服。

三诊：2016年10月11日。患者自述2016年10月2日月经来潮，经量较少，色暗，痛经。现患者测体重73kg，面部痤疮较上次减少，舌质暗，苔薄白，脉弦数。

【辨证分析】服药后症状明显减轻，月经来潮，效不更方，酌加活血调经之益母草增强活血之力。

【处方】上方加益母草20g。14剂，水煎，早晚分服。

四诊：2016年10月25日。服药后黑棘皮颜色明显淡化，痤疮明显改善，面色较前富有光泽。现体重70kg。舌体正常大小，苔薄白，脉沉弦。

【辨证分析】服药后，患者肝郁症状明显改善。减肥效果显著，告知减肥不可过快过甚。酌加党参、黄芪，增白术之量以增强补益之力，以防后天摄入不足，气血生化无源，经水难以生化。

【处方】上方去丹参、益母草、通草，炒白术增量至20g，加党参15g、黄芪30g。7剂，水煎，早晚分服。

五诊：2016年11月2日。体重降至69kg，面部痤疮消失，黑棘皮明显减轻，舌质正常，苔薄白，脉滑。

【辨证分析】诸症明显改善。脉滑提示月经将至，易主方为补肾活血调冲汤加减，佐疏肝健脾药，以建立正常、有规律的月经周期。

【处方】补肾活血调冲汤（《韩氏女科》）加减。

熟地黄15g、山药20g、枸杞子15g、菟丝子30g、巴戟天20g、怀牛膝10g、当归15g、赤芍15g、益母草20g、丹参20g、川芎10g、鳖甲10g、茯苓10g、香附15g、炒苍术15g、厚朴15g、陈皮15g、白鲜皮15g、白术15g、甘草10g。14剂，水煎，早晚分服。

【方药分析】方中熟地黄、枸杞子滋阴益肾，助水行舟，填精益髓；菟丝子、巴戟天温补肾阳、强筋健骨；当归、益母草、丹参补血调经、活血止痛；香附、赤芍、鳖甲滋阴潜阳、活血散瘀、补血疏肝、调理冲任；山药、白术、茯苓健脾益气渗湿；苍术、厚朴、陈皮化痰醒脾。芎归二药，相互为用，以润制燥，以燥解腻，补血养血活血。白鲜皮清热燥湿，去黑棘皮之症，预防痤疮复发。怀牛膝引血下行，甘草调和诸药。全方共奏疏肝健脾，益肾填精，化痰活血之效。

六诊：2016年11月16日。LMP：2016年11月3日，7天经净，量中，色深红，偶有血块。体重降至68kg。自述虽并未节食，但体重下降较快，心情舒畅，睡眠佳，经前无乳胀，太息次数明显减少，皮肤较此前白皙。经期已过，更方为百灵调肝汤加减。

【处方】百灵调肝汤（《韩氏女科》）加减。

当归15g、白芍15g、川芎10g、皂角刺6g、炒枳壳15g、怀牛膝15g、香附15g、柴胡15g、川楝子15g、炙甘草5g、炒苍术15g、厚朴15g、陈皮15g、炒白术15g、茯苓15g、泽泻10g、白鲜皮15g。15剂，水煎，早晚分服。

嘱患者下次月经第2天复查实验室相关检查。

七诊：2016年12月5日。LMP：2016年12月2日。体重66kg。BMI：27.47kg/m^2。

【辅助检查】

①妇科超声（2016年12月3日）：子宫大小约44mm×42mm×46mm；内膜厚约6.6mm。

②口服葡萄糖耐量试验：空腹血糖6.5mmol/L，180分钟血糖7.0mmol/L。

③胰岛素释放试验：空腹胰岛素11.1mU/L，180分钟胰岛素14mU/L。

④性激素检查：FSH 2.71mIU/ml；LH 4.36mIU/ml；PRL 11.41ng/ml；E_2 92.00pg/ml；P 0.34ng/dl。

⑤性腺激素测定：DHEAS 121.70μg/dl；AND 3.96ng/ml；SHBG 78.2nmol/L。

【辨证分析】治疗2个月后，患者体重明显下降，已不属于肥胖范围。黑棘皮症较初诊淡化明显，睡眠安稳，经前乳胀消失，月经按时而至。停服汤药，将百灵调肝汤制为水丸，巩固治疗。嘱患者保证三餐有时有节，减少碳水化合物摄入，增加运动，减轻体重，以每月减重不超过5kg为宜，缓解压力，身心同治。

【处方】上方，15剂。制成水丸，8g/次，3次/日，服用1个月。

后随访，患者体重减轻10kg。BMI：27.06kg/m²。黑棘皮明显改善，月经应月而至，按期则止，疗效显著。

❀病案二：肥胖症（胃热湿阻证）

李某，女，24岁。已婚。2017年3月3日初诊。

【主诉】经水淋漓不尽1月余。

【现病史】既往月经规律，16岁月经初潮，周期28~30天，经期4~7天。患者自述近1年经期出血时间长，自行口服乌鸡白凤丸治疗，效果不佳。LMP：2017年2月1日。经水淋漓不止至今，量少，呈鲜红色，质稠，有血块。今为求系统诊治，故来我院就诊。平素喜食肥甘厚味，辛辣之品，易焦虑，偶有胃痛，头晕面赤，大便干结，小便黄赤，消谷善饥，睡眠欠佳。

【体格检查】面部痤疮，眉毛浓密，唇周可见轻微胡须。颈部黑棘皮症状明显，体型肥胖。身高170cm，体重85kg。BMI：29.41kg/m²。舌红，苔薄黄，脉滑数。

【妇科检查】外阴发育正常，阴道通畅，可见中等量血液从宫颈管流出，双附件压痛（−）。

【辅助检查】2017年3月3日查。

①妇科超声：子宫大小约43mm×40mm×46mm；内膜厚约6.5mm；双侧卵巢内均可见数量约12个的卵泡，卵泡直径大小约6~9mm。提示双侧卵巢呈多囊改变。

②甲状腺功能检查：未见明显异常。

③口服葡萄糖耐量试验：空腹血糖5.6mmol/L；180分钟血糖6.1mmol/L。

④胰岛素释放试验：空腹胰岛素19.20mU/L；180分钟胰岛素22.60mU/L。

⑤性激素检查：FSH 3.11mIU/ml；LH 7.76mIU/ml；PRL 23.88ng/ml；E_2 99.00pg/ml；P 0.1ng/dl（LH/FSH＞2）。

⑥性腺激素测定：DHEAS 100.87μg/dl；AND 12.73ng/ml；SHBG 183.8nmol/L。

【中医诊断】崩漏（胃热湿阻证）。

【西医诊断】多囊卵巢综合征；肥胖症；子宫异常出血。

【辨证分析】患者经水淋漓不尽1月余，彩超提示双卵巢呈多囊改变，LH/FSH＞2，故诊断为崩漏、多囊卵巢综合征（肥胖型）。《脾胃论·脾胃胜衰论》中云："胃中元气盛，则能食而不伤，过时而不饥，脾胃俱旺，则能食而肥。"说明脾胃是导致超重肥胖的主要脏器，其原因是脾胃功能亢进，增加饮食的欲望，导致过食肥甘厚味，最终引起超重肥胖。《黄帝内经·灵枢》以脂膏分布，将肥胖症分为"膏人""脂人""肉人"等三型人。《黄帝内经·素问》有云："肥贵人，膏粱之疾也。"嗜食肥甘厚味，脾胃功能受损，聚湿成痰，积聚为肥胖之证，痰结不去，则病根难除；又因辛辣之品的过度摄入，以致胃火炽盛，使痰浊膏脂内聚而生内热，导致痰火裹结、湿热内蕴，脂积湿阻，聚集体内，壅于皮下，使人臃肿肥胖。胃为水谷之海，内火滞留，胃热耗伤津液，则见胃痛、消谷善饥；火热上扰清窍，则见头晕。内火伤耗阴液，津亏血液运行不利则血瘀，痰瘀互结于胞宫，内火迫血妄行，故见经水淋漓不尽，色红质稠，然"痰""瘀"互结于胞宫，碍经血流出，因而经血量少。本例患者月经初潮时间较晚，可见其先天禀赋不足，后天喜食肥甘厚味、辛辣之品，使痰浊膏脂内聚而生内热，导致痰火裹结或湿热内蕴，伤耗阴液，津亏血瘀，痰瘀互结于胞宫。内火迫血妄行，故见经水淋漓不尽，色红质稠，然痰瘀互结于胞宫，阻碍经血流出，因而经血量少。胃热耗伤津液，则大便干结，小便黄赤。火热上扰心神，则见焦虑、眠差、头晕。结合患者舌脉，辨证为胃热湿阻证。

【治法】疏肝解郁，健脾除湿。

【处方】清热除烦汤（《韩氏女科》）加减。

竹茹10g、陈皮15g、枳实15g、茯苓15g、麦冬15g、竹沥15g、黄芩15g、知母15g、石菖蒲15g、炒地榆40g、棕榈炭20g、阿胶10g、龟甲15g、龙骨15g、牡蛎15g、鸡内金10g。10剂，水煎，早晚分服。

嘱患者运动减肥，忌食肥甘厚味、辛辣之品。

【方药分析】予清热除烦汤加减，佐以止血药物，急塞其流。方中竹茹、枳实、陈皮、茯苓四药为君，取其理气化痰和胃之效，其中竹茹甘寒疏利，开痰涎胶黏，清热化痰，清心除烦。石菖蒲开窍醒神，化湿和胃，辟秽化浊，现代医学认为其具有抗抑郁、抗焦虑、保护心血管、降压、平喘、抑制胃肠道平滑肌收缩等药理作用。黄芩、知母清热泻火，药理学研究证实，黄芩苷具有良好的抗氧化防御机制，可显著增强人体谷胱甘肽过氧化物酶活性，降低三酰甘油与总胆固醇水平，改善人体血糖；汉黄芩素可激活腺苷酸化酶蛋白激酶（AMPK）通路，强化氧化酶增殖受体与脂联素的表达，达到促进葡萄糖代谢的功能。麦冬养阴清心除烦，与茯苓相伍，可增加宁心安神的功效。阿胶补血养血止血，《本草经解》有云："阿胶，上入肺脾，下通肾脏，性偏香窜，能疏气闭之邪，味属辛温，可治血瘀之妇。"现代药理研究证明，阿胶能够降低血液的黏稠度及增加血管壁的通畅度。多囊卵巢综合征肥胖症患者常伴有高脂血症，选用阿胶止血，还可兼顾血脂问题。鸡内金缓解胃痛，近代医家张锡纯在其撰著的《医学衷中参西录》中认为鸡内金"善化瘀血"，强健胃气。龙骨、牡蛎固涩止血，又重用炒地榆、棕榈炭止血，急塞其流。龟甲育阴潜阳。竹沥清热化痰，清心除烦。全方共达化痰祛湿，清热除烦，固冲止血之目的。

二诊：2017年3月14日。服药后血止，但未遵医嘱减肥，仍有消谷善饥、头晕面赤之症。睡眠改善。舌质正常，苔黄腻，脉沉滑。

【辨证分析】服药后血止，但未遵循医嘱运动减肥、忌口，病源未去，故守方加减，酌去止血之品炒地榆、棕榈炭、阿胶；酌加苍术、厚朴增强健脾化痰之力；加菟丝子、巴戟天益肾填精，降雄激素，改善面部多毛状态。

【处方】上方去炒地榆、棕榈炭、阿胶，加苍术15g、厚朴15g、菟丝子20g、巴戟天20g。14剂，水煎，早晚分服。

嘱患者忌口，运动减肥。

三诊：2017年3月28日。患者遵医嘱忌口，增加运动量。体重83.5kg。消谷善饥、头晕面赤、胃痛之症改善明显，眠差消失，颈部黑棘皮较上次淡化。患者出于爱美之心，对面部、颈部之黑棘皮极为焦虑。舌质淡红，苔薄黄，脉沉滑。

【辨证分析】服药后症状有所缓解，故守方继进。酌加白鲜皮、白薇淡化黑棘皮，治疗痤疮。增加菟丝子、巴戟天用量以升雌抗雄。焦虑情况较重，酌加合欢皮。

【处方】上方菟丝子增量至30g、巴戟天增量至25g，加白鲜皮15g、白薇15g、合欢皮15g。14剂，水煎，早晚分服。

四诊：2017年4月12日。黑棘皮颜色明显淡化，痤疮有所改善，面赤较前改善。体重82kg。舌红，苔黄腻，脉沉。

【辨证分析】因患者经水将至，故酌添棕榈炭、地榆炭预防性止血。体重82kg。胃痛消失，故去鸡内金。

【处方】上方去鸡内金，加地榆炭20g、棕榈炭20g。14剂，水煎，早晚分服。

五诊：2017年4月26日。LMP：2017年4月15日，7天净，经色红，血块减少。体重降至81kg。面部痤疮明显减少，胡须较上次减少，焦虑缓解。舌质红，苔薄黄，脉沉实。

【辨证分析】诸症明显改善，月经按时而至，按期而走，现已经净，故去棕榈炭、地榆炭。体重明显下降，焦虑缓解，故去合欢皮。

【处方】上方去棕榈炭、地榆炭、合欢皮。14剂，水煎，早晚分服。

六诊：2016年5月11日。体重降至80kg，减肥效果显著。面色红润。

【辨证分析】效不更方，继服巩固。

【处方】上方。15剂，水煎，早晚分服。

七诊：2016年5月26日。LMP：2016年5月17日，经期5天，色红，无血块。体重降至79kg，减肥效果显著。

【辨证分析】疗效显著，守方继进。

【处方】上方。15剂，水煎，早晚分服。

嘱其下次月经周期第2天复查各项指标。

八诊：2016年6月22日。诸症改善，黑棘皮明显淡化，眠佳。测体重76kg。BMI：26.30kg/m²。LMP：2016年6月15日。

【辅助检查】

①妇科超声：子宫大小约43mm×41mm×45mm；内膜厚约7.5mm；余未见异常。

②口服葡萄糖耐量试验：空腹血糖5.3mmol/L；180分钟血糖6.0mmol/L。

③胰岛素释放试验：空腹胰岛素12.20mU/L；180分钟胰岛素16.60mU/L。

④性激素检查：FSH 3.11mIU/ml；LH 6.06mIU/ml；PRL 13.88ng/ml；E_2 111.00pg/ml；P 0.29ng/dl。

⑤性腺激素测定：DHEAS 77.87μg/dl；AND 10.73ng/ml；SHBG 120.18nmol/L。

【辨证分析】治疗后，患者体重明显下降，黑棘皮较初诊明显淡化，睡眠安稳，崩漏症状已经消失，经水来去依时，故停服中药。

嘱患者继续减肥，禁食肥甘厚味、辛辣生冷之物。每月减重以不超过5kg为宜。

后随访，患者体重减轻9kg，BMI 26.30kg/m^2，已不属肥胖症范围。雄三项结果有所下降，面部小胡须减少，黑棘皮明显改善，月经按期潮止。

🪷 病案三：肥胖症（肾虚痰阻证）

蒋某，女，32岁。已婚。2018年7月3日初诊。

【主诉】未避孕2年而未孕。

【现病史】14岁月经初潮，既往月经欠规律，周期30~40天，经期4~6天。自述近1年月经错后，量少，色暗红，有少量血块。LMP：2018年6月13日。孕1产0流1（人工流产1次），今为求子，故来我院就诊。平素喜饮奶茶、碳酸饮料。腰酸，经期加重。倦怠乏力，恶心胸闷，大便溏薄，小便正常，饮食睡眠尚可。

【体格检查】面部痤疮，体型肥胖，腹部尤甚，身高159cm，体重73kg。BMI：28.88kg/m^2。舌暗淡，苔白腻，脉濡滑。

【妇科检查】外阴发育正常，阴道通畅，宫颈柱状光滑，双附件压痛（﹣）。

【辅助检查】2018年7月3日查。

①妇科超声：子宫大小约47mm×42mm×46mm；内膜厚约7mm；双侧卵巢内均可见卵泡12~14个，卵泡直径8~9mm。提示双侧卵巢呈多囊改变。

②甲状腺功能：未见明显异常。

③口服葡萄糖耐量试验：空腹血糖6.0mmol/L；180分钟血糖5.7mmol/L。

④胰岛素释放试验：空腹胰岛素 13.1mU/L；180 分钟胰岛素 14.5mU/L。

⑤性激素检查：FSH 2.11mIU/ml；LH 6.76mIU/ml；PRL 13.88ng/ml；E_2 102.00pg/ml；P 0.15ng/dl（LH/FSH ＞ 2）。

⑥输卵管造影：左侧输卵管通而不畅，右侧输卵管通畅。

⑦不孕四项：未见明显异常。

⑧解脲支原体：（＋）。

⑨沙眼衣原体：（－）。

⑩卵泡监测：未见成熟卵泡排出，卵泡最大者直径约 10mm。

⑪病毒十项：未见明显异常。

【中医诊断】不孕症；月经后期（肾虚痰阻证）。

【西医诊断】多囊卵巢综合征；肥胖症；继发性不孕症。

【辨证分析】该患者未避孕 2 年而未再孕，彩超提示双卵巢呈多囊改变，LH/FSH ＞ 2，故诊断为继发性不孕症、多囊卵巢综合征（肥胖型）。腰酸、倦怠乏力、恶心胸闷、大便溏薄均为肾虚痰阻证的表现。肾藏先天之精，能化血亦能化气，肾精所化生之精血是月经产生、孕卵形成的物质基础。肾阳虚，阴寒内生，气血凝滞，血海受阻，加之肥盛妇人化生乏源，气虚血少，冲任不充，故月经错后。肾阳为成熟卵子排出之原动力。嗜食肥甘厚味，损伤后天，后天诸虚劳损，杀伐肾气，使命门火衰，冲任失于温煦，胞宫虚寒，且阳虚无力启动氤氲之气，卵子难以排出，故见不孕。"肾者，胃之关也。""肾水温升则化气。"一身水液之输布及排泄有赖于肾阳的温煦、蒸腾。肾阳虚，无以化气行水，水停聚湿，湿酿成痰，可见痰之本无不在肾。痰湿脂膜壅塞于肌表皮肤，则表现为面部痤疮较多。痰湿脂膜壅塞于卵巢，则导致卵巢呈现多囊样改变。湿为阴邪，易损伤阳气，痰湿日久会进一步损伤肾阳，肾阳愈虚，又可加重痰湿，循环往复，正如《傅青主女科》所云："妇人有身体肥胖，痰涎甚多，不能受孕者。"《万氏妇人科》亦有相关描述："惟彼肥硕者，膏脂充满，主室之户不开；挟痰者，痰涎塞滞，血海之波不流，故有过期而经始行，或数月经一行，及为浊，为带，为经闭，为无子之病。"本案患者属腹型肥胖身材，又喜食奶茶、碳酸饮料，甜腻之物损伤脾胃功能，运化失职，又停留体内，化为湿邪，结为痰浊，痰瘀阻于带脉则为腹型肥胖，阻于胞宫则见月经错后，胞宫阻塞不通，难以受孕。

由《素问·脉要精微论》所载："腰者，肾之府，转摇不能，肾将惫矣。"可知，患者素体肾虚。大便溏薄、恶心，是后天运化失职之像，湿浊凝结成痰，结于胸中则见胸闷，下注冲任，痰浊瘀血阻滞胞脉，不能摄精成孕。卵子为生殖之精所推动，其发育成熟与肾精的充盛与否密切相关，肾虚精少，冲任失调，则胞宫失于濡养，卵泡发育不良，妇女难以摄孕。脾肾亏虚，痰湿内盛，气血化源不足，冲任血海不能按时满溢，故月经错后，量少，色暗红，伴有少量血块。此外，输卵管造影提示患者输卵管通而不畅，子管不能拾卵摄精，进一步影响患者受孕的几率。结合患者舌脉，诊断为多囊卵巢综合征、不孕症肾虚痰阻证。治以祛痰化湿，补肾填精，调经助孕，并辅以活血化瘀，消痈排脓之外治法。

【治法】疏肝解郁，健脾除湿。外用隔药灸清热利湿，消痈排脓。

【处方】苍附导痰汤（《叶天士女科全书》）加减。

苍术20g、香附15g、陈皮10g、枳壳10g、胆南星10g、川芎15g、茯苓15g、厚朴10g、姜半夏10g、淫羊藿20g、巴戟天20g、丹参15g、炒山药15g、甘草10g、狗脊15g、知母10g、黄柏15g。14剂，水煎，早晚分服。

【灸法】隔药灸1号方（韩氏经验方）。

桃仁15g、乌药10g、川芎10g、五灵脂15g、延胡索15g、丹参20g、赤芍15g、当归20g、皂角刺15g、蜈蚣2条，透骨草10g。诸药研粉，加入黄酒调制成药饼，药饼中间用针刺7个针孔。

选穴：关元、神阙、气海、水道、归来、子宫穴、局部阿是穴。

【方药分析】内服方为苍附导痰汤加减，方中苍术味辛、苦，性温，具有燥湿健脾、祛风散寒等功效，现代药理研究显示其具有降血糖的作用；胆南星燥湿化痰、祛风散结；枳壳下气行痰，合而为君。陈皮下气消痰，姜半夏燥湿祛痰，合而为臣，增强化痰顺气之力。炒山药、茯苓健脾渗湿，甘草调和，佐香附行气解郁，《本草纲目》云："香附，利三焦，解六郁……能治下血，尿血，妇人崩漏带下，月候不调，胎前产后百病。"枳壳理气，气顺则痰自除，现代药理学研究表明其具有调节胃肠功能、利胆排石、降血脂和抗肿瘤等药理作用。川芎、厚朴理气解郁调经。淫羊藿、巴戟天、丹参补肾活血，温肾助阳。淫羊藿味辛甘、性温，入肝肾经，具有补肾壮阳、祛风除湿、强健筋骨等功效，现代中药药理学研究表明，该药在抗衰老、提高免疫力、抑制肿瘤、控制高血压、治疗冠心病等疾病中疗效显著。狗脊缓解腰酸腰疼，现代医学认为，其能防治骨质疏松、抑制血小板聚集、止血镇痛、抑菌、抗炎、保肝、抗氧化。酌加黄柏对抗解脲支原体感染，体外抑制细菌生长试验结果表明，黄柏能明显抑制耐药性细菌的生长。药理学研究发现，知母-黄柏药对能有效降低血糖和糖化血清蛋白水平，且提高血清胰岛素水平，其机制可能与改善胰岛素抵抗、调节脂肪细胞因子有关。

辅以韩氏经验方隔药灸1号方外敷，促输卵管通畅。当归活血定痛、调经养血。质润而性甘温，川芎味辛而性温，中开郁结，下调血海，发挥祛风行血、活血止痛之效。赤芍散瘀定痛，主破散，主通利，专入肝家血分，治疗邪气腹痛；散恶血，逐贼血，行血凉血，则痈肿自消。桃仁破血逐瘀，苦杏仁苷为其主要有效成分，且具有保护神经、抗炎、抗纤维化、抑制动脉粥样硬化、抗肿瘤等多种药理作用。桃、芍、芎、归四药协同互补，共达行气化瘀之效，使祛瘀之余，精血仍旺。延胡索温通辛散，具活血行气止痛之效，兼通血中气滞，其药理作用有镇痛、抗焦虑、镇静催眠、增强内分泌系统功能、抗血小板聚集、抗抑郁等。乌药行气止痛，温肾散寒，《本草便读》认为其"上入肺脾，下通肾脏，性偏香窜，能疏气闭之邪，味属辛温，可治血瘀之妇"。现代药理学研究发现乌药具有抗菌、抗病毒、抗炎镇痛、抗肿瘤、抗氧化等功效，对消化系统、心血管系统、中枢神经系统有显著的调节保护作用。五灵脂、丹参、皂角刺活血散瘀，消痈生肌，补散均兼。蜈蚣味辛，性温，有毒，归肝经，具有辛温走窜、通经逐邪的功效，为祛风镇痛、攻毒散结之要药。透骨草除湿解毒，散瘀止痛，具有极好的抗炎镇痛药理作用。全方攻补兼施，扶助正气又兼消肿排脓。

此外，嘱患者运动减肥。

二诊：2018年7月17日。患者月经尚未来潮。腰酸缓解，大便虽质黏稠，但已成型。胸闷、恶心缓解。舌暗淡，苔白腻，脉弦滑有力。体重72kg。

【辨证分析】患者体重略有下降，腰酸缓解，大便由溏薄转至渐已成型，表明方已对症。虽尚未行经，但察其舌脉，虑经期将至，故上方加熟地黄、枸杞子、益母草以大增全方补肾活血之力，助月经来潮。

嘱患者忌口，不得继续过量饮用奶茶、碳酸饮料，运动减肥。另嘱患者月经来潮时暂停隔药灸治疗，以免经血量过大。

【处方】首诊方加熟地黄15g、枸杞子15g、益母草20g。10剂，水煎，早晚分服。

【灸法】隔药灸药物、选穴同前。

三诊：2018年7月27日。患者自述已减少奶茶及碳酸饮料摄入，增加运动量。面部痤疮减少，腰痛消失。LMP：2018年7月24日，经量中等，经色红，无血块。偶有便稀。舌质正常，苔厚腻，脉沉。体重70kg。

【辨证分析】减肥效果显著。月经已来潮，偶有便稀，上方去益母草、熟地黄、知母，酌加炒白术；腰痛消失，去狗脊。待经净，继续隔药灸治疗。

【处方】上方去益母草、熟地黄、知母、狗脊，加炒白术20g。14剂，水煎，早晚分服。

【灸法】隔药灸药物、选穴同前。

四诊：2018年8月11日。面部痤疮进一步减少。便稀改善，恶心改善，乏力消失。舌质正常，苔腻，脉沉滑。体重69.5kg。

【辨证分析】效不更方，守方继进，继续隔药灸治疗。

【处方】上方。14剂，水煎，早晚分服。

【灸法】隔药灸药物、选穴同前。

嘱患者下次月经周期第12天监测排卵，月经干净3~7天内行输卵管造影。

五诊：2018年8月25日。今日月经来潮，无便稀、恶心等症状。舌质正常，苔薄白，脉沉。体重67kg。

【辨证分析】月经已经来潮，守方继进，停隔药灸。

【处方】上方。7剂，水煎，早晚分服。

六诊：2018年9月2日。LMP：2018年8月25日，4日净，经量、经色、经质均正常。体重66kg。BMI：23.11kg/m^2。

【辅助检查】

①妇科超声：子宫大小约48mm×43mm×46mm；内膜厚约5.5mm。

②胰岛素释放试验：试验：空腹胰岛素10.1mU/L；180分钟胰岛素11.5mU/L。

③性激素检查：FSH 2.11mIU/ml；LH 3.57mIU/ml；PRL 12.88ng/ml；E$_2$ 111.00pg/ml；P 0.16ng/dl。

④输卵管造影：双侧输卵管通畅。

⑤不孕四项：未见明显异常。

⑥解脲支原体：阴性（－）。

⑦沙眼衣原体：阴性（－）。

【辨证分析】患者体重明显下降，诸症消失，待排卵期行卵泡监测，指导备孕。

七诊：2018年9月9日。卵泡监测见左侧卵巢内有一大小约18mm×19mm的卵泡。

嘱其择期同房。后随访，患者于2018年9月30日自测尿妊娠试验，结果呈阳性。

 病案四：肥胖症（脾胃两虚证）

方某，女，28岁。已婚。2015年5月9日初诊。

【主诉】经水未行9月余。

【现病史】既往月经欠规律。12岁月经初潮，周期15~120天，经期4~14天。LMP：2014年8月25日。自述9个月前工作繁忙，饮食欠佳，体重大幅增加，此后经水未行至今。平素自觉劳倦，心烦，食少纳差，反酸，大便溏薄，小便正常，眠差多梦。

【体格检查】面部痤疮，面色萎黄，上下唇色差异较大，体型肥胖，腹部尤甚。舌体胖大有齿痕，脉沉细无力。身高170cm，体重83.5kg。BMI：28.29kg/m^2。

【妇科检查】外阴发育正常，阴道通畅，宫颈柱状，轻度糜烂，双附件压痛（－）。

【辅助检查】2015年5月9日查。

①妇科超声：子宫大小约38mm×34mm×37mm；内膜厚约5mm；双侧卵巢内均可见卵泡10~11个，卵泡直径7~9mm。提示双卵巢呈多囊改变。

②甲状腺功能：未见明显异常。

③口服葡萄糖耐量试验：空腹血糖5.3mmol/L；180分钟血糖5.7mmol/L。

④胰岛素释放试验：空腹胰岛素10.1mU/L；180分钟胰岛素11.5mU/L。

⑤性激素检查：FSH 4.12mIU/ml；LH 8.06mIU/ml；PRL 9.88ng/ml；E$_2$ 76.00pg/ml；P＜0.1ng/dl（LH/FSH＞2）。

【中医诊断】闭经（脾胃两虚证）。

【西医诊断】多囊卵巢综合征；肥胖症；闭经。

【辨证分析】患者经水未行9月余，结合辅助检查、舌脉诊断为闭经，多囊卵巢综合征（肥胖型）。现代社会生活、学业、工作常导致女性思虑过甚，劳心伤脾，导致脾胃运化功能失职，《脾胃论》云："百病皆由脾胃衰而生。"脾胃衰，气血生化不足，无力抗邪，则人体易病。脾胃素虚，无力统摄血液，可见月经常有日久不至，至而不止之症。食少纳差，脾胃虚弱，传化功能减退，使得体重骤然增加，膏脂停留四肢，进一步加重了脾之运化功能的负担，形成恶性循环。心气郁结，阻而不降，脾不运化，邪气化为痰湿，痰湿阻滞经络，心气不得下通，郁而化火，势必上逆，冲任气逆，故出现月经无法按时来潮、心烦。脾胃为气血生化之源，脾胃两虚，湿邪化为痰浊，碍于胞宫，亦影响月经来潮。心主血脉，脾虚则血脉空虚，"人之情欲本以伤心"，因而眠差多梦。脾主肌肉四肢，脾虚则劳倦、乏力。脾与胃相表里，脾胃两虚，胃之腐熟功能下降，因而反酸，大肠传导失司，大便溏薄。《妇人大全良方》以"妇人以血为本"立论。胃病则食少，无以濡养，则精血阴液匮乏，进一步加重脾胃虚弱。

患者面色萎黄、上下唇色差异较大，是典型的脾胃两虚之面容。劳倦、心烦为心气虚损之像。脾胃两虚，后天气血生化乏源，心脉血气亏损，故而心烦、劳倦。脾胃虚损，胃受纳水谷之功能减弱，故而食少纳差、恶心反酸。舌体胖大有齿痕，脉沉细无力，亦为脾胃两虚之征，予以益气养血汤加减治疗。

【治法】益气养血，活血调经。

【处方】益气养血汤（《韩氏女科》）加减。

人参10g、黄芪30g、熟地黄15g、白芍15g、当归15g、炒白术20g、茯苓15g、五味子15g、远志15g、甘草5g、煅瓦楞子15g、焦山楂15g、神曲15g、麦芽15g、龙眼肉15g、益母草20g。14剂，水煎，早晚分服。

嘱患者减轻工作压力，注意休息，加强有氧运动，不可节食减肥。

【方药分析】方中人参大补元气，以缓脾胃生化乏源，《黄帝内经·素问》言："无阳则阴无以生，无阴则阳无以化。故补气必用人参，补血须兼用之。"炒白术、茯苓、黄芪补气健脾，渗湿止泻。白芍酸甘敛阴，养血调经，现代药理研究认为白芍具有镇痛、抗炎、抗抑郁、提高免疫力等作用。当归有补血活血之效，有抗炎、促进造血功能、抗肿瘤、保肝护肾、增强免疫功能、调节心脑血管及促进子宫平滑肌的收缩的药理作用。熟地黄、五味子滋肾益精填髓，养阴补血。远志通肾气，交通心肾，《药品化义》有言其："入心开窍，宣散之药。凡痰涎沃心，壅塞心窍……暂以豁痰利窍，使心气开通，则神魂自宁也。"龙眼肉心脾双补，养血安神，《医学衷中参西录》言其"液浓而润，为心脾要药。"能滋生心血，兼能保合心气，能滋补脾血，兼能强健脾胃，故能治思虑过度，心脾两伤。焦三仙健脾和胃。煅瓦楞子消痰化瘀，制酸止痛。益母草活血调经，助血液运行，《玉楸药解》曰："益母草，味苦、辛，气平，入足厥阴肝经。活血行经，破瘀通脉，调经行血，治一切血证，破瘀扫腐……女子良药。"现代药理学认为益母草能改善血脂，调节子宫微循环及收缩，改善免疫功能。甘草健脾益气，调和诸药。

二诊：2015年5月23日。患者月经尚未来潮。大便质黏稠，次数增多。反酸明显缓解，食欲有所增加。工作压力繁重，仍有失眠、心烦。舌淡胖，边有齿痕，脉细无力。体重83.5kg。

【辨证分析】患者体重未下降，大便由溏薄转至质黏稠，但次数较多，故酌加炒山药。月经尚未来潮，故加丹参、菟丝子补肾填精，枸杞子补益肝肾，助月经来潮。仍有心烦，加合欢花。反酸明显缓解，去煅瓦楞子。

【处方】首诊方去煅瓦楞子，加炒山药20g、丹参15g、枸杞子15g、菟丝子25g、合欢花15g。14剂，水煎，早晚分服。

三诊：2015年6月7日。患者月经尚未来潮。大便正常，反酸消失，食欲有所增加。睡眠改善，但仍偶有眠差多梦。心烦缓解。舌淡胖，边有齿痕，脉细。体重82.5kg。

【辨证分析】症状改善，守方继进。偶有眠差多梦，酌加珍珠母安神。

【处方】上方加珍珠母15g。14剂，水煎，早晚分服。

四诊：2015年6月21日。患者月经尚未来潮。诸症缓解，面色萎黄改善。舌淡胖，边有齿痕，脉细。体重80.5kg。

【辨证分析】诸症缓解，效不更方，守方继进。

【处方】上方。14剂，水煎，早晚分服。

五诊：2015年7月5日。LMP：2015年7月4日，经量少，经色淡红，经质稀。面色明显改善，舌淡胖，脉弦滑。体重79kg。

【辨证分析】患者月经已经来潮，考虑其既往月经日久不至，至而不止，故去益母草、丹参，以减活血之力，酌加杜仲炭、地榆炭止血。多梦症状改善，去珍珠母。

【处方】上方去益母草、丹参、珍珠母，加杜仲炭15g、地榆炭30g。7剂，水煎，早晚分服。

六诊：2015年7月12日。经期7日，经量少，经色淡红，经质稀。体重77kg。

【辨证分析】患者月经已经来潮，但经量少，经色淡，故增大补气养血之药人参、黄芪的用量。

【处方】上方人参增量至15g、黄芪增量至40g。15剂，水煎，早晚分服。

七诊：2015年7月27日。LMP：2015年8月1日，经量中，经色红。体重75kg。

【辅助检查】

①妇科超声：子宫大小约38mm×34mm×37mm；内膜厚约6.5mm。

②口服葡萄糖耐量试验：空腹血糖6.13mmol/L；180分钟血糖6.54mmol/L。

③胰岛素释放试验：空腹胰岛素9.1mU/L；180分钟胰岛素10.75mU/L。

④性激素检查：FSH 3.12mIU/ml；LH 5.06mIU/ml；PRL 9.88ng/ml；E_2 76.00pg/ml；P＜0.12ng/dl。

【辨证分析】经系统治疗后，患者体重减轻8.5kg。BMI：25.95kg/m²。月经来潮，食少纳差、眠差、心烦、劳倦等症状均得到改善。

嘱患者停药观察。

二、诊疗品析

腹型肥胖多囊卵巢综合征患者多系先天不足、嗜食肥甘厚味、辛辣之品、饮食不节又或情志不舒，肝气郁滞，心气耗损等伤及肝、脾、肾三脏所致。若肝气郁结，瘀阻于胞宫，碍于带脉，影响天癸的生发、排泄；若脾胃运化失常，脾不升清，浊气难降，则水湿内停聚而为痰。正如《景岳全书·论证》所云："五脏之病，虽俱能生痰，然无不由乎脾肾。"肾在调节机体水液代谢的各个环节中起着重要的作用，《类经·藏象》云："肾者水脏，主津液。"若肾阳不足，气化失常，一方面不能推动月经，迟滞成"瘀"；另一方面阳虚水泛，会聚湿生痰，而"百病皆由痰作祟"，由此可见肥胖型多囊卵巢综合征的关键致病因素为"痰""瘀"。韩延华认为多囊卵巢综合征的肥胖症以肝郁脾虚、胃热湿阻、肾虚痰阻、脾胃两虚为主。治疗上须注意辨证分型，辨证是遣方用药之根本，结合患者面色、体征、情志、睡眠状况等进行加减。

肝郁脾虚证：常见经前乳胀、善太息、眠差、腹泻等症状。对待这类患者，韩延华选用百灵调肝汤加减治疗。原方疏肝解郁，又佐健脾化湿之药，增强已损之后天脾气的健运之能，再加泽泻引药下行，使湿邪得从膀胱而去。湿去则痰化，肝气舒则瘀结散，病理产物既去，则药到自然病除。

胃热湿阻证：常见胃痛、大便干结、小便黄赤、消谷善饥、头晕等症状。胃热湿阻证最易导致崩漏的发生，韩延华采用化痰祛湿，清热除烦，固冲止血之法进行治疗。胃痛重而流血量少时选用清热除烦汤加减，酌加鸡内金缓解胃痛，再加止血药止血。流血量多时，选用百灵止崩汤急塞其流，佐以清热、益胃之品。需注意的是，止血之品不可妄用，因过则反伤其阴精，则崩漏之病不愈反重，故常加麦冬、知母以顾护阴精。

肾虚痰阻证：常见腰酸、倦怠乏力、健忘等症状。韩延华采用祛化痰湿，补肾健脾之法，以苍附导痰汤为基础方进行加减治疗。《叶天士女科全书》言苍附导痰汤用于"妇人形盛多痰，气虚，至数月而经始行；形肥痰盛经闭；肥人气虚生痰多下白带"，临症屡获效验。

脾胃两虚证：常见劳倦、心烦、食少纳差，反酸，多梦，便溏等症状。韩延华选用益气养血汤加减治疗，取其益气养血，活血调经之效，在原方大补气血，健脾益胃的基础上，酌加活血调经之品，气畅血和，脾胃生化得源；并加焦三仙改善食少纳差，使脾胃功能得以恢复，运化功能正常才能使冗余于四肢的膏脂排出体外；加珍珠母、远志等安神之品，使心神安定，"静能生水"，心静则肾亦静，肾静则癸水增长。

肥胖加重了脾虚，病因未除，患者体重日益增长，属恶性循环，因此，韩延华嘱患者饮食有节，减少暴饮暴食，降低碳水化合物的摄入量，运动减肥、忌食肥甘厚味辛辣之品，少饮奶茶、碳酸饮料等物，同时嘱其不可采取节食减肥之法，以免后天生化无源，脾胃骤失所养，影响气血的产生与统摄，反而加重病情，使得本已瘀结难解之症，又添虚症。对肥胖型多囊卵巢综合征患者的医疗健康教育和患者本身自律性十分重要，例如病案二的患者，初时未控制饮食，故而药虽对症，药力不显，系因发病的根本源头未止，痰、瘀等病理产物尚未被祛除。后期在健康教育后，患者努力减肥，症状则明显缓解。

"痰""瘀"均为阴邪、伏邪，互结于胞宫，伏而为患。"痰""瘀"互结于胞宫，使得女子患有不月、不孕、崩漏、月经过少等症。

对于肥胖伴月经过少、月经后期者，在经行之时，当增大活血药物的用量，将侧重点转至补肾，水满则经溢，经行更可使瘀随经血而去，转用补肾活血方加减，辅以疏肝健脾之药即可。周期正常后，将验方制为水丸，丸者缓也，取其药力绵长，且患者服药方便，以巩固药效，增强治疗效果。肥胖伴血清雄激素较高者，若仅想服用中药，则加大剂量菟丝子以益肾填精，拮抗雄激素的生成。

对于多囊卵巢综合征肥胖型伴不孕的患者，韩延华认为妇女欲求子，不仅要"土壤肥沃"，更要"道路通畅"，如病案三患者输卵管闭塞不通，兼有解脲支原体感染，因此于汤药中酌加黄柏对抗解脲支原体感染，防止逆行感染加重输卵管堵塞，并采用内外结合之治法使韩氏隔药灸1号方敷于气海、关元、子宫穴，借用艾灸的力量，使药力直达病所，药简力专。

【小结】肥胖是多囊卵巢综合征的主要体征之一，以腹型肥胖最为常见。腹型肥胖即中心型肥胖，以脂肪主要蓄积于腹部为特征，内脏脂肪增加，腰部增粗，呈现向心性肥胖。此型患者更容易患心血管疾病等肥胖相关性疾病，成为临床关注的重点。

在治疗上，韩延华遵循"治病求本""同因异病，异病同治""身心同治"的原则。大部分多囊卵巢综合征患者的患病之本是饮食不节、情志不舒，病因不除，则药力虽足，亦难阻其病情进展。对于情志问题严重者，须加用安神之品，如远志、酸枣仁、珍珠母等。如病案一患者，系由学业压力所致，治病求本，应舒畅情志，以身心同治，缓解压力，切记不可一味依赖于药物疏通肝气。多囊卵巢综合征患者常有面部痤疮、颈部黑棘皮等症，影响其心态，加重病情，韩延华常用白鲜皮、蒺藜等药物治疗，使面部痤疮、颈部黑棘皮好转，恢复患者的自信心。

（冯　聪）

第九章
多囊卵巢综合征高雄激素血症

一、病案实录

❀ 病案一：崩漏（肾阴虚证）

丛某，女，24岁。未婚。2019年7月9日初诊。

【主诉】阴道不规则出血1月余。

【现病史】月经12岁初潮后即不规律，2~3个月一行，经期3~4天。LMP：2019年6月8日，经量多，经色鲜红，质地黏稠，淋漓不净。为求系统诊治，特来我院就诊。平素头晕耳鸣，腰膝酸软，心烦潮热，小便黄，大便干结，睡眠可。

【体格检查】形体肥胖，痤疮中度（Ⅱ级）。舌质偏红，苔少，脉细数。黑棘皮评分：2分。身高165cm，体重79kg。BMI：29.02kg/m²。

【辅助检查】2019年7月9日查。

①妇科超声：子宫大小约48mm×35mm×46mm；内膜厚约4.9mm；左侧卵巢内卵泡数量约13个，卵泡直径2~3mm；右侧卵巢内卵泡数量约13个，卵泡直径2~4mm。提示双侧卵巢呈多囊改变。

②消化超声：肝轻度弥漫性改变，符合脂肪肝声像改变。

③性激素检查：FSH 3.29mIU/ml；LH 7.90mIU/ml；PRL 24.56ng/ml；E_2 33.00pg/ml；P 0.20ng/ml；T 69.41ng/dl。

④性腺激素测定：DHEAS 430.20μg/dl；AND 6.86nmol/L；SHBG 29.60nmol/L；FAI 8.14。

⑤口服葡萄糖耐量试验：空腹血糖5.32mmol/L；120分钟血糖6.82mmol/L。

⑥空腹胰岛素：20.10mU/L。

⑦甲状腺功能及抗体测定：TSH 9.196μIU/ml。

⑧血常规：未见明显异常。

⑨皮质醇：未见明显异常。

【中医诊断】崩漏（肾阴虚证）。

【西医诊断】多囊卵巢综合征合并高雄激素血症；异常子宫出血。

【辨证分析】肾阴亏虚，阴虚失守，封藏失司，冲任不固，故月经紊乱，经量多，淋漓不净；阴虚生内热，热灼阴血，则经色鲜红，质地黏稠；阴血不足，不能上荣于脑，故头晕耳鸣；阴精亏虚，外府不荣，作强无力，则腰膝酸软；水不济火，故心烦潮热。小便黄，大便干结，舌质偏红，苔少，脉细数提示肾阴虚。故本病系肾水阴虚，包络相火失于镇守所致。治宜滋肾益阴，止血调经，方选育阴止崩汤加减。

【治法】滋肾益阴，止血调经。

【处方】育阴止崩汤（《百灵妇科》）加减。

生地黄20g、白芍20g、阿胶15g、山药15g、续断20g、桑寄生20g、杜仲20g、海螵蛸20g、山茱萸15g、菟丝子40g、地榆炭50g、墨旱莲20g。7剂，水煎，早晚分服。

【西药】黄连素（盐酸小檗碱）：2片/次，3次/日，口服。

【方药分析】方中地榆炭苦寒入肝，凉血止血；生地黄、墨旱莲入肝肾，滋阴益肾，清热止血；山药、山茱萸收敛肾精；菟丝子、续断、杜仲、桑寄生俱归肝肾，补阳益阴；白芍养血敛阴；阿胶补血止血；海螵蛸行瘀固脱。现代研究表明，地榆炒炭后，与收敛止血功效相关的成分鞣质含量升高、吸附力增强，可明显缩短出血和凝血时间，故方中用量独重。

二诊：2019年7月23日。服药后阴道仍有少量流血，无其他不适。舌质偏红，苔少，脉细数。

【辨证分析】病机不变，守法守方。若突然血量增多，考虑为新的月经周期，则停药4天后再服。

【处方】上方。15剂，水煎，早晚分服。

【西药】黄连素（盐酸小檗碱）：2片/次，3次/日，口服。

三诊：2019年8月13日。二诊服药后3天血即止。LMP：2019年8月5日，点滴即净。舌淡红，脉沉细。

【辨证分析】肾气不足，血行不畅，每致瘀血内停，瘀少则结积而不下，瘀多则注泄而莫藏。患者既已血止，补肾活血，法在当行，遂用补肾活血方加减。

【处方】补肾活血方（《韩氏女科》）加减。

熟地黄20g、枸杞子15g、女贞子15g、巴戟天20g、白芍15g、益母草20g、丹参20g、怀牛膝20g、当归20g、川芎15g、炒山药20g、红花10g、菟丝子40g、紫河车5g、鸡血藤20g、白鲜皮15g。15剂，水煎，早晚分服。

嘱患者运动减肥。

【西药】

①黄连素（盐酸小檗碱）：2片/次，3次/日，口服。

②地塞米松：0.25mg/次，1次/日，睡前服，连服30天。

【方药分析】方中熟地黄、炒山药、枸杞子、女贞子、怀牛膝、菟丝子、巴戟天滋肾益血，填精补髓，养肝补脾；当归、白芍合用滋阴补血；紫河车补气养血益精，疗诸虚百损；益母草、丹参、川芎、红花、鸡血藤活血祛瘀，养血调经；白鲜皮清热燥湿，祛风解毒，具有消痤和改善黑棘皮的作用。诸药共奏补肾益精，养血祛瘀之用。

四诊：2019年8月29日。服药后无明显不适，近5日自觉胸闷。舌质淡，脉沉涩。

【辨证分析】患者出现胸闷，乃脏腑不和，气机壅滞使然，以宽畅三焦为法。木香禀辛燥之性，破滞攻坚，消胀止痛；陈皮辛行温通，入肺走胸，行滞气，泻郁满，开胸膈，扫痰涎；枳壳酸苦迅利，涤荡郁陈；桔梗苦泻辛通，降逆疏壅。添此四味，必奏捷功。

【处方】上方加木香15g、陈皮15g、枳壳15g、桔梗15g。15剂，水煎，早晚分服。

五诊：2019年9月19日。2019年9月9日阴道见少量褐色分泌物，1日后复见阴道出血，血量少。现尿频，阴道出血，有血块，小腹痛，腰痛。舌淡，脉沉涩。

【辨证分析】阴道出血日久致气血耗伤，故应调气理血，固摄真元，投以滋肾汤。

【处方】滋肾汤（《韩氏女科》）加减。

山茱萸20g、牡蛎20g、牛膝20g、炒山药20g、生杜仲20g、甘草10g、菟丝子30g、阿胶珠10g、黄芪20g、香附15g、紫河车5g。7剂，水煎，早晚分服。

【方药分析】紫河车培植根本；牡蛎秘精敛神；山茱萸、山药、牛膝、杜仲、菟丝子补养肾脏；黄芪、阿胶补益气血；香附行气开郁，止痛调经；甘草走中宫，入脾胃，调济气血。

六诊：2019年9月26日。阴道出血至今未止，余无明显不适。舌淡红，脉涩。

【辨证分析】阴道出血至今未止，系血不归经，应以祛瘀为要，引血归经则瘥，方用逐瘀止崩汤。

【处方】逐瘀止崩汤（《韩氏女科》）加减。

当归15g、川芎10g、三七15g、没药15g、五灵脂15g、丹皮炭15g、炒丹参15g、炒艾叶15g、阿胶10g、蒲黄炭15g、煅龙骨20g、煅牡蛎20g、海螵蛸20g。15剂，水煎，早晚分服。

【方药分析】没药、蒲黄炭、五灵脂活血祛瘀；三七、丹皮炭、炒丹参活血化瘀止血；当归、川芎养血活血；阿胶、炒艾叶养血止血；海螵蛸、煅龙骨、煅牡蛎固涩止血。

七诊：2019年10月15日。阴道出血于2019年10月11日停止。

【辅助检查】

①空腹胰岛素：10.80mU/L。

②性激素检查：未见明显异常。

③性腺激素测定：AND 5.47nmol/L，SHBG 10.30nmol/L。

④甲状腺功能及抗体测定：TSH 5.189μIU/ml。

【辨证分析】辅助检查结果虽尚存异常，然大体之情况俱良，故停药观察。

嘱患者慎起居，调情志，如有不适，及时就诊。

❀ **病案二：原发性不孕症（肾虚血瘀证）**

李某，女，29岁。已婚。2017年2月8日初诊。

【主诉】未避孕而未怀孕4年。

【现病史】结婚4年余，性生活规律，未避孕而一直未怀孕，现经水2个月未行，尿妊娠试验结果呈阴性。既往月经欠规律，18岁月经初潮，周期3~6个月，经期2~3天，经量偏少，色暗。LMP：2016年12月9日。平素自觉腰膝酸软，头晕耳鸣，小腹胀痛，夜尿频多，大便正常，睡眠欠佳。

【体格检查】形体适中，痤疮中度（Ⅱ级）。身高155cm，体重50kg。BMI：20.81kg/m²。舌色暗淡，苔白，脉沉细涩。

【妇科检查】未见明显异常。

【辅助检查】2017年2月8日查。

①妇科超声：子宫大小约40mm×28mm×39mm；内膜厚约6.1mm；左侧卵巢内卵泡数量约16个，卵泡直径2~3mm；右侧卵巢内卵泡数量约13个，卵泡直径2~4mm。提示双侧卵巢呈多囊改变。

②性激素检查：FSH 2.89mIU/ml；LH 8.38mIU/ml；PRL 14.56ng/ml；E_2 30.00pg/ml；P 0.30ng/ml；T 62.41ng/dl。

③性腺激素测定：DHEAS 340.30μg/dl；AND 5.28nmol/L；SHBG 30.60nmol/L，FAI 7.08。

④口服葡萄糖耐量试验：空腹血糖5.32mmol/L；120分钟血糖7.82mmol/L。

⑤空腹胰岛素：未见明显异常。

⑥甲状腺五项及抗体：未见明显异常。

⑦皮质醇：未见明显异常。

【中医诊断】原发性不孕症（肾虚血瘀证）。

【西医诊断】多囊卵巢综合征；高雄激素血症；原发性不孕症。

【辨证分析】冲任虚衰，不能摄精成孕，又兼瘀血内停，阻滞冲任，胞脉不通，而致不孕；肾气亏虚，精血不足，冲任血海空虚以致月经错后；瘀血内停，冲任阻滞，故经行涩少，色暗，小腹胀痛；肾虚腰膝失养，作强无力，故腰膝酸软；精亏血少，脑髓不充，故头晕耳鸣；肾虚膀胱之气不固，故夜尿频多。舌色暗淡，苔白，脉沉细涩均提示肾虚血瘀证。治宜益肾活血，养血调经，方选补肾活血调冲汤加减。

【治法】益肾活血，养血调经。

【处方】补肾活血调冲汤（《韩氏女科》）加减。

熟地黄20g、山茱萸20g、枸杞子15g、山药15g、菟丝子40g、杜仲20g、鳖甲25g、龟甲15g、川牛膝15g、赤芍20g。14剂，水煎，早晚分服。

【方药分析】本方化自左归丸，取其滋阴补肾，填精益髓之意，复参杜仲益肾填精，涵阳育阴；赤芍行而不留，通顺血脉；鳖甲滋阴潜阳，软坚散结，以收攻补两成之效。现代药理研究表明，菟丝子有雌激素样作用和抗衰老作用，能较好地改善生殖内分泌状态。

嘱患者慎起居，畅情志，勿过劳。

二诊：2017年2月21日。服药后经水仍未来潮，自觉腰酸乏力略减。舌质偏暗淡，苔薄白，脉沉细涩。

【辨证分析】症状有所缓解，继守上方予以加减。因服药后经水仍未来潮，故在首诊方基础上加丹参活血祛瘀，通经止痛；加红花活血通经，散瘀止痛；加桃仁活血祛瘀，以此三味共增养血活血调经之力，俾经水早至。

【处方】上方加丹参15g、红花15g、桃仁15g。14剂，水煎，早晚分服。

三诊：2017年3月7日。LMP：2017年3月1日，6日净。经量少，色暗淡。面部痤疮虽见疏淡，但仍愁苦不乐；腰酸；舌质略暗，苔薄白，脉沉弦而细。

【辨证分析】服药后月经来潮，固亦可喜，然患病日久，情怀少畅，故守前方加香附、郁金行气解郁，以使条达，又因腰酸，续加烫狗脊通关利窍，强筋壮骨。

【处方】上方加香附15g、郁金15g、烫狗脊20g。14剂，水煎，早晚分服。

嘱患者怡悦情怀，宽心安养，减轻精神负担。

四诊：2017年5月10日。LMP：2017年5月2日。患者连续服药3个月后，经水可按期来潮，腰酸乏力消失，面部痤疮改善。舌质淡，苔薄白，脉沉。

【实验室检查】

①妇科超声：子宫大小约39mm×30mm×39mm；内膜厚约6.0mm；右侧卵巢内可见大小约18mm×16mm的卵泡。

②性激素检查：FSH 4.93mIU/ml；LH 9.67mIU/ml；PRL 14.12ng/ml；E_2 43.00pg/ml；P 0.20ng/ml；T 56.92ng/dl。

③口服葡萄糖耐量试验：120分钟血糖6.13mmol/L。

④空腹胰岛素：6.60mU/L。

【辨证分析】患者已服药3月有余，月经如期而至，各项症状明显改善，目前治疗当以补益为主，佐以调经。方用加味育阴汤加减，旨在维系正常的月经周期。

【处方】加味育阴汤(《百灵妇科》)加减。

熟地黄20g、山药15g、山茱萸15g、杜仲15g、菟丝子40g、巴戟天15g、丹参15g、香附15g、白芍15g、怀牛膝15g、苍术15g、狗脊15g、鳖甲15g。14剂,水煎,早晚分服。

【方药分析】方中熟地黄、山药、山茱萸滋补肝肾,填精益髓,取肾气丸三补之义。其中,熟地黄性温,归心、肝、肾经,重在滋肾水,补益真阴,是为君药;山萸肉主入肝经;山药入肝、脾、肾经;三药共补肝、脾、肾,重在滋肝肾、补精血。杜仲、怀牛膝、狗脊归肝、肾经,补益肝肾,善于治疗肝肾阴虚引起的腰膝酸软;菟丝子、巴戟天辛甘微温,亦入肝肾,温补肾阳,温而不燥;鳖甲咸而微寒,归肝、肾经,滋阴潜阳;丹参活血调经;白芍养肝柔肝;苍术燥湿健脾;香附归肝、脾、三焦经,疏肝解郁,调经止痛。

五诊:2017年12月15日。患者经水40余日未行,伴厌食。

【辅助检查】尿妊娠试验:阳性。

嘱归家安胎,不适随诊。

后随访,2018年顺产一女婴,母婴健康。

病案三:崩漏(脾肾两虚证)

任某,女,22岁。未婚。2017年9月28日初诊。

【主诉】阴道不规则出血2周。

【现病史】17岁月经初潮,稀发,量少,曾服炔雌醇环丙孕酮片(达英-35)治疗2年余,用药阶段月经正常,停药后月经复不行。9月14日出现阴道出血,至今不止,量不多,其色初起鲜赤,久则渐淡。平素自觉腰部酸痛,倦怠无力,少气懒言,少食,头晕,记忆力差,面色无华,大便溏泄。

【体格检查】体型偏瘦,胡须明显。身高170cm,体重51kg。BMI:$17.65kg/m^2$。舌淡,苔薄白,脉沉细。

【辅助检查】2017年9月28日查。

①妇科超声:子宫大小约37mm×26mm×29mm;内膜厚约5.7mm;左侧卵巢内卵泡数量约13个,卵泡直径2~4mm;右侧卵巢内卵泡数量约16个,卵泡直径2~5mm。提示双侧卵巢呈多囊改变。

②性激素检查:FSH 4.22mIU/ml;LH 18.25mIU/ml;PRL 11.96ng/ml;E_2 70.16pg/ml;P 0.51ng/ml;T 85.37ng/dl。

③性腺激素三项检测：DHEAS 258.90μg/dl；AND 12.66nmol/L；SHBG 37.30nmol/L；FAI 7.94。

④口服葡萄糖耐量试验：空腹血糖4.94mmol/L；120分钟血糖5.02mmol/L。

⑤空腹胰岛素：8.60mU/L。

⑥甲状腺功能及抗体测定：未见明显异常。

⑦血常规：未见明显异常。

⑧皮质醇：未见明显异常。

【中医诊断】崩漏（脾肾两虚证）。

【西医诊断】多囊卵巢综合征合并高雄激素血症。

【辨证分析】脾虚气陷，统摄无权，故忽然暴下，或日久不止而成漏下；气虚火不足，故经血色淡而质薄；中气不足，清阳不升，故倦怠无力，少气懒言；脾阳不振，则面色无华；阴血不足，不能上荣于脑，故头晕、记忆力差；阴精亏虚，外府不荣，作强无力，则腰部酸痛；中州虚馁，故不思饮食；水湿不运，故大便溏泄。舌淡，苔薄白，脉沉细提示脾肾两虚证。治宜益肾健脾，固冲止血，方选育阴止崩汤合归脾汤加减。

【治法】益肾健脾，固冲止血。

【处方】育阴止崩汤（《百灵妇科》）合归脾汤（《济生方》）加减。

熟地黄10g、山茱萸15g、炒杜仲15g、续断20g、桑寄生20g、黄芪20g、党参20g、山药15g、茯苓15g、白芍15g、阿胶10g、菟丝子20g、地榆炭50g、甘草5g。10剂，水煎，早晚分服。

【方药分析】地榆炭苦寒入肝，凉营止血；熟地黄入肝肾，滋阴益肾，清热止血；山药、山茱萸收敛肾精；菟丝子、续断、杜仲、桑寄生俱归肝肾，补阳益阴；白芍养血敛阴；阿胶补血止血。现代药理研究表明，地榆炒炭后与收敛止血功效相关的成分鞣质含量升高、吸附力增强，可明显缩短出血和凝血时间，故方中用量独重。脾司统血摄血，脾虚不能统摄血液，在女子发为崩中漏下，故宜以黄芪、党参、茯苓、甘草等甘温补脾，使脾有所归，则血不妄行，诸症可除。

嘱患者慎起居，畅情志，勿过劳。

二诊：2017年10月10日。患者服药4天后血止。10月7日受外界惊吓，复见阴道出血，现出血3天，量较多1天。手足不温，背部发凉。舌淡红，苔薄白，脉沉缓。

【辨证分析】服药后经血已止，但因惊复出血。脉沉如故，惊则伤肾，惊则气乱也，又见手足不温、背部发凉等阳虚之症，仍宜大补气血，温阳止血，再入甘润之巴戟天补助肾阳，与艾叶炭相合专疗下元虚冷；艾叶专入三阴直走下焦，能温经脉，暖宫散寒，尤善调经，为温经止血之要药；花椒辛散温燥，长于温中散寒止痛。此三药与前方相合，共奏益肾健脾，固冲止血，温里散寒之效。

【处方】上方加巴戟天15g、艾叶炭15g、花椒10g。14剂，水煎，早晚分服。

三诊：2017年12月22日。手足不温明显好转，背部发凉消失。LMP：2017年11月18日，6天净。舌淡红，苔薄白，脉弦滑。

【辨证分析】诸症悉减，考虑经期将近，予补肾调经之药。

【处方】熟地黄20g、菟丝子40g、巴戟天15g、党参15g、山药20g、赤芍15g、益母草15g、香附10g、当归15g、川芎15g、炙甘草10g。15剂，水煎，早晚分服。

【方药分析】方中熟地黄、菟丝子、巴戟天补肾益精；党参、山药、当归气血双补；川芎、赤芍、益母草活血调经；香附疏肝理气，调经止痛；炙甘草补脾胃不足而益中，兼具调和之功。诸药相伍，益气养血，补肾调经，洵为妙方。

结合月经周期的规律性，运用以上二方加减化裁坚持治疗数月，此处诊次略去。

四诊：2018年1月30日。近3个月，月经每隔25~37天来潮一次，经期5~7天。体重增加3kg，面色近于常人，胡须有所改善。

【实验室检查】

性激素检查：FSH 5.71mIU/ml；LH 8.92mIU/ml；T 55.31ng/dl。

【辨证分析】经数月治疗后，诸症改善，停服汤剂，改用中成药巩固治疗。选用益气补血、健脾养心的归脾丸，以及滋补肝肾的育阴丸。

【中成药】

①归脾丸：1丸/次，3次/日，口服1~2个月。

②育阴丸：1丸/次，3次/日，口服1~2个月。

嘱患者注意饮食调摄，避免精神过度紧张，避免惊吓、过度劳累。

🌸 病案四：原发性不孕症（痰湿壅阻证）

胡某，女，30岁。已婚。2017年9月27日初诊。

【主诉】未避孕而未怀孕10年余。

【现病史】结婚10年余，性生活规律，未避孕而未怀孕。既往月经尚规律，15岁月经初潮，周期3~4个月，经期2~3天，量少色淡。2011年曾出现停经5个月，经中西医治疗，月经基本恢复正常。LMP：2017年3月21日。现停经半年余，尿妊娠试验结果呈阴性，近期自觉乳房、小腹胀痛，平素腰酸腹痛，带下量多，色白质稠，头晕目眩，胸脘满闷，神疲肢倦，小便尚可，大便黏滞不爽，睡眠尚可。

【体格检查】形体肥胖，近3个月体重增加10kg。痤疮中度（Ⅲ级）。身高156cm，体重75kg，腹围102cm。BMI：$30.82kg/m^2$。舌体胖大有齿痕，舌质正常，苔微腻，脉弦滑。

【妇科检查】未见明显异常。

【辅助检查】2017年9月27日查。

①妇科超声：子宫大小约49mm×41mm×48mm；内膜厚约8.6mm；左侧卵巢内卵泡数量10~12个，卵泡直径2~5mm；右侧卵巢内卵泡数量10~12个，卵泡直径2~5mm。提示双侧卵巢呈多囊改变。

②性激素检查：FSH 2.76mIU/ml；LH 7.81mIU/ml；PRL 15.40ng/ml；E_2 196.00pg/ml；P 13.20ng/ml；T 70.83ng/dl。

③性腺激素测定：DHEAS 639.10μg/dl；AND 9.52nmol/L；SHBG 34.90nmol/L；FAI 7.04。

④口服葡萄糖耐量试验：120分钟血糖8.82mmol/L。

⑤空腹胰岛素：13.40mU/L。

⑥甲状腺功能及抗体测定：未见明显异常。

⑦皮质醇：未见明显异常。

【中医诊断】原发性不孕症（痰湿壅阻证）。

【西医诊断】多囊卵巢综合征合并高雄激素血症；原发性不孕症。

【辨证分析】素体脾虚，聚湿成痰，且肥胖之体，躯脂满溢，痰湿内盛，壅滞胞宫，故婚久不孕；痰湿阻于冲任，壅遏血海，经血不能满溢，故经少色淡，甚或经闭不行；痰湿壅阻，气机不畅，故乳房、小腹胀痛；痰湿下注，伤及任、带二脉，故带下量多，色白质稠；痰湿内盛，清阳不升，故头晕目眩，形体肥胖；痰湿困阻脾阳，运化失司，故胸脘满闷，神疲肢倦；痰湿阻滞于中下二焦，故腰酸腹痛、大便黏滞不爽。舌体胖大有齿痕，苔微腻，脉弦滑均提示痰湿壅阻证。故本病系痰湿壅盛，胞脉受阻所致。方选苍附导痰汤。

【治法】燥湿化痰，通络调经。

【处方】苍附导痰汤（《叶氏女科证治》）加减。

苍术15g、制南星15g、姜半夏10g、制香附10g、陈皮15g、茯苓15g、瓜蒌15g、当归20g、丹参25g、炒枳壳15g、乌药10g、通草10g。14剂，水煎，早晚分服。

【西药】

①地屈孕酮（达芙通）：1片/次，2次/日，连服10天。

②二甲双胍（格华止）：250mg/次，3次/日，服用2个月。

嘱患者慎起居，畅情志，节饮食。

【方药分析】苍术、陈皮、姜半夏、茯苓、制南星理气健脾，燥湿化痰；制香附、炒枳壳疏肝理气，健脾化痰；当归、丹参补血养血，行血破瘀；乌药理气；瓜蒌涤痰；通草利水。全方配伍使痰湿可去，经血可调。

二诊：2017年10月17日。服药后经水已行，有紫色小血块，腰酸、腹痛如旧。舌体胖大有齿痕，质正常，苔微腻，脉弦滑。

【辨证分析】仍系躯脂迫塞，痰涎壅盛，法宜行气导痰，冀经能自通，腰酸、腹痛依旧，故首诊方加烫狗脊补肝肾，强腰膝，加延胡索行血中气滞，气中血滞，治一身上下诸痛。

【处方】首诊方加烫狗脊20g、延胡索15g。14剂，水煎，早晚分服。

三诊：2017年11月2日。自觉少腹冷痛，舌体齿痕减轻，舌苔薄白腻，脉弦滑。

【辨证分析】少腹冷痛，系气滞、寒凝、痰湿之候，故另拟温经通利之剂。

【处方】当归20g、附子10g、肉桂粉2g、桂枝10g、茯苓15g、干姜10g、茺蔚子15g、红花15g、炒延胡索15g、香附15g。14剂，水煎，早晚分服。

【方药分析】方中当归、红花、茺蔚子、炒延胡索活血调经，散瘀止痛；

附子、干姜、肉桂补火助阳，散寒止痛；桂枝温通经脉，助阳化气；茯苓健脾利水渗湿；香附疏肝解郁，理气宽中，调经止痛。

四诊：2017年11月30日。LMP：2017年11月20日。面部痤疮减轻，体重下降1.5kg。舌体胖大有齿痕，舌苔薄腻，脉弦滑。

【辨证分析】服药2月余，诸症明显改善，仍予二诊方，使痰不碍经隧。并嘱其加强户外运动，少食油腻荤腥之品。

【处方】苍术15g、制南星15g、姜半夏10g、制香附10g、陈皮15g、茯苓15g、瓜蒌15g、当归20g、丹参25g、炒枳壳15g、乌药10g、通草10g、烫狗脊20g、延胡索15g。15剂，水煎，早晚分服。

五诊：2017年12月15日。近期经水基本按期来潮，时有胃脘不适，带下量较多，色白。舌暗，苔白，脉弦缓。

【辨证分析】诸症合参，仍系土虚木乘，肝郁脾虚痰湿为患，遂拟方治之。

【处方】姜半夏10g、苍术15g、当归20g、丹参25g、金樱子15g、炒枳壳15g、延胡索15g、陈皮15g、香附10g、通草10g。15剂，水煎，早晚分服。

【方药分析】姜半夏燥湿化痰，消痞散结；陈皮理气健脾，燥湿化痰；苍术燥湿健脾；通草利水道，行血脉；香附疏肝解郁，理气宽中，调经止痛；炒枳壳理气宽中，行滞消胀；当归补血活血，调经止痛；延胡索活血行气止痛；丹参活血祛瘀，通经止痛；金樱子固崩止带。

六诊：2018年1月2日。LMP：2017年12月29日，5天净，无不适感。粉面朱唇，姣好可观。舌淡，苔白，脉弦缓。

【辅助检查】

①妇科超声：子宫大小约48mm×38mm×49mm；内膜厚约8.0mm。

②性激素检查（2017年12月30日）：FSH 5.52mIU/ml；LH 8.04mIU/ml；PRL 9.51ng/ml；E_2 41.00pg/ml；P 0.30ng/ml；T 55.85ng/dl。

③空腹胰岛素：11.30mU/L。

【辨证分析】久服通利，恐损中气，宜补脾胃，养气血，俾气血充盈，经水亦可自调。停服汤剂，改服中成药归脾丸调理1~2个月。

【中成药】归脾丸：1丸/次，2次/日，口服。

嘱患者慎起居，节饮食，畅情志，勿过劳。

二、诊疗品析

女性高雄激素血症病因复杂，临床误诊率、漏诊率高，其诊断的关键在于明确雄激素的来源和病因，排除外源性因素，根据病史的特点、雄激素升高的种类及水平、相关激素和影像学检查等予以鉴别，必要时进行基因学检测。其中，卵巢肿瘤诊断依据为肿瘤特有的病理形态，临床内分泌紊乱和激素水平异常仅能作为参考，发现占位应积极完善病理检查。总之，临床上对于高雄激素血症患者应当慎思明辨，考虑全面，诊断准确，明确后及时治疗，并遵循个体化原则。

韩延华认为高雄激素血症是多囊卵巢综合征发病的核心病理环节，多囊卵巢综合征–高雄激素血症的发生与肾、肝、脾三脏，以及冲任二脉关系密切，多由肾虚血瘀、肝失疏泄、脾虚痰湿所致，瘀血、痰饮、水湿互结引发一系列临床症状。近年来，使用中医药疗法治疗多囊卵巢综合征合并高雄激素血症在降雄、调节月经、改善生殖功能等方面展现出较好优势。

韩延华治疗本病时，往往根据月经期间阴阳动态变化分期用药。如表现为月经后期、月经稀发、闭经的患者，于经前十天补肾活血调经，予补肾活血调冲汤加减，使经脉流行，满而自溢；经后则补益为主，调经为辅，以期建立正常月经周期，予加味育阴汤加减；若雌孕激素水平低下或促卵泡生成素水平偏高，超声提示子宫、卵巢发育不良，则重用菟丝子、巴戟天、紫河车等补肾益髓，调理冲任。现代药理学研究证实菟丝子、巴戟天等具有植物雌激素样活性，可有效促进卵泡发育。诸如此类，大体补虚泻实，然遇虚中复有实、实中复有虚者，如瘀血顽痰伏留，韩延华亦每能明辨之。无实实，无虚虚，是以见收佳效。

【小结】韩延华在肝肾学说的基础上，认为肝之条畅为治疗高雄激素血症的关键。临床中因肝郁气滞、气机受阻、冲任失调而导致的以月经初潮较迟，周期错后，量少色暗，胸胁胀满，精神抑郁，烦躁易怒等为主要临床表现的多囊卵巢综合征患者，治以百灵调肝汤加减。方中当归、赤芍为君，补血活血，化瘀止痛；瓜蒌、枳实、川楝子、青皮为臣；妙用王不留行、通草、皂角刺为佐，下达血海，通郁散结；全方共达疏肝理气，养血调经之功。若肝郁克脾，症见脘腹胀满，腹泻便溏，则用药多疏肝健脾，在百灵调肝汤基础上加苍术、茯苓、薏苡仁、陈皮等健脾燥湿之药。若病程日久，子盗母气，症见腰酸，足跟疼痛，头晕耳鸣，倦怠乏力，则治以调肝益肾，在百灵调肝汤基础上加山药、山茱萸、女贞子、鳖甲等滋补肝肾之药。而因肝肾阴虚引起的冲任失调导致闭经或经水淋漓不止、不孕、腰膝酸软、头晕耳鸣、两目干涩等症状的多囊卵巢综合征，则使用加味育阴汤加减。方中重用熟地黄补肝血、滋肾阴；山药健脾以补先天、益肾而助后天；牡蛎、海螵蛸、龟甲等血肉有情之品滋补肝肾、填精益髓；阿胶补血养血；白芍柔肝养阴；怀牛膝补益肝肾，逐瘀通经。共达滋补肝肾，调理冲任之功。

《肾虚血瘀论》曰："百虚皆以脏腑之虚为要，脏腑之虚则以肾虚为本"，又言"久病则虚，久病则瘀，虚可致瘀，瘀可致虚。虚则气血运行不畅，瘀滞即生；瘀则机体生新不顺，虚弱乃成"。临床中，治疗肾虚精血亏少，冲任不足所致的以月经后期，经量少，色黑有块，腰膝酸软，倦怠乏力，面色晦暗，有色素斑，肌肤甲错等为主症的多囊卵巢综合征时，辨为肾虚血瘀证，治疗时重以补肾而活血调经，方用补肾活血调冲汤加减。方中熟地黄、山药、枸杞子滋补肝肾，补血填精；菟丝子、巴戟天强筋壮骨；配以当归、川芎、益母草、丹参、赤芍等大量活血调经药物，在补肾基础上活血调冲，而使经自调。若症见形寒肢冷，小腹冷痛，尿频便溏等偏于肾阳虚者，常加肉桂、覆盆子、小茴香等温补肾阳，温经散寒；若症见背部冷，恶风者，加川椒温督脉以扶阳；若子宫发育不良者，加紫河车、龟甲等血肉有情之品。对于脾虚痰湿证多囊卵巢综合征，常以苍附导痰汤为基础方，若湿盛痰多者，加姜半夏、陈皮宽胸理气化痰；心悸者，加远志化痰宁心；面部痤疮者，加白鲜皮清热祛湿消痤。若病程日久，症见月经后期，经量少，经色淡质稀，精神萎靡，形寒肢冷，腰膝酸软，带下清稀，性欲淡漠，小便清长，大便溏泄等，可辨为脾肾两虚证，治疗时在金匮肾气丸的基础上加入陈皮、半夏、茯苓等健脾化痰之药。此外，临床中脾虚湿盛症状不明显者，可加入少量理气化痰健脾药以条畅气机，促进疾病向愈。

有研究显示，多囊卵巢综合征患者普遍存在焦虑、抑郁、缺乏自信等不良心理情绪，而改善情绪确能改善其胰岛素抵抗和脂代谢异常，所以改善生活方式，保持心情舒畅，养成良好的生活作息习惯对于多囊卵巢综合征合并高雄激素血症的治疗至关重要。

简而言之，韩延华认为高雄激素血症的发生不越虚实两端，虚如肾虚、脾虚；实如痰浊、血瘀。诚如《素问·通评虚实论》所言："邪气盛则实，精气夺则虚"。故其治法亦不过补泻二种，正所谓"实则泻之，虚则补之"。参症切脉验舌，审虚实，明阴阳，别脏腑，定主方。肝郁气滞者方选百灵调肝汤；肝肾阴虚者方选加味育阴汤；肾虚血瘀者方选补肾活血调冲汤。出入加减，因病制宜，神明变化，运斤成风，此乃韩延华本诸至中至正之理，是以能取降雄良效。

（匡洪影　韩延华）

第十章
多囊卵巢综合征黑棘皮症

一、病案实录

❀病案一：原发性不孕症（脾肾阳虚，痰湿内阻证）

程某，女，28岁。已婚。2017年8月23日初诊。

【主诉】未避孕而未怀孕5年。

【现病史】结婚5年，性生活规律，未避孕而未怀孕。17岁初潮后月经一直不规律，3~6个月一行，经期2~3天，量少，色淡、质稀，LMP：2017年7月8日。面色晦暗，平素自觉腰膝酸冷，带下量多，色白质稠，胸闷呕恶，头晕心悸，知饥少纳，大便溏薄，小便清长，睡眠尚可。

【体格检查】形体肥胖。身高160cm，体重81kg。BMI：31.64kg/m^2，腹围104cm。舌紫暗，脉沉。mFG多毛评分：8分。黑棘皮评分：2分。

【辅助检查】2017年8月23日查。

①妇科超声：子宫大小约49mm×36mm×48mm；内膜厚约2.4mm；左侧卵巢内可见卵泡数量约12个，卵泡直径2~6mm；右侧卵巢内可见卵泡数量约12个，卵泡直径2~6mm。提示双侧卵巢呈多囊改变。

②性激素检查：FSH 6.02mIU/ml；LH 16.85mIU/ml；PRL 12.15ng/ml；E$_2$ 55.00pg/ml；P 0.30ng/ml；T 64.61ng/dl（LH/FSH＞2）。

③性腺激素测定：DHEAS 318.30μg/dl；AND 6.28nmol/L；SHBG 23.60nmol/L；FAI 9.50。

④口服葡萄糖耐量试验：空腹血糖5.68mmol/L；120分钟血糖8.62mmol/L。

⑤空腹胰岛素：23.40mU/L。

⑥甲状腺功能及抗体测定：未见明显异常。

⑦尿妊娠试验：阴性。

【中医诊断】原发性不孕症（脾肾阳虚，痰湿内阻证）。

【西医诊断】多囊卵巢综合征；黑棘皮症；原发性不孕症。

【辨证分析】素体肾阳不足，冲任虚寒，胞宫失煦，且脾虚聚湿成痰，肥胖之体，躯脂满溢，痰湿内盛，壅滞冲任，故婚久不孕；阳虚内寒，天癸迟至，冲任血海空虚，故初潮延迟，月经后期；阳虚水泛，痰湿下注，损伤带脉，故带下量多，色白质稠；肾阳虚外府失煦，则腰膝酸冷；脾肾阳虚，湿邪内生，上泛肌表，浊邪不出，则出现黑棘皮样病变；火不暖土，脾阳不足，则大便溏薄；膀胱失约，则小便清长；脾肾阳虚，血失温养，脉络拘急，血行不畅，则面色晦暗，经少，色淡，质稀；痰浊内阻，饮停心下，清阳不升，则胸闷呕恶，头晕心悸；脾肾阳气虚衰，不能温化水谷，故知饥少纳。舌紫暗，脉沉缓均提示脾肾阳虚，痰湿内阻证。治宜温肾化痰通络，方选苍附导痰汤加减。

【治法】温肾化痰通络。

【处方】苍附导痰汤（《叶氏女科证治》）加减。

苍术15g、香附20g、陈皮15g、半夏10g、茯苓15g、胆南星10g、枳实15g、白芥子15g、巴戟天15g、仙茅15g、锁阳15g、川牛膝20g、黄连10g、葛根20g、生甘草10g。14剂，水煎，早晚分服。

【西药】二甲双胍（格华止）：250mg/次，3次/日，服用2个月。

【方药分析】方中二陈汤化痰燥湿，和胃健脾；苍术辛苦温，归脾胃肝经，燥湿健脾；胆南星苦辛凉，归肺肝脾经，燥湿化痰；白芥子辛温利气，破壅豁痰；香附、枳实俱归脾经，理气行滞；巴戟天、仙茅、锁阳皆走肝肾，温补精血，暖水荣木，补肾治本；川牛膝活血行经；黄连苦寒，泻火燥湿，预清其热；葛根甘辛，性凉，轻扬升散，达郁迫，降冲逆。现代研究表明，小檗碱是黄连的主要生物活性成分之一，可影响多囊卵巢综合征患者的脂质代谢通路，显著改善胰岛素的敏感程度，在降血脂、血糖、胆固醇水平等方面疗效显著。

嘱患者运动减重；控制饮食；调畅情志。

二诊：2017年9月9日。LMP：2017年9月6日，服药后自觉症状有所缓解，胃纳已和。舌紫暗，脉沉弦而滑。

【辨证分析】症状有所缓解，诊脉沉弦略滑，系脾肾阳虚为主，痰湿壅阻为滞，宜补脾益肾，兼佐疏肝，使气旺血和，则诸恙可愈。

【处方】苍术15g、半夏10g、胆南星15g、枳实15g、白芥子15g、川牛膝20g、丹参20g、当归15g、鸡血藤20g、远志10g、黄连5g、青皮15g、郁金15g、牡丹皮15g、通草5g。14剂，水煎，早晚分服。

【方药分析】半夏化痰燥湿，和胃健脾；胆南星燥湿化痰；白芥子辛温力雄，性善走散，利气机，豁痰涎；苍术入脾胃经，燥土利水，泻饮消痰，行瘀去满，化癖除癥；青皮、枳实、郁金苦辛之味，理气行滞；当归、鸡血藤、丹参、川牛膝、牡丹皮、通草血分之品，活血行经；远志味辛通利，既能开心气而宁心安神，又能通肾气而强志不忘，且能驱逐痰涎，疏通气血之壅滞；黄连苦寒，入手少阴心经，清君火以除烦，使心清而善寐。

三诊：2017年9月24日。患者体重下降2.5kg。黑棘皮症可见改观，睡眠稍有不佳，舌暗，脉沉细。

【辨证分析】服药后症状减轻，此方行之有效，舌脉依旧，经来量少，唯是夜卧不安，推其乃湿痰壅遏，生热上扰所致，遂仍宗前法。

【处方】上方。14剂，水煎，早晚分服。

四诊：2017年10月20日。LMP：2017年10月10日，经量少，月经来潮前自感腰酸腹胀。舌略暗，脉弦滑。

【辨证分析】症状改善，月事愆后渐得准期，而逢潮前腹胀腰酸。《景岳全书》云："凡人之气血犹源泉也，盛则流畅，少则壅滞，故气血不虚则不滞。"前方继进，再从和养，加甘温质润之阿胶，补血滋阴以润燥；加盐杜仲、桑寄生益肝肾，坚筋骨，治腰膝酸楚。

【处方】上方加阿胶15g、盐杜仲15g、桑寄生15g。14剂，水煎，早晚分服。

五诊：2017年11月25日。LMP：2017年11月9日。舌紫红，脉沉。

【辅助检查】2017年11月10日查。

①妇科超声：子宫大小约42mm×35mm×48mm；内膜厚约9mm。

②性激素检查：FSH 5.48mIU/ml；LH 5.67mIU/ml；PRL 6.12ng/ml；E_2 29.00pg/ml；P 0.10ng/ml；T 60.92ng/dl。

③口服葡萄糖耐量试验：120分钟血糖7.38mmol/L。

④空腹胰岛素：11.00mU/L。

【辨证分析】月经是一个周期性藏泻的过程，先藏而后能泻。故治疗时应先补而充之，继则疏而通之。补乃助其蓄积，疏属因势利导。

【处方】仙茅15g、山茱萸15g、枸杞子20g、覆盆子20g、鹿角霜20g、巴戟天15g、生杜仲20g、淫羊藿20g、益智仁20g、茯苓15g、鸡血藤20g。14剂，水煎，早晚分服。

【方药分析】仙茅、山茱萸、鹿角霜、巴戟天、生杜仲、淫羊藿、益智仁温肾助阳；枸杞子、覆盆子滋补肝肾；茯苓健脾渗湿；鸡血藤活血散瘀通经。

六诊：2018年2月1日。LMP：2018年1月20日，腰围减至95cm，胰岛素水平下降，黑棘皮症改善良好，继续原方治疗。

【辨证分析】治疗半年内，月经基本一个月左右一行，经量、经色尚可，基础体温呈不典型双相，停服降糖药，纯予中药治疗。月经净后先以补肾填精，温暖下元，充养血海为主，后以补肾化痰通络为法，使脏腑和顺，痰湿自化，络脉得通，月事如常。

【处方】上方。14剂，水煎，早晚分服。

嘱患者先饥而食，食不过饱，劳无过极，慎起居，调情志。

病案二：月经后期（肾虚血瘀证）

杨某，女，25岁。未婚。2017年3月26日初诊。

【主诉】月经错后4年余。

【现病史】既往月经规律，12岁月经初潮，周期26~32天，经期5~7天。4年前，无明显诱因出现月经错后，经量减少，周期2~3个月，行经3~4天。LMP：2017年1月16日，经量少，经色暗，血块多，经行之初血块尤多且大，痛经重，胀痛为主，甚则呕吐。平素畏寒，面色晦暗，腰膝酸软，头晕耳鸣，神疲乏力，胃纳不香，大便不成形，小便正常，睡眠可。

【体格检查】形体肥胖。身高159cm，体重71kg。BMI：28.08kg/m^2，腰围90cm。黑棘皮评分：1分。舌质淡紫，舌边有瘀点，苔薄白，脉沉涩。

【辅助检查】2017年3月26日查。

①妇科超声：子宫大小约40mm×30mm×32mm；内膜厚约8.4mm；左侧卵巢内卵泡数量约12个，卵泡直径2~6mm；右侧卵巢内卵泡数量约12个，卵泡直径2~6mm。提示双侧卵巢呈多囊改变。

②性激素检查：FSH 4.63mIU/ml；LH 10.18mIU/ml；PRL 9.15ng/ml；

E_2 51.00pg/ml；P 0.20ng/ml；T 33.67ng/dl（LH/FSH＞2）。

③性腺激素测定：DHEAS 74.70μg/dl；AND 3.54nmol/L；SHBG 24.40nmol/L；FAI 4.79。

④口服葡萄糖耐量试验：空腹血糖5.66mmol/L；120分钟血糖6.95mmol/L。

⑤空腹胰岛素：21.60mU/L。

⑥甲状腺功能及抗体测定：未见明显异常。

【中医诊断】月经后期（肾虚血瘀证）。

【西医诊断】多囊卵巢综合征；黑棘皮症；月经稀发。

【辨证分析】肾虚精血亏少，冲任亏虚，血海不能按时满溢，故经行后期，量少色暗；瘀血内停，冲任阻滞，故有血块，小腹胀痛；元阳不足，失于温煦，故畏寒；肾阳衰惫，本脏之色外现，故面色晦暗；瘀血阻滞，邪毒蕴积于肌肤，故可见黑棘皮样改变；肾虚腰膝失养，则腰膝酸软，足跟痛；精亏血少，脑髓不充，故头晕耳鸣；阳虚不能鼓动精神，则神疲乏力；肾阳先虚，火不生土，不能温煦脾阳，则胃纳不香，大便不成形；胞系于肾，肾阳不足，胞失温煦，故小腹冷。舌质淡紫，舌边有瘀点，苔薄白，脉沉涩均提示肾虚血瘀证。治宜补肾益气，活血调经，方选补肾活血调冲汤加减。

【治法】补肾益气，活血调经。

【处方】补肾活血调冲汤（《韩氏女科》）加减。

熟地黄20g、山药15g、枸杞子15g、菟丝子30g、巴戟天20g、当归15g、赤芍15g、怀牛膝15g、丹参20g、川芎10g、鳖甲20g、葛根20g。14剂，水煎，早晚分服。

【西药】地屈孕酮（达芙通）：1片/次，2次/日，连服10天。

嘱患者运动减重，控制饮食，怡情养性。

【方药分析】方中重用菟丝子补肾益精；熟地黄补血滋阴，填精益髓；巴戟天温补肾阳，强筋骨；当归补血调经，活血止痛；丹参、赤芍活血散瘀，调经止痛，在补肾基础上调理冲任，使经水自调；山药、枸杞子补肝肾；鳖甲滋阴潜阳，填精益髓；葛根升阳散郁火，调畅经脉气血；川芎活血行气止痛，与当归相伍为用，当归以其润制约川芎之燥，而川芎以其燥又可制约当归之腻，祛瘀的同时而不致损伤气血，而补血的过程中又不致气滞血瘀，两药互补为用，起到补血养血活血之功；怀牛膝活血调经，补肝肾，强筋骨，又可引血下行。全方补中有疏，滋而不腻，标本同治，祛瘀而不伤正。现代研究表明，葛根素可阻断β-肾上腺素受体，扩张血管，改善微循环，使全身代谢的血液循环能力提高而促进胰岛素的生物效能，也可通过降糖、改善高胰岛素血症调节多囊卵巢综合征患者的糖脂代谢等。

二诊：2017年4月10日。LMP：2017年4月6日，经量少，色暗，有血块，痛经。大便不成形，舌脉同前。

【辨证分析】仍系肾虚血瘀为患，谨守病机，随证治之。守法守方，添泽兰通关窍，理血脉，养血而无腻滞之虞，行血而无推荡之患；素体肾虚，经行益甚，水寒土湿，运化失职，则大便不成形，法宜温燥，遂添益智仁补君相二火，和中焦胃气，添芡实补肾以去湿。

【处方】上方加芡实20g、益智仁15g、泽兰10g。14剂，水煎，早晚分服。

三诊：2017年4月25日。腰膝酸软、倦怠乏力减轻，大便正常，睡眠时好时坏，多梦。舌质暗，苔薄白，脉沉细无力。体重69kg。

【辨证分析】症状有所缓解，故守方进行加减。因睡眠时好时坏，多梦，故在原方基础上加柏子仁入心，使惊者平之，润燥除湿，收摄神魂；加合欢皮使五脏安和，心志欢悦，以收舒肝解郁，养心安神之效。

【处方】上方加柏子仁15g、合欢皮15g。14剂，水煎，早晚分服。

四诊：2017年5月13日。睡眠正常，饮食正常，大小便正常。舌质暗，苔薄白，脉沉细略滑。

【辨证分析】服药后症状明显减轻，此方行之有效，故守上方。又因脉略滑，考虑经期将近，加益母草促进月经通畅。但因益母草、怀牛膝等药具活血之效，故嘱患者经期血量多时停服。

【处方】上方加益母草15g。14剂，水煎，早晚分服。

嘱患者经期血量多时停服。

五诊：2017年5月29日。LMP：2017年5月16日。现月经干净1周，自觉腰酸，黑棘皮症明显改善。舌质暗，苔薄白，脉沉细。体重66kg。

【辨证分析】原其始而求其理，此际补肾化瘀之法，犹然必用，再进月余，可望疾痊。

【处方】上方。14剂，水煎，早晚分服。

六诊：2017年6月30日。LMP：2017年6月18日，无明显不适。舌偏暗，苔薄白，脉沉。

【辅助检查】2017年6月19日。

①妇科超声：子宫大小约41mm×29mm×32mm；内膜厚约7.5mm。

②性激素检查：FSH 4.85mIU/ml；LH 6.53mIU/ml；PRL 7.85ng/ml；E_2 33.00pg/ml；P 0.10ng/ml；T 37.91ng/dl。

③空腹血糖：5.78mmol/L。

④空腹胰岛素：11.80mU/L。

【辨证分析】患者调理数月，药进病退，经水渐调，颈无杂色，新旧诸恙，统获痊安。黑棘皮评分：0分。再服2周，巩固疗效。

【处方】上方。14剂，水煎，早晚分服。

❀ 病案三：崩漏（肝肾阴虚证）

孙某，女，26岁。未婚。2017年5月24日初诊。

【主诉】阴道不规则出血10余日。

【现病史】15岁初潮后月经即不规律，2~3个月一行，经期持续10余日甚至淋沥月余，每需服止血药方能血止，曾多方求医、多次住院治疗，均罔效而返。LMP：2017年5月13日。本次月经见血第7日自服止血药，血量减少但未能停止，血色鲜红，质稠。为求系统诊治，特来我院就诊。平素头晕耳鸣，腰酸膝软，偶有牙龈出血，心烦，手足心热，二便可，睡眠尚可。

【体格检查】体型肥胖。痤疮中度（Ⅲ级）。身高168cm，体重90kg。BMI：31.89kg/m²。舌红，苔薄白而少，脉沉细稍数。mFG多毛评分：9分；黑棘皮评分：2分。

【辅助检查】2017年5月20日查。

①妇科超声：子宫大小约31mm×34mm×23mm；内膜厚约4.7mm；左侧卵巢内可见卵泡数量约12个，卵泡直径2~4mm；右侧卵巢内可见卵泡数量约14个，卵泡直径2~5mm。提示双侧卵巢呈多囊改变。

②性激素检查：FSH 7.89mIU/ml；LH 33.28mIU/ml；PRL 13.06ng/ml；E_2 33.00pg/ml；P 0.20ng/ml；T 86.41ng/dl。

③性腺激素测定：DHEAS 240.30μg/dl；AND 6.28nmol/L；SHBG 31.30nmol/L；FAI 9.58。

④口服葡萄糖耐量试验：空腹血糖5.08mmol/L；120分钟血糖8.56mmol/L。

⑤空腹胰岛素：20.10mU/L。

⑥甲状腺功能及抗体测定：未见明显异常。

⑦血常规：未见明显异常。

【中医诊断】崩漏（肝肾阴虚证）。

【西医诊断】多囊卵巢综合征；黑棘皮症；异常子宫出血。

【辨证分析】肝肾阴虚，阴虚失守，封藏失司，冲任不固，故月经紊乱，经量多或淋漓不净；阴虚生内热，热灼阴血，则血色鲜红，质稠；阴血不足，不能上荣于脑，故头晕耳鸣；阴精亏虚，外府不荣，作强无力，则腰膝酸软；水不济火，故心烦；素体阴虚，经行之际，阴血下溢，虚火上炎，灼龈伤络，络损血溢，以致偶有牙龈出血；阴虚失濡，虚热内炽，则手足心热；肾阴不足，不能上交于心，心肝火旺，火性炎上，虚热扰神，则夜卧欠安。舌红，苔薄白而少，脉沉细稍数均提示肝肾阴虚证。故本病系肝肾阴虚，热伏冲任，胞脉失固所致。治宜滋阴补肾，固冲止血，方选育阴止崩汤加减。

【治法】滋阴补肾，固冲止血。

【处方】育阴止崩汤（《百灵妇科》）加减。

生地黄20g、白芍20g、阿胶15g、山药15g、续断20g、桑寄生20g、杜仲20g、海螵蛸20g、山茱萸15g、菟丝子30g、地榆炭50g、墨旱莲20g。5剂，水煎，早晚分服。

【西药】二甲双胍（格华止）：250mg/次，3次/日，服用2个月。

嘱患者慎起居，畅情志，勿过劳，忌食辛辣之品。

【方药分析】方中地榆炭苦寒入肝，凉营止血；生地黄、墨旱莲入肝肾，滋阴益肾，清热止血；山药、山茱萸收敛肾精；菟丝子、续断、杜仲、桑寄生俱归肝肾，补阳益阴；白芍养血敛阴；阿胶补血止血；海螵蛸行瘀固脱。诸药合用，共奏滋阴补肾，固冲止血之效。现代药理研究表明，地黄中的地黄寡糖可明显降低大鼠高血糖水平，增加肝糖原含量，不仅可以调节病理性糖尿病的糖代谢紊乱，亦可调节生理性高血糖状态。

二诊：2017年5月29日。服药后第4天血止，自觉睡眠欠佳。舌红，苔薄白而少，脉沉细略数。

【辨证分析】症状有所缓解，故守方加减。因出血已止，故去大剂量凉血收涩止血之地榆炭；又因服药后睡眠欠佳，故在原方基础上加酸枣仁宁心而除烦，敛神魂而就寐，庶可高枕而卧，悠然来梦。

【处方】上方去地榆炭，加酸枣仁15g。10剂，水煎，早晚分服。

三诊：2017年6月8日。服药后腰酸减轻，睡眠改善。舌淡红，苔薄白，脉沉细稍滑。

【辨证分析】服之益效，续加调养。又因经期临近，故去海螵蛸、墨旱莲等固涩止血之药，复加辛甘发散之益母草、味苦微寒之丹参活血调经，使行血不伤新血，养血不滞瘀血。

【处方】上方去海螵蛸、墨旱莲，加益母草15g、丹参15g。10剂，水煎，早晚分服。

四诊：2017年6月19日。LMP：2017年6月17日，经量中、经色红。偶有手足心热，心烦，痤疮亦减。舌淡红，苔薄白，脉细。

【辨证分析】服药月余，月经情况明显改善，各项症状显著减轻，但偶有手足心热，心烦，乃阴血无力制阳所致，故加焦栀子清心火而除烦郁，入血分凉血退热；加味苦辛寒之牡丹皮，入血分清透阴分伏热，牡丹皮辛行苦泄，有活血祛瘀之功。

【处方】上方加焦栀子15g、炒丹皮15g。15剂，水煎，早晚分服。

五诊：2017年8月17日。因经水已止，患者自行停药40余日。LMP：2017年8月14日，患者无明显不适，月经30~35天一行，经期5~7天，经量正常。舌淡红，苔薄白，脉沉细。

【辅助检查】

①妇科超声：子宫大小约31mm×34mm×25mm；内膜厚约5.2mm。

②性激素检查：FSH 5.32mIU/ml；LH 8.96mIU/ml；PRL 9.86ng/ml；E_2 30.00pg/ml；P 0.10ng/ml；T 68.12ng/dl。

③空腹血糖：5.24mmol/L。

④空腹胰岛素：13.70mU/L。

【辨证分析】效不更方，据前法予以周期性调理，根据主方加减以疗之。

【处方】上方。15剂，水煎，早晚分服。

六诊：2017年10月1日。现已停药一月余，患者无明显不适，神采奕奕，月经如期来潮，经量正常，痤疮基本消失，黑棘皮也明显改观。舌淡，苔薄白，脉弦滑。于月经来潮第2天复查性激素检查，各项指标均在正常范围。

嘱患者慎起居，畅情志，勿过劳。

病案四：原发性不孕症（肝郁气结，痰阻气机证）

江某，女，31岁。已婚。2017年6月5日初诊。

【主诉】未避孕而未怀孕7年。

【现病史】结婚7年，性生活规律，未避孕而未怀孕。13岁月经初潮，月经前后不定期，经期短则20余日，长则数月不止，经期3~4天，经量或多或少，行而不畅，色暗有块。LMP：2017年5月10日。现神情抑郁，叹息连连，倦怠乏力，喉中似有异物，胸胁满闷，食欲不振，大小便尚可，睡眠亦佳。

【体格检查】形体肥胖。身高161cm，体重77kg。BMI：29.71kg/m²。腹围101cm。舌暗，苔白微腻，脉弦滑。黑棘皮评分：2分。

【妇科检查】未见明显异常。

【辅助检查】2017年6月5日查。

①妇科超声：子宫大小约36mm×24mm×28mm；内膜厚约5.7mm；左侧卵巢内可见卵泡数量约12个，卵泡直径2~5mm；右侧卵巢内可见卵泡数量约12个，卵泡直径2~5mm。提示双侧卵巢呈多囊改变。

②性激素检查：FSH 5.63mIU/ml；LH 18.82mIU/ml；PRL 11.95ng/ml；E_2 69.06pg/ml；P 0.12ng/ml；T 78.47ng/dl（LH/FSH＞2）。

③性腺激素测定：DHEAS 203.00μg/dl；AND 12.54nmol/L；SHBG 36.00nmol/L；FAI 7.56。

④口服葡萄糖耐量试验：空腹血糖4.97mmol/L；120分钟血糖8.63mmol/L。

⑤空腹胰岛素：14.20mU/L。

⑥甲状腺功能及抗体测定：未见明显异常。

【中医诊断】原发性不孕症（肝郁气结，痰阻气机证）。

【西医诊断】多囊卵巢综合征；黑棘皮症；原发性不孕症。

【辨证分析】肝气郁结，疏泄失常，冲任失和，故婚久不孕；素来情志不遂，肝气郁结，肺胃失于宣降，津液不布，聚而为痰，痰气相搏，结于咽喉，故见咽中如有物阻，咯吐不出，吞咽不下；肝郁气结，气机逆乱，冲任失司，血海蓄溢失常，故月经或先或后，经血或多或少；肝气郁滞，气机不畅，经脉不利，故经行不畅，色暗有块；肝气郁结，气机阻滞，水湿瘀血内生，气血不和，或涩或浊，不能荣于皮肤，故出现黑棘皮样病变；气机不利，故精神郁闷，时欲太息；肝强侮脾，脾气不舒，失于健运，故嗳气食少，神疲乏力；肺胃失于宣降，致胸中气机不畅，则见胸胁满闷。舌暗，苔白微腻，脉弦滑均提示肝郁气结，痰阻气机证。韩延华认为肝之条畅为治疗的关键，正所谓风狂则波涌，气郁则痰凝，立法疏肝解郁，豁痰调冲，方拟百灵调肝汤加减。

【治法】疏肝解郁，豁痰调冲。

【处方】百灵调肝汤（《百灵妇科》）加减。

当归20g、白芍20g、王不留行20g、香附20g、丹参20g、益母草20g、怀牛膝20g、黄连20g、姜半夏10g、杜仲20g、通草10g、枳壳10g、厚朴10g、白鲜皮10g、葛根20g、炙甘草10g。14剂，水煎，早晚分服。

【方药分析】当归、白芍活血养肝；香附、枳壳理气解郁；通草、王不留行行水活血，疏通肝经；益母草、怀牛膝、丹参活血祛瘀通经；姜半夏、厚朴宽胸理气化痰；黄连针对肝郁易生热化火的特点，可疏而清之；白鲜皮清热祛湿，利水而和血脉；葛根畅经脉之气血，调阴气生津液，可助阳化湿，祛痰扶正；杜仲益精气，精气益则肝可有血，肾能有髓，益肝肾以治本；炙甘草补脾益气，调和诸药。全方配伍精当，共达疏肝解郁，豁痰调冲之功。

嘱患者运动减重，控制饮食，调节情志。

二诊：2017年6月16日。LMP：2017年6月7日，服药后自觉手足心热，喉中异物感有所减轻。舌略暗，苔白，脉弦滑。

【辨证分析】服药后症状有所缓解，治疗有效，守方加减。阴分有亏，其热自灼，遂手足心热，故加牡丹皮、生地黄二味，牡丹皮性味苦辛寒，入血分而善于清透阴分伏热，为治无汗骨蒸之要药，取其清热凉血之功，助于消解五心之热，合生地凉血滋肝，清风润木，其效更著。

【处方】首诊方加牡丹皮20g、生地黄20g。14剂，水煎，早晚分服。

三诊：2017年7月12日。LMP：2017年7月6日，5天净，经色稍淡，胸胁满闷消失，黑棘皮症减轻，喉中无异物感，腰围减至95cm。舌质正常，苔薄白，脉弦。

【辨证分析】服药后症状明显减轻，此方行之有效，舌与苔俱如常，脉虽弦而不滑，喉中异物感消失，考虑痰气相搏之势已除，故去姜半夏、厚朴、白鲜皮。现痰气已除，胸中渐宽，而经色稍淡，仍须温养冲任，故复入紫河车一味，古人言其合坎离之色，得妙合之精，虽成后天之形，实禀先天之气，补益之功，无足与俦。

【处方】上方去姜半夏、厚朴、白鲜皮，加紫河车5g。14剂，水煎，早晚分服。

四诊：2017年9月10日。近2个月经水基本如期而至，诸症明显改善，体重降至70.6kg。LMP：2017年9月9日。

【辅助检查】

①妇科超声：子宫大小约34mm×24mm×28mm；内膜厚约8mm。

②性激素检查：FSH 4.93mIU/ml；LH 9.46mIU/ml；PRL 14.15ng/ml；E_2 44.00pg/ml；P 0.20ng/ml；T 56.12ng/dl。

③空腹血糖：5.55mmol/L。

④空腹胰岛素：8.20mU/L。

【辨证分析】经治疗，患者近2个月肝郁日畅，寡有恼怒，月经基本正常，黑棘皮症明显减轻，复进滋补肝肾之育阴汤以巩固疗效，所谓扶正祛邪，气血均平，邪从何入。

【处方】育阴汤（《百灵妇科》）。

菟丝子15g、山茱萸15g、川续断15g、桑寄生15g、杜仲15g、阿胶15g、白芍15g、陈皮15g、丹参15g。14剂，水煎，早晚分服。

并嘱患者坚持节制饮食，勤于运动，控制体重，消烦去闷，养气怡神。

二、诊疗品析

对多囊卵巢综合征患者进行全身体格检查中常可发现部分患者在颈部的背面及侧面、腋窝、乳房下方、腹股沟、肛门生殖器等部位皮肤皱褶处局部皮肤呈对称分布的淡棕色毛绒样角化过度状及色素沉着，称为黑棘皮症，肥胖患者尤其常见。颈后部是体格检查中最容易观察的部位，黑棘皮严重者可延续到颈前部，既出现高胰岛素血症或胰岛素抵抗的皮肤体征，也是患者伴有高代谢风险的临床标志。

黑棘皮症良性形式所涉及的因素包括：显著的高胰岛素血症；参与胰岛素信号传导的基因缺陷；由于高循环胰岛素水平，IGF-1因子的激活，并通过肌肉组织和表皮细胞繁殖刺激葡萄糖吸收；其他可能的介质包括其他酪氨酸激酶受体等。诊断需要依据实验室检查葡萄糖及胰岛素代谢、女性高雄激素评估等，活检时组织学可能发现角化过度、表皮乳头状瘤病和黑色素细胞数量增加，必须排除恶性病变可能。

韩延华认为黑棘皮症是随先后二天所亏而发，根本失荣，抑遏肝木，凝涩瘀结，痰瘀伏留，碍气血环周之路，发于体表所致。经云："脉不通则血不流，血不流则色焦枯"。黑者，死血之色也。拔本塞源之法，不外乎补肾健脾疏肝，佐以逐瘀豁痰，绝其生化之源，去其菀陈之物，使经络畅清，精气播宣，自可扶疾拯痛，大建殊功。

【小结】《素问·上古天真论》曰："肾者，主水，受五脏六腑之精而藏之。"肾为元气之根本，精藏于其内，依靠肾气的贮存和施泄作用，为人体的月经和胎孕提供物质基础。"久病必瘀""虚久必瘀"，肾虚可归纳为肾气虚、肾阴虚和肾阳虚，气虚则无力推动血液运行，阴虚则脉道失于柔润，阳虚则脉道失于温通，均可导致血运不畅，出现因虚致瘀的病理性改变。妇人以血为本，若气血充足，冲任二脉功能正常，胞宫得以濡养，则经血满溢，月经按期而至；若气血虚弱，无以濡养胞宫，肾精化生无源，冲、任二脉功能失调，血海匮乏，则月经停闭。瘀血既是病理性产物，又是致病因素，其不但缺乏濡润作用，同时还会停滞于机体内，若是长期无法散去，会影响气血的正常运行，导致脏腑功能失调，新血的生成受阻，出现瘀血不去、新血不生的情况。精血无以化生，使肾虚症状加重，如此反复，严重影响人体的正常生理功能，并可导致黑棘皮症的发生。

韩延华认为瘀血阻滞是导致本病发生的重要因素，虚实夹杂，虚瘀相兼，故治疗时应补肾与祛瘀相结合，补肾益精，活血祛瘀调经。方选补肾活血调冲汤加减。方中重用菟丝子补肾益精；熟地黄补血滋阴，填精益髓；巴戟天温补肾阳，强筋骨；当归补血调经，活血止痛；丹参、赤芍活血散瘀，调经止痛，在补肾基础上调理冲任，使经水自调；山药、枸杞子补肝肾；鳖甲滋阴潜阳，填精益髓；川芎活血行气止痛，与当归相伍为用，当归以其润制约川芎之燥，而川芎以其燥又可制约当归之腻，祛瘀的同时而不致损伤气血，而补血的过程中又不会导致气滞血瘀，两药互补为用，起到补血、养血、活血之功；怀牛膝活血调经，补肝肾，强筋骨，且可引血下行。全方补中有疏，滋而不腻，标本同治，祛瘀而不伤正。

韩延华基于肝肾学说，认为肝之条畅是本病治疗的关键。《临证指南医案》云："从来不生育，由情怀少欢悦，多愁闷，郁则周行之气血不通。""久郁凝痰滞气，务宜宣通。"陈修园亦谓："妇人之病，多起于郁。"因此，临床中针对因肝郁气滞，气机受阻，冲任失调而导致的以月经初潮较迟，周期错后，量少色暗，胸胁胀满，精神抑郁，烦躁易怒等为主要表现的多囊卵巢综合征合并黑棘皮症患者，主张疏肝解郁，豁痰调冲，方选百灵调肝汤加减。方中川楝子疏肝为主，且针对肝郁易生热化火的特点，可疏而清之；当归、芍药养肝血，既合肝之性，又可防郁热灼伤肝阴，体现出辨证处方之细腻；枳实行气破气，而性善下，且又归脾胃经，行中焦气机，能恢复脾胃升降、运化功能，以杜绝生痰之源；川牛膝、王不留行活血利尿，除下焦湿热、瘀血；通草行气利水，气行则水行；瓜蒌行气散结化痰。川牛膝、通草、王不留行、瓜蒌之配伍宗于《医宗金鉴》"气血水"思想。肝气郁结，气滞则血瘀，血不利则为水，故行气利水活血共用，然水之稠厚者为痰，非仅利水可治，需配伍瓜蒌以利气散结化痰；皂角刺破气开闭，直达病所，通畅窍道。全方配伍，以疏肝理气为主，极为精当。所谓"上工不治已病治未病"，韩延华认为早期的预防也极为重要，应当增加患者对本病的了解，消除抵触情绪，注意饮食的合理搭配，增加体育运动，做到未病先防。

（匡洪影　韩延华）

第十一章
多囊卵巢综合征胰岛素抵抗

一、病案实录

❀ **病案一：胰岛素抵抗（肾虚肝郁证）**

郑某，女，21岁。未婚。2019年7月23日初诊。

【主诉】月经错后8年余。

【现病史】13岁月经初潮，月经周期欠规律，1~5个月一行，经期4~7天。经量偏少，经血色暗，有血块。平时白带稍多，质稀。近期因工作繁忙，常常熬夜，饮食不规律，近一年月经不规律的情况加重。LMP：2019年6月12日。曾于当地医院就诊，诊断为月经后期，给予中药汤剂治疗（具体药物不详），效果不甚显著，为求系统诊治，故来我院就诊。平素神疲乏力，面色晦暗，精神抑郁，经前乳胀，经行腹痛，伴有腰痛，饮食正常，二便正常，眠差，睡后易醒。

【体格检查】形体肥胖，身高162cm，体重90kg。BMI：34.29kg/m^2。腰臀比0.93，面部及背部痤疮明显，颈后部可见黑棘皮症状，毛发浓密。舌质红，苔薄白，脉沉弦细。

【辅助检查】2019年7月23日查。

①妇科超声：子宫大小约40mm×31mm×38mm；内膜厚约6.4mm；双侧卵巢内均可见10个以上小卵泡。提示子宫小，双侧卵巢呈多囊改变。

②性激素检查：FSH 6.6mIU/ml；LH 17.52mIU/ml；PRL 10.85ng/ml；E_2 34.41pg/ml；P 0.1ng/ml；T 59.65ng/dl。（LH/FSH＞2）

③性腺激素检查：DHEAS 427.53μg/dl；AND 4.36ng/ml；SHBG 512.3nmol/L。

④空腹胰岛素：32mU/L。

⑤口服葡萄糖耐量试验：空腹血糖6.14mmol/L，120分钟血糖7.98mmol/L。

⑥甲状腺功能及抗体检测：未见明显异常。

【中医诊断】月经后期（肾虚肝郁证）。

【西医诊断】多囊卵巢综合征合并胰岛素抵抗；月经稀发。

【辨证分析】患者发病于青春期，自初潮以来一直经水不调，为先天发育肾气不足，冲任血海空虚，精血未充，血海不能按时满溢。且因工作繁忙，压力大，生活作息不规律，情绪焦虑，肝气郁结，导致肝失疏泄，阻于胞宫，故而发生月经后期。肾为先天之本，胞宫主要受肾的调节，肾精匮乏，冲任不足，则子宫发育不良；肾精亏虚，藏精不足，则神疲乏力；腰为肾之府，肾虚腰部失养，外府不荣，则腰痛；肾水不足，水不涵木，肝失所养，致肝气不疏，气机不畅，故而精神抑郁；肾阳不足，经期气血亏损，气血不足，肝肾亏损，故面色晦暗，经行腹痛。肝气不疏，肝郁气滞，故经前乳胀。脉沉弦细系肾虚肝郁之征。故本病系肾虚肝郁，冲任失调所致。

【治法】补肾疏肝，调理冲任。

【处方】补肾活血调冲汤（《韩氏女科》）加减。

熟地黄15g、女贞子15g、枸杞子15g、菟丝子40g、巴戟天20g、益母草20g、赤芍15g、丹参20g、当归20g、川芎15g、延胡索15g、红曲3g、红花10g、牛膝20g、黄连15g、葛根20g、狗脊20g、珍珠母20g、茯神20g、白鲜皮15g。15剂，水煎，早晚分服。

【西药】盐酸小檗碱片：2片/次，3次/日，口服，连服2个月。

嘱患者运动减肥，调畅情志，控制饮食，少吃甜品及高热量食物。

【方药分析】方中熟地黄、女贞子、枸杞子入肝、肾经，共奏补益肝肾、益精滋阴之功；菟丝子、巴戟天温补肾阳；益母草活血调经；赤芍、丹参活血祛瘀，通经止痛；当归与川芎相伍，有补血活血之效，并防全方滋腻之弊；延胡索、红曲、红花性温，行气活血止痛；牛膝补肝肾，强筋骨，引血下行；黄连燥湿祛浊；葛根通经活络健脾；狗脊补肝肾，强腰膝；珍珠母、茯神宁心安神潜阳以助眠；白鲜皮燥湿祛风止痒以消疮。诸药合用，共奏调肝益肾，通经止痛之效。

二诊：2019年8月7日。经水尚未来潮，自觉神疲乏力症状有所缓解，服药后出现便溏。舌质红，苔薄白，脉沉弦细略滑。

【辨证分析】服药后，症状有所缓解，但出现便溏，故在原方基础上加炒白术、炒山药，制约熟地黄滋腻滑利之性。《景岳全书》谓山药："味微甘而淡，性微涩，所以能健脾补虚，涩精固肾，治诸虚百损，疗五劳七伤。"《药性论》谓白术："止下泄……吐泻不住，及胃气虚冷痢。"两药合用，健脾燥湿，收涩止泻力佳。因脉略滑，考虑经水将至，且方中活血药较多，故嘱患者经期量多时停服汤药，待月经干净后继续服用。

【处方】上方加炒山药20g、炒白术20g。15剂，水煎，早晚分服。

三诊：2019年8月23日。服药后月经来潮。LMP：2019年8月20日。现月经周期第4天，经量少，有血块，微有腹痛，腰膝酸痛。经前乳胀有所减轻，面部及背部痤疮减少，睡眠正常，体重降至86.3kg。舌质淡红，苔薄白，脉弦细略滑。

【辨证分析】月经来潮，睡眠明显改善，镇心安神药可适当裁减，故去珍珠母。正值经期，经量少，有血块，且伴有腹痛、腰痛，故加蒲黄、五灵脂、香附活血化瘀，通经止痛。

【处方】上方去珍珠母，加蒲黄15g、五灵脂15g、香附15g。15剂，水煎，早晚分服。

四诊：2019年9月7日。腰痛、腹痛缓解，痤疮明显改善，面色红润，心情舒畅，抑郁症状减轻。舌质淡，苔薄白，脉弦细。

【辨证分析】诸症明显缓解，但尚未建立正常月经周期，故守方继进，巩固疗效。

【处方】上方。15剂，水煎，早晚分服。

五诊：2019年9月24日。LMP：2019年9月22日。现月经周期第3天，经量适中，经色鲜红，血块较前减少，无明显痛经。经前乳胀明显减轻，黑棘皮症较前明显改善，体重降至79.6kg，饮食、睡眠及二便正常。舌质淡，苔薄白，脉略滑。

【辅助检查】2019年9月24日查。

①性激素检查：LH 5.04mIU/ml；FSH 6.75mIU/ml；PRL 11.63ng/ml；E_2 39.2pg/ml；P 0.2ng/ml；T 44.95ng/dl。（LH/FSH＜1）。

②空腹胰岛素：10.2mU/L。

【辨证分析】诸症明显改善，月经亦正常来潮。性激素检查及空腹胰岛素检查均恢复正常，去黄连、葛根，继服巩固。

【处方】上方去黄连、葛根。15剂，水煎，早晚分服。

六诊：2019年10月8日。患者无明显不适，体重降至77kg。舌质淡红，苔薄白，脉弦缓。

【辅助检查】2019年10月8日查。

①妇科超声：子宫大小约47mm×42mm×40mm；内膜厚约4.8mm；余未见异常。

②口服葡萄糖耐量试验：空腹血糖4.18mmol/L，120分钟血糖5.23mmol/L。

【辨证分析】患者现无明显不适，且近2个月月经基本正常，辅助检查结果未见无明显异常，故停服汤药，改用滋补肝肾之育阴丸，以及调经助孕冲剂巩固疗效。

【处方】①育阴丸：1丸/次，3次/日，连续服用1个月。

②调经助孕冲剂：1袋/次，3次/日，连续服用1个月。

嘱患者适量运动，控制体重，调畅情志。

病案二：胰岛素抵抗（脾肾两虚证）

梁某，27岁。未婚。2021年2月23日初诊。

【主诉】月经逾期2个月未至。

【现病史】16岁月经初潮，既往月经规律，周期28~32天，经期6~7天。2年前频繁熬夜后出现月经后期。LMP：2020年12月20日。现月经已2个月未行。此前曾于当地医院就诊，被诊断为月经后期，予中药汤剂治疗，效果欠佳，遂来我院就诊。平素月经量少，色暗淡，质稀，经期小腹冷痛，得热痛减，伴便稀，腰膝酸软，头晕耳鸣，面色晦暗，神疲乏力，畏寒。小便正常，睡眠尚可。

【体格检查】面部及背部痤疮，会阴部黑棘皮症状明显。体型肥胖，身高155cm，体重85kg。BMI 35.38kg/m²。舌质偏淡紫，苔薄白，脉沉涩。

【辅助检查】2021年2月23日查。

①妇科超声：子宫大小约42mm×33mm×39mm；内膜厚约6mm；双侧卵巢内均可见10个以上的小卵泡，呈项链状。提示子宫稍小，双侧卵巢呈多囊改变。

②性激素检查：FSH 4.07mIU/ml；LH 9.12mIU/ml；PRL 0.28ng/ml；E_2 65.04pg/ml；P 0.52ng/dl。（LH/FSH＞2）

③性腺激素检查：DHEAS 180.00μg/dl；AND 3.67ng/ml；SHBG 14.8nmol/L。

④口服葡萄糖耐量试验：空腹血糖6.3mmol/L；180分钟血糖7.2mmol/L。

⑤空腹胰岛素：26mU/L。

⑥生化检查：甘油三酯2.09mmol/L；总胆固醇7.47mmol/L；低密度脂蛋白5.64mmol/L。

【中医诊断】月经后期（脾肾两虚证）。

【西医诊断】多囊卵巢综合征合并胰岛素抵抗；月经稀发。

【辨证分析】患者因频繁熬夜，作息不规律导致月经迟发，究其原因为耗伤精血，精血匮乏，冲任血海不满，致经血不能按时而下。《医学正传·妇人科》云"月经全借肾水施化"。肾气虚，命火不足，不能温煦脾土，脾虚运化失司，气血化源不足，故经色暗淡、质清稀，恶寒，小腹冷痛，便稀。肾主骨生髓，脑为髓海，腰为肾之外府，肾虚则头晕耳鸣，腰膝酸软，倦怠乏力。肾虚，肾水之色上泛，故面色晦暗。脾肾两虚，气血生化乏源，故神疲乏力。

【治法】益肾健脾，理血调冲。

【处方】补肾活血调冲汤（《韩氏女科》）加减。

熟地黄15g、山萸肉15g、山药片20g、黄芪25g、盐菟丝子30g、巴戟肉20g、当归15g、枸杞子20g、川芎15g、丹参20g、白芷10g、红花15g、益母草20g、白芍20g、牛膝15g、葛根15g、鸡血藤20g。15剂，水煎，早晚分服。

嘱患者运动减重，控制饮食，调畅情志。

【方药分析】方中熟地黄为滋肾要药，山萸肉入肝、肾经，山药入肝、脾、肾经，三药共补肝、脾、肾之精，合枸杞子共奏滋肝肾、补精血之功，使精满，经水自溢；菟丝子、巴戟天辛甘微温，补益肾阳，温而不燥，推动血行；黄芪温通气血，鼓舞气血生长，固表实四肢。牛膝补益肝肾，善于治疗肝肾阴虚引起的腰膝酸软。川芎、丹参、红花、益母草合用理气行血调经；白芷可抑制黑色素生成，减轻黑棘皮症；当归、鸡血藤相伍，既能活血，又能补血，为调经要药；白芍养血调经，柔肝止痛；葛根鼓舞脾胃阳气以止泻。全方共达益肾健脾，理血调冲之功。

二诊：2021年3月12日。服药后，神疲乏力、头晕耳鸣、恶寒症状有所缓解，但仍有便稀，2~3次/日。近日面部痤疮较前些日增多。舌质淡，苔薄白，脉沉细。

【辨证分析】患者症状虽有所缓解，但月经尚未来潮。脾气亏虚，运化无力，湿邪下注肠道，则大便稀薄、便次增多，故去滋腻润肠之熟地黄，山药改为麸炒山药，加肉豆蔻增强健脾除湿，温肠止泻的作用。经血欲行之际，体内雄激素相对增高，皮脂腺活性增强，则痤疮加重，故加白鲜皮燥湿止痒以助消痤。

【处方】上方去地黄、山药，加麸炒山药20g、肉豆蔻10g、白鲜皮9g。20剂，水煎，早晚分服。

三诊：2021年4月9日。LMP：2021年3月30日。本次经量较之前增多，经色红，5天净。服药后经行腹泻消失，痛经及腰膝酸软明显减轻。痤疮明显消退。近日带下量较多，质稀。

【辨证分析】服药后月经改善，伴随症状减轻或消失，余症皆好转，治疗有效，守方继用。现带下量多质稀，故加芡实固涩止带。

【处方】上方加芡实15g。15剂，水煎，早晚分服。

四诊：2021年5月3日。LMP：2021年4月27日。经量正常，经色稍淡，6天净。近日与朋友聚餐过食肥甘厚味，加之饮用冷饮，致胸痞满闷，食少纳呆，舌苔白腻，脉缓而无力。

【辨证分析】月经按期而至，但因近日饮食不节，贪食生冷、油腻复伤脾土，脾虚运化失常，湿邪停滞，阻碍气机，痰湿内阻，故胸痞满闷，舌苔白腻，脉缓而无力。治宜健脾豁痰除湿，调理冲任。

【处方】苍附导痰汤（《叶天士女科全书》）加减。

苍术15g、香附15g、茯苓15g、陈皮15g、胆南星10g、枳壳10g、甘草10g、姜半夏10g、芡实15g、丹参20g、益母草20g、白鲜皮10g。15剂，水煎，早晚分服，淡姜汤送下。

五诊：2021年5月20日。服药后，胸痞满闷，食少纳呆症状较前缓解。现感倦怠乏力。带下量正常，舌质正常，苔白，脉缓。

【辨证分析】胸痞满闷、食少纳呆等脾虚症状有所改善。脾主四肢肌肉，脾气虚，气血不足，机体失于濡养，故仍有倦怠乏力感。上方加党参、白术健脾益气补虚。

【处方】上方加党参15g、炒白术15g。15剂，水煎，早晚分服，淡姜汤送下。

六诊：2021年6月5日。诸症缓解，余无不适。脉滑缓，有经水欲行之象。

【辅助检查】2021年6月5日。

①空腹胰岛素：结果未见明显异常。

②生化检查：低密度脂蛋白3.65mmol/L，其余指标皆未见明显异常。

【辨证分析】经治疗，患者现无明显不适，故停服汤药，改服中成药巩固疗效。

【处方】

①定坤丹：1丸/次，3次/日，口服。

②调经助孕冲剂：1袋/次，3次/日，口服。

嘱患者控制糖摄入，清淡饮食，适量运动，调畅情志。

❀ **病案三：胰岛素抵抗（肝肾阴虚证）**

王某，24岁。未婚。2021年3月5日初诊。

【主诉】月经量明显增多3个月，加重1个月。

【现病史】15岁月经初潮，周期30~35天，经期5天左右。既往月经尚规律，近3个月因工作繁忙，精神紧张，情绪不稳定而出现月经量过多，偶有血块。LMP：2021年3月3日。现月经周期第3天，经量多，经色红，少许血块。手足麻木，口干，手足心热，腰膝酸软，头晕，心烦少寐，小便黄，大便干燥。

【体格检查】面部痤疮明显，轻度黑棘皮症。体型肥胖，身高160cm，体重89kg。BMI：34.77kg/m²，腰臀比0.85。舌红，少苔，脉弦细稍数。

【辅助检查】2021年3月5日查。

①妇科超声：子宫大小约69mm×53mm×29mm；内膜厚约8.2mm；双侧卵巢内均可见超过10个左右的小卵泡。提示子宫内膜非均质增厚；双侧卵巢呈多囊改变。

②性激素检查：FSH 3.67mIU/ml；LH 0.56mIU/ml；PRL 0.22ng/ml；E_2 26.27pg/dl；P 0.56ng/dl；T 57.34ng/dl。（FSH/LH＞6）

③性腺激素检查：DHEAS 180.00μg/dl。

④口服葡萄糖耐量试验：空腹血糖6.8mmol/L；180分钟血糖6.43mmol/L。

⑤胰岛素释放试验：空腹胰岛素25.5mU/L，180分钟胰岛素205.5mU/L。

【中医诊断】月经过多（肝肾阴虚证）。

【西医诊断】多囊卵巢综合征合并胰岛素抵抗。

【辨证分析】患者因近3个月精神紧张，心理压力过大，情绪不稳而致肝失疏泄，冲任失序不能制约经血，故经量增多；肝在体为筋，肝血不足则筋脉失于濡养，故见手足麻木；精血同源，肝血不足，肾精亦亏，阴虚生内热，虚火内炽，灼伤津液，故口干，心烦，小便黄，大便干燥；肾阴不足，阴虚内热，则手足心热；髓海不足，不能濡养空窍，故头晕耳鸣；肾虚外府失养，故腰膝酸软。舌红少苔，脉弦细无力，系肝肾阴虚之征。

【治法】滋补肝肾，固冲止血。

【处方】育阴止崩汤（《百灵妇科》）加减。

熟地黄炭15g、枸杞子15g、女贞子15g、五味子15g、白芍20g、煅牡蛎20g、海螵蛸20g、杜仲炭20g、地榆炭30g、炒山药20g、阿胶珠10g、续断15g、桑寄生15g、墨旱莲20g、郁金10g。7剂，水煎，早晚分服。

嘱患者忌食辛辣之品，勿过劳，避免惊吓，调畅情志。

【方药分析】正值经期，经血量多，当以固冲止血为先，方中熟地黄炭、杜仲炭、枸杞子滋补肝肾，固经止血；五味子收敛固涩；白芍敛阴和营；女贞子、续断、桑寄生滋补肝肾；煅牡蛎、海螵蛸固涩止崩；地榆炭、墨旱莲凉血止血；炒山药健脾补肾；阿胶珠补血养血止血；郁金清热凉血，解郁除烦。方中既有滋补肝肾的固本药物，又有凉血止血的治标之品，收育阴潜阳，固冲止血之效。

二诊：2021年3月15日。服药后经量明显减少，经血5天净，经后小腹隐痛。手足麻木，口干缓解。舌略红，少苔，脉弦细。

【辅助检查】2021年3月15日查。

血常规：血红蛋白90g/L；中性粒细胞百分比92.20%。

【辨证分析】经后小腹隐痛，且血常规提示轻度贫血，当以补血调经为主，兼顾他症，改用百灵育阴汤滋补肝肾，养血育阴。

【处方】百灵育阴汤（《百灵妇科》）加减。

熟地黄15g、续断20g、桑寄生20g、山茱萸20g、山药20g、杜仲15g、龟板20g、白芍20g、黄连10g、土茯苓15g、葛根20g、地骨皮15g、白鲜皮15g、阿胶珠10g。15剂，水煎，早晚分服。

嘱患者运动减重，清淡饮食，调畅情志。

【方药分析】方中熟地黄、山药、山茱萸滋补肝肾，填精益髓，取其"三补"之义。其中，熟地黄重在滋肾水，补益真阴，山茱萸、山药重在滋补肝肾、益精养血；续断、桑寄生、杜仲补益肝肾，善于治疗肝肾阴虚引起的腰膝酸软；白芍养肝柔肝；龟板滋阴潜阳，补肾健骨；地骨皮滋阴退虚热；阿胶补血养血；土茯苓清热解毒，消炎止痛；黄连、葛根改善血糖及胰岛素异常；白鲜皮燥湿消痤，改善患者面部痤疮和黑棘皮症。诸药合用，共达补肝肾、养精血、调冲任之效。

三诊：2021年4月5日。服药后，腹痛及手足心热明显减轻，痤疮和黑棘皮症状有所改善。体重减轻4.5kg。舌淡红，苔薄，脉弦略滑。

【辨证分析】血虚腹痛及阴虚发热症状明显缓解，黑棘皮及痤疮得到改善，继以辅佐正气，益肾固冲，守方继用。

【处方】上方。15剂，水煎，早晚分服。

四诊：2021年5月4日。LMP：2021年4月7日。经量适中，较以前明显减少，已恢复至正常水平。手足心热、腹痛已除。2天前，因琐事与家人争吵后，现自觉胸闷不舒，善太息，夜卧不安易醒。舌淡红，苔薄白，脉弦滑。

【辨证分析】经量正常，腹痛消失，治疗有效。现因情绪所致，肝失调达，气机不畅，出现胸闷不舒，善太息；肝郁不舒，郁而化火，火热扰动心神，故夜卧不安，易醒。上方去地骨皮、土茯苓，加柴胡、栀子调畅气机，兼以清热除烦，加合欢皮解郁安神，珍珠母安神定惊。

【处方】上方去地骨皮、土茯苓，加柴胡10g、栀子15g、合欢皮15g、珍珠母20g。15剂，水煎，早晚分服。

五诊：2021年5月20日。LMP：2021年5月10日。经量、经色正常，6天净。胸闷基本消失，能够安稳入睡。体重减轻8.5kg。

【辅助检查】

①血糖：在正常范围内。

②胰岛素释放试验：空腹胰岛素11.5mU/L，180分钟胰岛素78.6mU/L。

③血红蛋白：112g/L。

【辨证分析】经药物治疗及控制体重，月经恢复正常，诸症好转，守方继用，巩固疗效。

【处方】上方。20剂，水煎，早晚分服。

❀ **病案四：胰岛素抵抗（肾虚肝郁证）。**

王某，17岁。未婚。2020年11月23日初诊。

【主诉】经水8个月未行。

【现病史】12岁月经初潮，自初潮始，即出现月经错后，6~12个月一行，经量少，经色暗淡，有血块，伴痛经。LMP：2020年3月8日。自觉腰酸，头晕，倦怠乏力，记忆力差，精神抑郁，经前乳房胀痛，胸脘痞闷，饮食欠佳，睡眠差，大便不爽。平素喜甜食及油炸食品。

【体格检查】形体肥胖，面部及背部痤疮，颈部黑棘皮症状明显，皮肤增厚。身高156cm，体重75kg。BMI：30.81kg/m²。舌体胖大，有齿痕，舌暗淡，苔白，脉沉弦细。

【辅助检查】2020年11月23日查。

①妇科超声：子宫大小约27mm×23mm×30mm；内膜厚约10mm；左侧卵巢内可见直径3~4mm的卵泡约13个；右侧卵巢内可见直径2~3mm的卵泡约14个。提示子宫小，双侧卵巢呈多囊改变。

②性激素检查：FSH 2.25mIU/ml；LH 6.53mIU/ml；E₂ 82.00pg/ml；P 1.10ng/L；T 51.92ng/L；PRL 0.28ng/ml。（LH/FSH＞2）

③性腺激素检查：ASD 4.88ng/ml；DHEA 601.83ng/L；SHBG 24.38nmol/L。

④口服葡萄糖耐量试验：空腹血糖6.4mmol/L；120分钟血糖8.08mmol/L。

⑤胰岛素释放试验：空腹胰岛素78mU/L；120分钟胰岛素＞300mU/L。

⑥甲状腺功能：未见明显异常。

⑦生化检查：未见明显异常。

【中医诊断】闭经（肾虚肝郁证）。

【西医诊断】多囊卵巢综合征合并胰岛素抵抗；闭经。

【辨证分析】患者发病于青春期，系先天发育不足，精血未充，血海不能按时满溢，加之喜食肥甘厚腻之品，导致痰湿内生，阻滞胞宫，因而月经稀发，甚则闭止不行。由于肾精亏虚，肾水不化，水不涵木，以致肝气不运，而引起肾虚肝郁。肾通于脑，脑为髓海，主骨生髓，腰为肾之外府，肾虚则腰膝酸软，头晕，神疲乏力；肾虚肝气不得宣泄，肝气郁结，故精神抑郁，经前乳房胀痛；肝郁克脾，脾虚湿盛，故胸脘痞闷，饮食欠佳，大便不爽。舌胖大有齿痕，苔白腻，系脾虚湿盛之征，脉沉弦为肾虚肝郁之象。

【治法】益肾调肝，活血调经。

【处方】补肾活血方(《韩氏女科》)加减。

熟地黄15g、枸杞子15g、女贞子15g、菟丝子40g、巴戟天20g、赤芍15g、益母草20g、丹参20g、怀牛膝20g、当归20g、川芎20g、炒山药20g、红花15g、黄连15g、葛根20g、狗脊20g、白鲜皮15g、蒺藜20g。15剂，水煎，早晚分服。

【西药】

①盐酸小檗碱片：3片/次，3次/日，连续服用60天。

②盐酸二甲双胍片：250mg/次，3次/日，随餐服。若出现严重的胃肠不适则减量，待适应后再加至正常量，连续服用60天。

嘱患者运动减重，降血糖，清淡饮食，调节情志。

【方药分析】方中以熟地黄、菟丝子为君药，熟地黄益精滋肾填髓，补血养阴，为滋阴补血之要药；菟丝子性甘，微温，禀气中和，既能补阳，又可益阴，具有温而不燥，补而不滞之特点，取具滋补肾肝，固精之功；两药相须为用，可增补益肝肾，养血滋阴之效。枸杞子、巴戟天、怀牛膝、女贞子、狗脊、炒山药为臣药，合用滋补肝肾，益精血，强筋骨，与君药相辅相成。赤芍、丹参、当归、红花、益母草、川芎活血调经，共为佐药，在君臣药补益肝肾，滋补阴血的基础上，活血疏肝，调理冲任，则使经自调。蒺藜平肝解郁，白鲜皮、黄连、葛根清热燥湿，为使药。现代药理研究显示，黄连、葛根具有降糖、降脂的作用。全方共奏益肾疏肝，活血调冲之功。

二诊：2020年12月15日。痤疮减少，余症亦明显减轻，但经水未行，现偶有胃部不适，烦躁，乳胀。体重70kg。舌质略暗，苔薄白，脉略弦滑。

【辨证分析】服药后症状明显减轻，此方行之有效，但偶有胃部不适，烦躁，切诊脉略弦滑，故加香附、郁金疏肝行气，调经止痛，加鸡内金健胃消食导滞。

【处方】上方加鸡内金15g、香附15g、郁金15g。15剂，水煎，早晚分服。

三诊：2020年12月30日。乳房胀痛、胃部不适症状消失，烦躁减轻，黑棘皮症状明显改善。LMP：2020年12月18日。经量较前增多，但血块多，4天净，伴腰酸。舌淡红，边有齿痕，苔薄白，脉沉弦。

【辨证分析】月经来潮，经量改善，治疗有效，守方继进。血块量多，故加蒲黄、五灵脂活血化瘀止痛，加骨碎补补肾，强筋骨，止腰痛。

【处方】上方加蒲黄15g、五灵脂15g、骨碎补15g。15剂，水煎，早晚分服。

四诊：2021年1月28日。LMP：2021年1月26日。现正值经期第2天，经量正常，血块减少，无腰酸。经期烦躁、胃部不适症状已除。黑棘皮症明显淡化，余无明显不适。舌淡红，苔白，脉沉弦。

【辨证分析】月经时隔38天而至，胃部不适及烦躁症状消失，但仍有少量血块，说明患者服药后月经周期虽有改善，但尚未达到治愈标准，故上方去鸡内金、香附继续巩固治疗。

【处方】上方去鸡内金、香附。15剂，水煎，早晚分服。

五诊：2021年2月20日。LMP：2021年2月19日。连续3个月月经周期28~38日，经期4~6日。面部及背部痤疮基本消失，颈部黑棘皮症状不明显。体重63kg。BMI：25.89kg/m^2。

【辅助检查】

①妇科超声：子宫大小约42mm×37mm×32mm；内膜厚约4.6mm；余未见异常。

②胰岛素释放试验：空腹胰岛素10.14mU/L；120分钟胰岛素47.24mU/L。

③血糖：空腹血糖5.56mmol/L；120分钟血糖6.62mmol/L。

【辨证分析】患者用药期间月经规律，辅助检查无明显异常，继服汤药1个月巩固疗效，同时给予育阴丸滋补肝肾。

【处方】四诊方去蒺藜、黄连。15剂，水煎，早晚分服。

【中成药】

育阴丸：1丸/次，3次/日，连续服用1个月。

嘱患者控制饮食，保持运动，减轻体重，调畅情志。

二、诊疗品析

胰岛素抵抗是代谢异常性疾病。由于各种原因造成胰岛素的外周组织及靶器官对胰岛素的敏感性及反应性降低，血液中的葡萄糖无法正常进入组织细胞被利用，机体代偿性增加分泌过量胰岛素导致高胰岛素血症，从而引起机体一系列病理、生理变化。多囊卵巢综合征是育龄期女性常见的生殖内分泌代谢性疾病，胰岛素抵抗是多囊卵巢综合征最常见的并发症之一，也是病理过程中的中心环节。胰岛素抵抗患者由于代偿性分泌胰岛素增多，促进肾上腺和卵巢产生雄激素增多和性激素结合球蛋白水平下降，引起PCOS及相关并发症。临床常见向心性或腹型肥胖、葡萄糖代谢异常2型糖尿病、黑棘皮症等。黑棘皮症严重程度常与IR程度呈正相关性，胰岛素抵抗可影响女性生殖内分泌系统，临床中常见月经后期、月经量多、崩漏、闭经、不孕及肥胖等疾病。因此，控制胰岛素水平，降低胰岛素抵抗对多囊卵巢综合征的治疗及预后具有重要的意义。

韩延华认为发生胰岛素抵抗是脏腑功能失调，气血失和，阴阳失衡，与肾、肝、脾三脏功能失常密切相关。临床中，由于患者个体差异，表现出的证型亦有不同，常见肾虚肝郁证、脾肾阳虚证、肾虚血瘀证、肝肾阴虚证等。由于脏腑温煦、运化、代谢功能失常，易形成精不化气，水湿不运，湿郁化热，本虚标实之证。韩延华在治疗多囊卵巢综合征胰岛素抵抗时，以辨证施治为原则，以"同因异病，异病同治"的理论为指导，多选用补肾活血调冲汤、苍附导痰汤、知柏地黄丸等方剂加减化裁治疗。现代药理研究发现，补益脾肾类中药能够降压、降糖、降血脂，降低胰岛素的敏感性；疏肝理气类中药能够降低2型糖尿病的胰岛素抵抗水平，改善血脂紊乱、血液高凝状态；补肾活血化瘀类中药能改善血液循环，促进胰岛的分泌功能，降低胰岛素敏感性而减轻胰岛素抵抗，同时改善卵巢的局部血液循环，促进卵泡发育，诱发排卵，进而改善月经异常和排卵功能障碍；丹参、生地、黄连、葛根、黄芪、枸杞子等单味中药或中药单体通过影响胰岛素抵抗相关信号通路，如PI3K/AKT信号通路、AMPK/ERK信号通路、GLUT4信号通路，可以有效改善胰岛素抵抗。对于胰岛素抵抗严重的患者，必要时可采用中西医结合治疗，从而改善和降低血糖及胰岛素水平。

对于多囊卵巢综合征合并胰岛素抵抗的患者，临床应予以高度重视，做到及时检查。在早期，可以通过调畅情志、合理膳食、适当锻炼等措施，预防其并发症发生。同时，应积极开展三级预防措施：①初级预防：定期健康监测，健康饮食，增加活动量可以预防或改善胰岛素抵抗，降低代谢综合征和糖尿病以及相关并发症的发生，行为改变和合理的生活方式是体重管理的关键。②二级预防：包括实验室检查，发现胰岛素抵抗可以更好地管理，进行早期干预。③三级预防：可降低与胰岛素抵抗相关的并发症导致的各种疾病，防微杜渐，对于降低并发症的发生以及疾病的预后大有裨益。

【小结】多囊卵巢综合征合并胰岛素抵抗是多囊卵巢综合征病理过程中的重要环节。据相关资料报道，多囊卵巢综合征胰岛素抵抗的发生率约为70%~80%，而肥胖型多囊卵巢综合征患者较非肥胖型多囊卵巢综合征患者胰岛素抵抗发生率更高，且严重影响生殖内分泌，导致月经不规律、无排卵。患高血脂、2型糖尿病、心血管疾病和子宫内膜癌的风险升高，对远期危害性较大。韩延华十分重视肝、肾在女性生理、病理方面的重要性，并在长期的临床实践中不断探索，结合当今妇科疾病的发病特点和"冲为血海，任主胞胎"的理论，认为肝的藏血与疏泄功能与冲、任二脉息息相关，故提出"肝主冲任"的理论，并将理论用于指导临床治疗，且收到很好的疗效。在多囊卵巢综合征的治疗中，结合检查结果，针对高脂、高糖、高胰岛素、高尿酸等，运用"同因异病，异病同治"的诊治思路，抓住主要病机，选择恰当的方剂根据并发症加减。除了运用中药治疗，亦重视非药物治疗的重要性，在诊治过程中注重心理疏导，心身同治，帮助患者建立战胜疾病的信心，同时叮嘱患者坚持有氧运动，减轻体重，减少糖、脂类食物摄入，调整心态，调畅情志。良好的生活方式可有效改善胰岛素抵抗，对多囊卵巢综合征胰岛素抵抗及远期并发症的防治可起到积极的作用。

（沈文娟　韩延华）

第十二章
多囊卵巢综合征高尿酸血症

一、病案实录

🌸 **病案一：多囊卵巢综合征合并高尿酸血症（肾虚肝郁证）**

高某，女，16岁。未婚。2017年9月12日初诊。

【主诉】经水半年余未行。

【现病史】月经13岁初潮起即不规律，40~120天一行，经量不多，经色暗，质稠，有血块。经前乳房胀痛。LMP：2017年2月28日。现经水半年余未行，腰酸痛，头晕耳鸣，倦怠乏力，烦躁易怒，大便干，食欲尚可，眠差。平素喜食肥甘厚腻。

【体格检查】面部痤疮，面色晦暗，颈部、腋下及腹股沟处黑棘皮症状明显，肌肤甲错。身高160cm，体重82.5kg。BMI：32.22kg/m^2。腰围98cm，臀围102cm，腰臀比0.96。舌质暗，苔微黄而腻，脉弦细。

【辅助检查】2017年9月10日查。

①妇科超声：子宫大小约34.1mm×30.6mm×29.7mm；内膜厚约5.6mm；双侧卵巢内均可见15~16个小卵泡。提示子宫稍小，双侧卵巢呈多囊改变。

②性激素检查：LH 16.2mIU/ml；FSH 5.12mIU/ml；E$_2$ 45.38pg/ml；P 0.3ng/ml；T 92.23ng/dl。（LH/FSH＞2）

③生化检查：尿酸532μmol/L；丙氨酸氨基转移酶70U/L；磷酸肌酸激酶245U/L；低密度脂蛋白3.87mmol/L。

④口服葡萄糖耐量试验：空腹血糖7.6mmol/L；120分钟血糖8.84mmol/L。

⑤胰岛素释放试验：空腹胰岛素55.7mU/L，120分钟胰岛素98.7mU/L。

⑥腹部B超：肝中度弥漫性改变，胆囊壁毛糙。

【中医诊断】闭经（肾虚肝郁证）。

【西医诊断】多囊卵巢综合征合并高尿酸血症；闭经。

【辨证分析】月经13岁初潮起即不规律、量少，考虑与先天禀赋不足相关。《素问·病机气宜保命集·妇人胎产论》云："妇人童幼天癸未行之间，皆属少阴；天癸既行，皆从厥阴论之；天癸已绝，乃属太阴脾经"。《黄帝内经》云："肾藏精，主生殖"，肾为先天之本，元气之根，肾气的盛衰对于月经具有主导作用和决定性作用。患者虽13岁月经初潮，但"肾气－天癸－冲任－胞宫"轴功能尚未发育完全，肾中精气亏虚，冲任气血不充，血海空虚，不能按时满盈，故出现月经后期，甚至长达数月不行，并表现出头晕耳鸣、腰膝酸软，倦怠乏力等肾虚症状。肾虚精血不足，则肝血亦亏，遂致肝的疏泄功能失调，导致肝气不疏，气机不畅，则见烦躁易怒，经前乳房胀痛等。气机郁结，久而成滞，气滞则影响血的运行，故经色紫暗，质稠有块。患者平日喜食肥甘厚腻，膏粱厚味碍于脾胃，易生湿、生痰，痰、湿、热、瘀充斥机体，壅阻经脉，影响机体代谢，则形体肥胖。辅助检查所提示的尿酸升高、脂肪肝、胆囊炎、肝功能异常、脂代谢异常等均与体内脂肪含量过高，机体代谢失常有着密切的关系。有临床研究发现，脂代谢异常与内分泌代谢异常存在着潜在的关联性。针对肾虚肝郁的病机，治宜补肾、疏肝为主，佐以清热燥湿，以期恢复正常月经周期，维持机体代谢平衡。

【治法】益肾疏肝，活血调经，佐以利湿。

【处方】补肾活血调冲汤（《韩氏女科》）加减。

熟地15g、当归20g、白芍15g、山药15g、菟丝子30g、红花15g、丹皮20g、山茱萸20g、葛根20g、枸杞子20g、黄柏15g、黄连10g、土茯苓20g、泽泻15g、萆薢15g、香附15g、白鲜皮15g、紫河车5g。15剂，水煎，早晚分服。

嘱患者运动减肥，忌食生冷、油腻、动物内脏，控制糖类的摄入。

【方药分析】方中熟地黄、山茱萸、枸杞子、白芍、山药补益肝肾，填精养血补虚；菟丝子、紫河车滋阴补肾、生精化血；香附、红花、丹皮、当归补血活血、理气化瘀止痛；萆薢、泽泻、土茯苓、黄连化浊降脂，降低机体尿酸水平；黄柏抗炎、抗痛风、降血糖；葛根具有延缓衰老、增强免疫力、改善血液循环、调节内分泌等作用，能有效降低血脂、胆固醇，诸药共同改善机体代谢。另外，加清热燥湿之白鲜皮治疗痤疮。全方通过多个靶点、多个环节治疗多囊卵巢综合征高尿酸血症，调节多囊卵巢综合征的内分泌水平和卵巢内环境状态，且从多方面改善血清高尿酸水平，杜绝了尿酸升高的来源，促进了尿酸的排泄。

二诊：2017年9月28日。服药后，月经仍未行，头晕、耳鸣症状明显减轻，现自觉腰酸痛，偶有便稀，舌质暗，苔腻，脉弦细。

【辨证分析】服药后，症状有所缓解，但经水仍未来潮，大便稀，故去滋腻润肠之熟地，加麸炒苍术、炒白术健脾燥湿，加泽兰活血调经。

【处方】上方去熟地，加麸炒苍术15g、炒白术25g、泽兰15g。14剂，水煎，早晚分服。

三诊：2017年10月15日。LMP：2017年10月8日。经色暗红，有血块，7天净。腰酸消失，便稀减轻，体重减轻2kg，面部痤疮减轻，皮肤较前有光泽感。舌苔正常，脉滑缓。

【辨证分析】诸症缓解，守方继用，巩固疗效。

【处方】上方。30剂，水煎，早晚分服。

四诊：2017年11月8日。LMP：2017年11月5日。经量、经色、经质均无异常。偶有烦躁，肌肤甲错缓解，黑棘皮症状减轻。面部有少量痤疮。余无不适。

【辅助检查】2017年11月8日查。

①性激素检查：LH 13.2mIU/ml；FSH 6.4mIU/ml；T 62.3ng/dl。（LH/FSH＞2）

②血尿酸：439μmol/L。

【辨证分析】月经基本正常，尿酸指标明显降低，性激素水平渐至正常，治疗有效。正值经期，为防止活血太过，去泽兰、红花，加滋阴养精之女贞子，温肾暖宫助阳之紫石英。面部有少量痤疮，加蒺藜平肝解郁、活血祛风。

【处方】上方去泽兰、红花，加女贞子15g、紫石英15g、蒺藜15g。20剂，水煎，早晚分服。

五诊：2018年4月6日。近几个月，经量、经色、经质均基本正常。肌肤甲错、黑棘皮症状明显改善，共减重9kg。

【辅助检查】2018年4月5日查。

①血尿酸：364μmol/L。

②空腹胰岛素：23.6mU/L。

【辨证分析】经治疗，患者已无不适症状，遂停药观察。

嘱患者合理膳食，科学减重。

病案二：多囊卵巢综合征合并高尿酸血症（脾肾两虚证）

王某，女，26岁。已婚。2018年12月27日初诊。

【主诉】经水近5个月未行。

【现病史】16岁月经初潮，月经35~50天一行，经行腹痛，经量少，色淡质稀，偶有血块，孕$_1$产$_0$流$_1$。LMP：2018年7月28日。头晕乏力，记忆力下降，少气懒言，不思饮食，腰痛，性欲减退，畏寒肢冷，夜尿多，大便黏腻，面色无华。平素喜食肥甘厚味，不喜动。

【体格检查】皮肤粗糙，轻度黑棘皮症，形体肥胖，身高158cm，体重81.1kg。BMI：32.49kg/m^2。腰围96cm，臀围109cm，腰臀比0.88。舌质淡，苔薄白，脉沉细。

【妇科检查】外阴发育正常；阴道通畅，分泌物量多、色白、质稀；宫颈柱状，宫颈口轻度糜烂样改变；双侧附件区稍增厚，触压痛（＋）。

【辅助检查】2018年12月27日。

①早早孕试验：（－）。

②妇科超声：子宫大小约33.8mm×34.6mm×36.7mm；内膜厚约6.7mm；双侧卵巢内均可见15~16个小卵泡。提示双侧卵巢呈多囊改变。

③性激素检查：E$_2$ 15pg/ml；P 0.3ng/ml；LH 10.3mIU/ml；FSH 3.58mIU/ml；T 85.37ng/dl。（LH/FSH＞2）

④生化检查：尿酸482μmol/L；丙氨酸氨基转移酶69U/L；磷酸肌酸激酶235U/L；低密度脂蛋白3.62mmol/L。

⑤口服葡萄糖耐量试验：空腹血糖7.23mmol/L；120分钟血糖8.25mmol/L。

⑥胰岛素释放试验：空腹胰岛素35.9mU/L；120分钟胰岛素96.6mU/L。

【中医诊断】月经后期（脾肾两虚证）。

【西医诊断】多囊卵巢综合征合并高尿酸血症；月经稀发。

【辨证分析】平素喜食厚味而壅滞脾土，影响脾胃受纳腐熟功能，脾胃为后天之本，气血生化之源，脾虚运化失职，痰湿内阻，溢于肌肤则体态肥胖，肢体倦怠，少气懒言；气血生化乏源，气血不能上荣，则面色无华；血虚不能下达冲任，则血海不能按时满溢，而致月经量少，后期，经血色淡质稀；气血不足，胞脉失于濡养，不荣则痛；湿邪下注，损伤带脉则出现带下量多；湿邪下注大肠，则大便黏腻；肾的蒸腾气化功能失司则夜尿频多；肾精不足，精不化血，先后两天不足，精血上不能荣养髓海，下不能濡养腰府，则记忆力减退，腰酸痛；肾虚日久伤及阳气，肾的温煦、生殖、气化功能下降，则性欲减退，畏寒肢冷。舌质淡，苔薄白，脉沉细为脾肾两虚之征。

【治法】补肾健脾，益气温补，化湿调经。

【处方】补肾活血调冲汤（《韩氏女科》）合二仙汤（《妇产科学》）加减。

熟地15g、当归20g、白芍15g、菟丝子40g、枸杞子20g、山药15g、杜仲20g、香附15g、山茱萸15g、怀牛膝10g、丹参20g、黄连10g、狗脊20g、益母草20g、肉桂15g、淫羊藿10g、仙茅15g、茯苓15g、白术15g、甘草10g。25剂，水煎，早晚分服。

嘱患者注意饮食结构，少食高脂肪食物及碳水化合物，运动减肥。

【方药分析】方中在大量补肾、活血药物的基础上，加健脾除湿之茯苓、白术，使脾气健运；用肉桂、淫羊藿、仙茅、狗脊等温肾补阳之品，促进子宫生长和卵泡正常发育，调节体内激素水平。现代药理学研究表明，二仙汤药物（淫羊藿、仙茅）含有大量植物雌激素，可通过调节雌激素受体在子宫的表达而发挥功能，治疗多囊卵巢综合征高雄激素血症。

二诊：2019年1月28日。月经仍未来潮，面部皮肤较前细腻，腰痛消失，自觉乏力症状显著改善，夜尿频尚未改善。舌淡红，脉沉滑。

【辨证分析】腰酸痛消失，故去强腰脊之狗脊。因夜尿频尚未得到明显改善，故加温补固摄，缩尿之益智仁。月经尚未来潮，系经水尚未充盈。

【处方】首诊方去狗脊，加益智仁15g。20剂，水煎，早晚分服。

三诊：2019年3月1日。LMP：2019年2月23日。经量中等，经色暗红，有少量血块，6天净。现自觉精力充沛，喜卧乏力症状消失，夜尿频多明显减轻，畏寒肢冷显著改善，偶有大便溏薄，体重减轻6.5kg。

【辨证分析】经水复潮，经量中等，症状有所缓解。现代药理研究表明，补肾活血中药具有类雌孕激素水平的作用，可激活体内激素水平对外源性刺激的敏感性，促使月经来潮。偶有大便溏薄，提示脾胃功能尚弱，故易生白术为炒白术。

【处方】上方去白术，加炒白术15g。20剂，水煎，早晚分服。

四诊：2019年3月27日。LMP：2019年3月25日，经量较前增多，经色淡红。近3个月减重12kg，自觉精神饱满，心情愉悦。

【辅助检查】2019年3月27日查。

①妇科超声：子宫大小约46mm×41mm×54mm；内膜厚约7.8mm；双侧卵巢呈多囊改变。

②性激素检查：LH、FSH均在正常范围，LH/FSH=1.3；T 45.57ng/dl；其余各项指标均正常。

③生化检查：尿酸 310μmol/L；丙氨酸氨基转移酶 35U/L；磷酸肌酸激酶 205U/L；低密度脂蛋白 3.27mmol/L。

④糖耐量：检查结果在正常范围。

⑤胰岛素释放试验：空腹胰岛素 17.0mU/L；120分钟胰岛素 42.5mU/L。

【辨证分析】诸症显著改善，守方继用，巩固疗效。

【处方】上方，10剂，水煎，早晚分服。

嘱患者合理膳食，运动减重，

二、诊疗品析

高尿酸血症是以遗传性和获得性引起尿酸排泄减少和体内嘌呤代谢障碍性的一种疾病，是血液中尿酸盐浓度过度饱和导致的病理状态，以骨关节疼痛、血尿酸指标异常升高为主要临床表现。临床中，月经稀发和不孕症是多囊卵巢综合征患者前来就诊的主要原因，在进行全面系统检查时发现存在尿酸的异常增高。韩延华在临床中发现多囊卵巢综合征患者的尿酸水平明显高于其他患病人群。现代研究证实，多囊卵巢综合征与高尿酸血症之间有着一定的关联性，与胰岛素抵抗有着显著的因果关系，与体重指数和腰围、总胆固醇、甘油三酯呈正相关性；2型糖尿病发病风险也随着血尿酸水平的升高而增加。据相关报道，高尿酸血症患者发生糖尿病的风险较血尿酸正常者增加95%。因此，控制尿酸水平对2型糖尿病、胰岛素抵抗、高脂血症及多囊卵巢综合征的治疗和预后都有重要的临床意义。

韩延华认为高尿酸血症不仅是独立的疾病，还可能是多囊卵巢综合征的病理产物。肾虚血瘀为多囊卵巢综合征合并高尿酸血症的主要病机。其形成的根本在于肾虚，血瘀是其病理表现。其病机为本虚标实，与肾、肝、脾三脏功能失调密切相关。患高尿酸血症的人群常有嗜食肥甘厚味、疏于锻炼、体型肥胖、纳呆便溏、舌质胖大等特点，亦可出现四肢关节疼痛、肿胀，甚者出现尿酸结晶，尿酸指标升高，且常因大量进食动物内脏、海鲜等高嘌呤食物或过量饮酒等因素诱发痛风急性发作。《张氏医通》言："肥人肢节病，多是风湿痰饮流注……壮年人性燥亲嗜膏粱厚味。"韩延华认为高尿酸血症是代谢障碍性疾病，体内代谢异常亦可加重多囊卵巢综合征的症状，主张治以补肾调经、疏肝理血、健脾除湿。现代药理学研究表明，补肾的中药可通过调节HPO轴，影响基因表达，改善激素水平，纠正胰岛素抵抗，调节子宫内膜容受性，甚至逆转卵巢多囊样改变。

【小结】韩延华认为高尿酸血症主要是由于脾肾亏虚，肝失疏泄，水液运行失常所致，受痰、湿、浊、瘀等病理产物影响，导致机体代谢失职，所以治疗多佐以补肾、健脾、疏肝之法。补肾、疏肝、健脾的中药通过多靶点、多环节治疗多囊卵巢综合征高尿酸血症，不仅调节多囊卵巢综合征患者的内分泌水平和卵巢内环境状态，还从多方面改善血清高尿酸水平，促进尿酸的排泄。

临床中，韩延华常以补肾活血调冲汤、苍附导痰汤为主方进行加减化裁。补肾活血调冲汤组方中，山茱萸、杜仲、山药、续断、桑寄生、女贞子补肾强筋骨，益精养血。湿盛者，加茯苓、苍术、萆薢、泽泻、车前子清热利湿，通过排尿加强尿酸的排泄；热盛者，加土茯苓、黄连清热、利湿、解毒，起到消炎止痛的作用；肿胀者，加红花、牛膝、丹参、鸡血藤活血化瘀通络，促进血液循环而达到降尿酸的作用。中医药在治疗多囊卵巢综合征的同时，可有效降低高尿酸血症的发展，体内尿酸水平得到控制后对多囊卵巢综合征的治疗和转归亦起到积极的促进作用。

（朱小琳　张诗笛）